国家中医药管理局全国名老中医药专家传承工作室建设项目资助

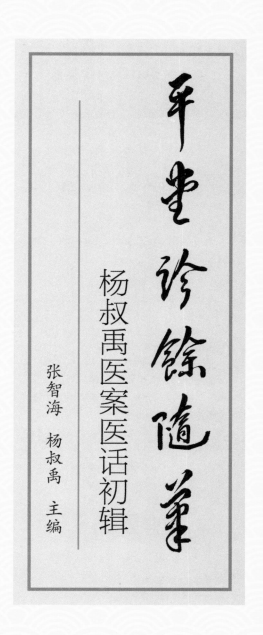

平生诊余随笔

杨叔禹医案医话初辑

张智海　杨叔禹　主编

厦门大学出版社
XIAMEN UNIVERSITY PRESS
国家一级出版社
全国百佳图书出版单位

图书在版编目（CIP）数据

平堂诊余随笔：杨叔禹医案医话初辑 / 张智海，杨叔禹主编. -- 厦门：厦门大学出版社，2024.6
ISBN 978-7-5615-9322-6

Ⅰ．①平… Ⅱ．①张… ②杨… Ⅲ．①中医临床-经验-中国-现代 Ⅳ．①R249.7

中国国家版本馆CIP数据核字(2024)第047342号

责任编辑　郑　丹　杨红霞
美术编辑　蒋卓群
技术编辑　许克华

出版发行　厦门大学出版社
社　　址　厦门市软件园二期望海路 39 号
邮政编码　361008
总　　机　0592-2181111　　0592-2181406(传真)
营销中心　0592-2184458　　0592-2181365
网　　址　http://www.xmupress.com
邮　　箱　xmup@xmupress.com
印　　刷　厦门市竞成印刷有限公司

开本　　720 mm×1 020 mm　1/16
印张　　25
插页　　6
字数　　356 千字
版次　　2024 年 6 月第 1 版
印次　　2024 年 6 月第 1 次印刷
定价　　75.00 元

本书如有印装质量问题请直接寄承印厂调换

厦门大学出版社
微信二维码

厦门大学出版社
微博二维码

杨叔禹医师雅嘱

遇事虚怀观一是

与人和气察群言

国荣 岁次壬午夏
时年九十

盛国荣先生题词

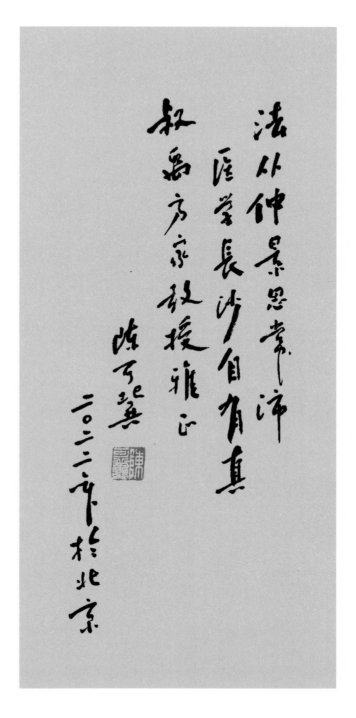

法从仲景思常清
医学长沙自有真
叔岳方家教授雅正
　　　　陈可冀
　　二〇二二年于北京

陈可冀先生题词

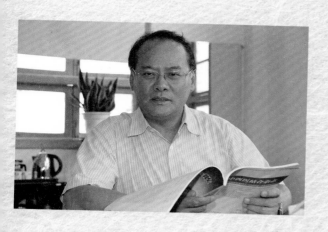

但问耕耘，不问收获

——杨叔禹简介

　　杨叔禹，医学博士，厦门大学附属第一医院主任医师，教授，博士生导师，厦门大学中西医结合学系主任，第六、七批全国老中医药专家学术经验继承工作指导老师，中国医师奖获得者。兼任中华中医药学会基层糖尿病防治专家指导委员会主任、中华中医药学会糖尿病分会主任委员、国家基层糖尿病防治管理办公室副主任。曾任厦门市医学会会长。

　　1977 年，国家恢复高考制度后，考入辽宁省中医学员班（辽宁医学院），1984 年进入卫生部中医研究院高级研修班学习，有幸侍诊跟随刘渡舟、余瀛鳌、陈可冀等中医学家学习。

　　从事中医临床工作四十余年。先后在营口市中医院、厦门市中医院、厦门大学附属第一医院等医院的内科、内分泌糖尿病科工作。

　　创建糖尿病"三师共管"中西协同诊疗模式。该模式已在北京、上海、深圳等 10 个省市 82 家不同类型、不同等级的医疗机构中开展。

　　创建厦门市糖尿病研究所、中西医结合糖尿病科及代谢性疾病重点实验室。

　　培养硕士、博士、博士后、中医师承及"西学中"人员百余人。

　　根据多年临床经验研制出"平堂浓缩胶囊系列""复方薏仁痛风胶囊""复方灵芝柔肝胶囊"及"疏泄方系列""守正饮系列"等中药制剂。

主持国家科技支撑计划 1 项、国家自然科学基金专项及面上项目 5 项、国家中医药管理局及省市级科研课题 20 余项。

以第一作者或通讯作者发表学术论文近 200 篇，其中 SCI 论文 50 余篇。

主持制定了《国家糖尿病基层中医防治管理指南 (2022)》《中医糖尿病临床诊疗指南 (2020)》《糖尿病"三师共管"诊疗模式应用指南》。主持我国糖尿病领域两部权威指南《中国 2 型糖尿病防治指南》(2017 年版、2020 年版)、《国家基层糖尿病防治管理指南 (2022)》的中医药防治章节的制定与修订工作。

出版《糖尿病三师共管临床手册》《清太医院医家研究》、"清宫御医诊疗精华"丛书、《糖尿病常见症状中医简明手册》《糖尿病常见症状中医治疗与调理手册》《杨叔禹中药代茶饮处方选》等专著。荣获中华中医药学会、中国中西医结合学会，以及省、市级等多项科学技术奖。

张智海简介

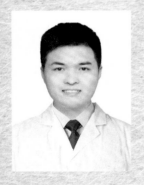

张智海，医学硕士，厦门大学附属第一医院主治中医师，师承全国名老中医药专家杨叔禹教授。

内容提要

　　本书是一位老中医大夫在行医 40 年间，于临床、教学、研究之余写下的一些文字，包括讲座、讨论、谈话的实录，以及学生、门人跟师体会及病案记录等，并附有相关的茶饮方和简明按语。

　　本书可供中医工作者、"西学中"学员以及中医爱好者阅读参考。

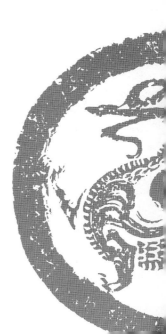

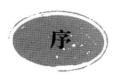

序

中医药几千年来历久弥新、学术长青，至今仍在防治疾病、维护健康中发挥着重要作用。其发展内生动力就是临床实践，活态传承。名老中医就是承前启后的群体，是中医药学术发展的中坚力量。

国家历来重视老中医药专家临床经验的学术继承工作，已经遴选开展了近10批全国名老中医学术传承建设工作。其中对老中医医案的整理与挖掘，也是一项重要的任务。梳理、分析、提炼，萃取精华，验之临床，传承久远。尤其是老中医本人书写的临床经验、治疗策略、诊治体会及感悟心得，更为宝贵。这对提高青年临床医师的诊疗水平与临床疗效，会大有裨益！正如宋代诗人陆游的一首诗："古人学问无遗力，少壮工夫老始成。纸上得来终觉浅，绝知此事要躬行。"这首诗恰如其分地概括了老中医专家们"青春作赋，皓首穷经"的苦学与临证的漫长过程。

杨叔禹教授作为全国著名的老中医、糖尿病专家，是1977年恢复高考制度后踏入中医之路的。毕业后在辽宁省营口市中医医院工作，1996年引进到厦门，从此落地生根，成为"闽南人"。先后担任厦门市中医院院长、厦门大学医学院副院长、厦门大学附属第一医院院长，是全国老中医药专家学术经验继承工作指导老师、福建省名中医。

作为中华中医药学会糖尿病学分会的主任委员，杨叔禹教授牵头组织制定了我国首部《国家糖尿病基层中医防治管理指南》。积极推动并将中医药治疗糖尿病的内容写入现代糖尿病专业的两大权威指南，即《中国 2 型糖尿病防治指南》和《国家基层糖尿病防治管理指南》，融入中西医两法防治糖尿病及其并发症，具有重要临床意义，为我国糖尿病的防治做出了重要贡献。

叔禹教授辛勤耕耘几十年，积累了丰富的经验。最近他在诊余，又著就《平堂诊余随笔——杨叔禹医案医话初辑》一书，荟萃了临证经验、医案医话、养生体验、育人传薪等方面丰富内容，列出近 200 个小标题，引人入胜，读不释手，读后颇有收益。虽然他谦逊地讲"只问耕耘，不问收获"，但从书中可以看到叔禹教授勤于实践，善于思索，著书立论，薪火相传，贡献良多，无愧为一代中医名师。

书将付梓，先睹为荣，谨呈拙语为序。希望叔禹教授在临床上继续耕耘，不断总结经验，培育人才，为继承与发展中医药学做出更多贡献，使更多医者和患者受益。

中国工程院院士、国医大师
中国中医科学院　名誉院长　　张伯礼
天津中医药大学　名誉校长
2023 年 9 月于天津静海团泊湖畔

念念不忘，必有回响

今天，我们团队师友们在这里召开学术交流会，同学们齐聚一堂，切磋学问，分享读书心得与临证心悟。"独学而无友，则孤陋而寡闻"（《礼记·学记》）。古人提倡志同道合的一群人共同学习，相互交流，集思广益。

刚刚还举行了拜师仪式。我很感动。感谢各位同学对我的信任，我一定更加努力。

孔子说"三人行，必有我师焉"。韩愈说"弟子不必不如师，师不必贤于弟子"，学生的学问不一定不如老师，老师也不一定就要比学生贤能。只是因为老师年龄长一些，或者是学习的时间早一些、长一些，"闻道有先后，术业有专攻"罢了。正如《礼记》中的一句话："教学相长"。老师与学生之间彼此相互促进，共同提高。我非常感激今天这个庄严的仪式，能与这么多青年才俊一起学习，对我是一个鞭策和激励。

李叔同先生（晚号弘一）的《晚晴集》中有一句话："念念不忘，必有回响"。这句话大意是：对一件事一直念念于心、不断追求，一定会有一个结果。就像我们坚持学习中医，只要坚持不懈地走在这条路上，一定会取得进步和收获。

这些年来我们团队一直在学习和研究疏泄理论。

肝主疏泄，是中医学一个古老的理论。肝主疏泄的内涵是什么？肝主一身的气机与情绪，主气血运行、津液输布；控制脾胃功能，即现代医学的消化系统以及内分泌系统的功能。另外，肝主疏泄还与胆汁分泌、女子的月经、男子的精液排泄有关。那么，肝主疏泄通过什么途径实现上述的调节和控制？通过气机的"升、降、出、入"这4种运动形式来实现。

"疏泄"，是一个隐喻的名词，是从运气学说引入医学的一个概念。木气的运行有3种状态：木曰敷和，是正常状态；委和是不及的状态；太过的状态称为"发生"。《素问·五常政大论》曰："发生之纪，是谓启陈，土疏泄，苍气达……"。这是"疏泄"一词首次在医学典籍出现。肝属木，后世医家因此将"疏泄"与肝的生理功能关联，用以借喻肝的条达特征。金元时期的朱丹溪提出"主闭藏者，肾也，司疏泄者，肝也"。至明清之际，相继有王履"肝主疏泄"、喻嘉言"肝喜疏泄"等说法。全国统编教材《中医学概论》明确将"肝主疏泄"作为肝的核心功能。可以这样说，今天的"肝主疏泄"理论，并非古已有之，寻其脉络，其实是一个不断完善和发展的过程。这在中医基础理论和藏象理论中是一个特例。

"肝主疏泄"理论虽然源远流长，应用广泛，但人们在学习中每有笼统和宽泛之感，疏泄理论概念的内涵与外延尚欠清晰。尤其在临床上，如果不对"疏泄"

的病理变化和症状表现加以细分的话，治疗的针对性则不强，疗效必然受到影响。

我认为在理论和概念上应尚需进一步厘清。如：虽言肝主疏泄，但也应清楚，疏泄全身之气机，调节气血运行，调畅情绪，绝非仅依赖肝一脏之力就可完成。还需心、肺等脏腑协调一致。所以，在生理上应是"肝主疏泄，脏腑协同"。同理，在病理上应是"疏泄失调，不独责肝"。在临床辨证施治方面，应注意"疏泄失调，不只肝郁；疏泄之治，不独疏肝；疏肝之法，不独理气"。在疏泄理论指导下，不断地开拓疏泄的思路。

同时还应当对疏泄失调的临床表现进一步细分。至少可以将其分为两个状态：一是疏泄太过，二是疏泄不及。疏泄太过呈现机能亢进状态；疏泄不及呈现机能减退状态。

纵观这个理论的发展过程，可以看出古人对情绪与疾病的关系是非常重视的。现代医学认为，当一个人处于战争、地震等灾害，以及火灾、车祸等突发不幸事件引起的心理应激状态时，如果自身调节能力紊乱，就容易引起一些躯体症状或功能障碍。在这种应激下，有的人能通过自身调整恢复正常，有的人却会发生各种变化或疾病，如失眠、焦虑、抑郁等，组织、器官、系统功能可能发生一些紊乱，甚至罹患心身疾病。这种在应激情况下自我调节的机制，就是"疏泄"功能。"疏泄"，中医学用以表述形与神之间的关系，即现代医学"心与身"的关系。

我们为什么念念不忘这个"疏泄"呢？为什么孜孜

矻矻地探讨"疏泄"理论呢？是为了时时提醒、告诫医者，一定不要忘记：治病的对象不只是身，还有心；不只是形，还有神。很多疾病包括糖尿病、高血压、冠心病、心脑血管疾病、恶性肿瘤等，其实都可以看作心身疾病。现代医学大概在20世纪30年代提出来"心身疾病"的概念，而中医更早地提出了该理念。《黄帝内经》中提到"百病生于气也"，心和身、形和神之间有密切的关系。但是，医者在临床上看病的时候，往往只盯着病人的躯体，对病人的心理、情绪这方面关注得并不多，往往只停留在给病人做一点心理疏导的层面上而已。

下面，我想通过分享几个经典名方的使用案例，谈一谈"疏泄"在中医诊疗中的点滴体会。

一、"温胆汤"的故事

温胆汤这个方子，想必学中医的人都熟悉。为什么还要说温胆汤呢？因为在座有很多年轻学者，让我就想起当年我初出茅庐的时候。

那应该是在20世纪80年代初，我在辽宁省营口市中医院当一名住院医师。遇到一位患者，是来自台湾的左律师，回到大陆探亲。他与家人谈论起自己的糖尿病，想找中医治疗。这个家庭中好几位亲属都曾经是我的病人，于是，他们就介绍左律师找我这位小杨医生看看。

那时候我才30来岁，当时的想法就是要努力把这个病看好，这样可以显示我们大陆中医的魅力，体现中医的疗效。

左先生患糖尿病多年，平常通过注射胰岛素降糖，血糖控制得不错。但却还有一个"隐疾"，就是勃起功能障碍，这令他非常苦闷。他就问我：中医有没有办法？其实，我在这方面并没有什么经验。但我还是坚定地说：中医有办法！从那一刻开始，我就披星戴月地翻阅各种文献，包括中医的、现代泌尿外科的文献，埋头琢磨着治疗方案。回想起来，在整个治疗过程中，我先后用了好几个方子，效果都不满意。忽然有一天，我偶然注意到，患者叙述每天早晨的时候喉间有很多痰涎，有时头晕。我抓住痰多、头晕这个症状，想起一位老师经常说"无痰不作眩"。能不能从痰入手？于是，我就运用温胆汤这个方子来治疗。结果几天后他打来电话向我反映：效果很好！这简直是意外之效！简简单单几味药的小方子，居然取得那么好的效果！

当时这个案例给我的印象非常深刻。但是，到底是什么原因治好的呢？机理是什么？我其实也搞不清楚，只是偶然侥幸获效而已。

若干年以后，我有幸获得了与刘渡舟老先生接触的机会，当时他要到营口讲学，医院派我去北京接他。我陪先生一起坐绿皮火车，车上我向先生请教这个病例。我记得很清楚，刘渡舟老先生说了一句话："温胆汤是个'疏泄'的方子啊！"那时候，我对"疏泄"理解并不深刻，仅限于一般的了解，但他说的这句话，却给我留下极其深刻的印象。

也是从那时起，我对"疏泄"就一直念念不忘。

温胆汤在二陈汤的基础上加了两味药，即竹茹和枳实。二陈汤是个燥湿化痰的方子，而竹茹是清化热痰的，枳实是降气的。那温胆汤怎么能够治疗情志方面的疾病？其实大部分的男子勃起功能障碍都是功能性的，并不都是器质性的，也并非都是肾阳虚。而温胆汤能够治好这个病，可能是因为它在情志方面起了作用。那为何温胆汤对情志紊乱的疾病有帮助呢？它只是一个化痰的方子吗？

试想其原因，可能与疏泄气机的功能有关。"疏泄"是在心理应激下、心理压力过大引起的各种功能障碍，这种情况引起人的气机的"升、降、出、入"的通路出现阻碍。这个通道的阻碍，可能是气滞、血瘀，或是痰凝、痰浊等因素导致。中医所说的痰分为无形之痰和有形之痰。无形之痰指看不见痰形，听不见痰声，但却有痰的症状和表现。温胆汤既能够治有形之痰，也能治无形之痰。疏泄失调，是气机升降出入的通道被阻碍了。如果用疏气、祛瘀、升散、涤痰等办法打通通道，实现疏泄畅通，就能够解决问题。

我体会到，虽然我们学了很多，背了很多，但是远远没有真正地领会前贤大医的深意。

二、"升阳益胃汤"的故事

1996年，我从北方来到闽南。在临床上遇到了一个很大的困扰。闽南湿气重，再加上节奏快、压力大，几乎每个人舌头伸出来，多是腻苔。而这个现象在北方是很少看到的。东北、华北、西北这些地方气候比较干燥，那边的湿气比闽南少很多。那么湿气会带来什么呢？中医认为，湿是因为脾失健运，脾虚引起湿蕴。这类人经常会出现疲倦乏力、腹胀、食欲缺乏等症状，此外还有一个典型症状就是大便不成形，或便溏，或大便不实，或大便不调等。在临床上治疗这类便溏时，我请教过闽南地区的老医生们，如康良石、盛国荣老先生等前辈。同时也像当时我治疗左律师那样，用了很多方子。这些方子大家很熟悉：参苓白术散、三仁汤、胃苓汤等，每个方子都尝试过了，效果不尽如人意，很苦恼。

众里寻他千百度，蓦然回首，那人却在灯火阑珊处。

一个非常有效的方子就在眼前：升阳益胃汤。

升阳益胃汤是补土派李东垣创制的方剂，载于《内外伤辨惑论》。李东垣和张仲景遣方用药的风格很不一样，张仲景的方子比较简约，而李东垣的方子都比较大，通常有几十味药，而且症状描述也不像张仲景那样简练。李东垣叙述的症状非常庞杂，必须得从字里行间去揣摩，每个方子到底治什么病。

我们在临床上针对脾虚湿困、湿热证使用升阳益胃汤效果显著。另外，我们获得一个意外的效果，就是减重。有个典型的案例：厦大一位女教授，服用疏泄二号方（以升阳益胃汤为基础加减）3个月后，减重达40斤。

升阳益胃汤为什么有效呢？

我们在临床上治疗脾虚湿蕴时，人人都会想到健脾。这是每一个中医大夫都懂的，再者就是利湿、渗湿、燥湿等。那这些办法有效吗？大多有效。但是对于有的人就没效。没效的原因是什么？是因为我们没有考虑脾虚的上游原因。我们看到大便稀溏、腹胀、食欲缺乏等，知道这些大概率是"湿"在作怪，"湿"的原因是脾虚，脾不能运化，所以湿气停留在体内。如果再追问：脾虚何来？其实很多脾虚证是由肝郁造成的！

那么，哪些人容易出现脾虚呢？我们仔细观察分析后发现："白骨精"（白领、骨干、精英）是脾虚证易患人群。这部分人长时间待在空调房里，久坐不动，工作压力大。工作压力大是一种应激，应激影响肝主疏泄的功能，易致脾虚。思伤脾，因此，思虑多伤脾，压力大也伤脾。经常有人问：为什么工作压力大反而发胖了？这就是压力胖，也叫过劳肥。应激下，肝脾不和，肝和脾之间的关系没协调好，脾失健运，湿无法从体内排出去。湿是我们体内的垃圾，是应该代谢出去的东西，滞留在体内，必然使体重增加。

升阳益胃汤疗效卓著的奥秘在于"风药"。

升阳益胃汤在六君子汤的基础上加入黄连、白芍、泽泻等药物。最令人关注的是：方中用了数味"风药"，即羌活、独活、柴胡、防风这4味药。柴胡可列入疏肝药，羌活、独活、防风一般都被列为祛风胜湿药。

这些"风药"在此方中发挥什么作用？我们在分析升阳益胃汤的方义时，一般认为它们起燥湿的作用。但我觉得，李东垣把这些风药放在这个方子里，可不仅仅是为了祛风胜湿，更重要的是，"风药"具有疏散肝气的作用。

为什么要疏散肝气？因为上面提到的脾虚是由肝郁造成的。

当我们仔细阅读《内外伤辨惑论》的序言时，就可以从那个时代大背景中理解李东垣的用意。金元时期，战乱频仍，民不聊生，人们饱受饥饿、忧心、流离失所之苦，多患脾虚证。由此，李东垣创制了升阳益胃汤、补中益气汤等补脾方剂。为什么民多脾虚？营养不良是其原因之一，还有一个重要的原因就是人们承受巨大的精神压力。应激导致肝气郁结、气机升降紊乱，故而脾失健运。了解了时代背景，我们不难理解李东垣使用"风药"的用意，不只是祛风湿，而是利用这些风药的升散流动的特性，疏通气机，使得全身气机流畅起来，达到"疏泄"的目的。

三、"逍遥散与柴胡疏肝散"的故事

前文谈到疏泄失调的临床表现至少应分为亢进与减退两种，我用逍遥散和柴胡疏肝散来加以说明。

逍遥散与柴胡疏肝散的区别，可形象比喻为林黛玉和张飞遇到同样心理应激事件的不同反应。林黛玉弱不禁风，遇到烦心事，可能闷闷不乐，暗自垂泪，郁郁寡欢，默默寡言；而张飞遇到令人生气的事，可能会怒发冲冠，脸红脖子粗。可见同样的情绪刺激，在不同的人身上，疏泄失调的反应和状态是不一样的。所以我们面对疏泄失调所致的各种疾病，怎能一概而论，一律疏肝理气呢？

其实，在此之前，我也常常将逍遥散、柴胡疏肝散混为一谈，并不清楚两个方剂有什么区别。往往遇到郁证，女性患者就用逍遥散，男性患者就用柴胡疏肝散，并未掌握使用的异同。

当我们仔细对比分析两张方剂的药味组成，就豁然开朗了！

逍遥散和柴胡疏肝散这两个方子都是疏肝解郁的，它们的"领军人物"，即君药，都是柴胡。但是，这两支"队伍"的团队成员却不同。

逍遥散中有白术、茯苓健脾益气，这是四君子汤的一半；再有当归、白芍养血柔肝，这是四物汤的一半。柴胡率领着四物汤和四君子汤各一半的队伍，一面疏肝柔肝，一面健脾养血。因为疏泄失调必然影响脾胃功能，运化失健则气血化源不足。逍遥散经常用来治疗血虚，比如在临床上遇到月经量少、疲倦乏力、潮热盗汗、脉细、情志抑郁、易激动、易敏感的患者，这样的人适合用逍遥散。

再看柴胡疏肝散，这支队伍都是行气的药物，如川芎、陈皮、香附等，都是刚燥的药。这个方适用于肝郁气滞引起胃脘疼痛、两胁胀痛，脉强劲有力的患者。这一类人也是疏泄失调，但是这类人与逍遥散方证不一样。临床实践提示我们：同样是疏泄失调，应对病因病机和临床表现加以细分。

四、"三联症"的故事

我们在临床上，发现这样一个现象：疏泄功能失调的患者，最常见有3类，或3组症状。第一组是情绪类，出现焦虑、抑郁情绪。第二组是脾胃病，即功能性胃肠病，如出现胃胀、食欲缺乏、反酸、烧心等上消化道症状；还有一些下消化道症状，如便秘、腹泻、大便不成形等。第三组是睡眠障碍，主要表现是入睡困难、失眠、眠浅易醒、早醒、多梦等。

这3组症状，有时单独出现，有时两两出现，有时同时出现，互为因果，叠加放大。

这3组症状，如果按现代医学临床专科划分，失眠属于神经内科，功能性胃肠病属于消化科，情绪不好属于心理科。

现代医学飞速发展，学科细分，凸显精准医学的优势。而中医学的一个最大的特点，就是整体辨证。人是一个整体，形与神是一个整体，五脏六腑、气血津液是一个整体。

我们暂且将这3组症状称为"三联症候群"或"三联征"。

根据我们的临床观察与研究，"三联征"都与疏泄功能失调有密切关系。我们认为，"三联征"的诊疗思路，应整体把握，系统调治，避免割裂肢解及分而治之。

翻阅历代中医文献，将这3组症状合并治疗的案例比比皆是。如《伤寒论》的甘草泻心汤，其方证就包括胃肠、情绪及睡眠症状。升阳益胃汤也是如此。

千淘万漉虽辛苦，吹尽狂沙始到金。

这多年来，我们团队一直念念不忘，孜孜以求，目的是什么？说到底还是为了病人，为了提高疗效，为了从中医学这个宝库里挖出更多的有效方法。

我退休以后，有机会到基层医疗机构去走走看看，与一些年轻的中医师交流，他们希望能把在大学里学到的中医药知识真正地用起来，但苦于没有学习中医的氛围和环境。我们在厦门、泉州、深圳、安徽等地的几家医院建立三师共管示范门诊的同时，举办中医学习班，引导年轻的中医师通读《伤寒论》，揣摩经典名方，塑造中医思维。

坚持，坚守。

我们将继续挖掘和拓展疏泄理论的临床应用，继续在临床实践中学习经典名方，提高疗效。谢谢大家！

（摘选自 2023 年 12 月 2 日"第四届杨叔禹医师团队学术经验交流会"会议内容，作者杨叔禹）

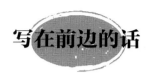

写在前边的话

　　我自 2015 年考入师门成为杨叔禹老师的研究生，在老师身边学习、工作，一晃已经 9 个年头了！我与师门的同学们有一个共同的感受：杨老师对中医学的热爱与痴迷、笃行与执着，以及他学而不厌、精勤不倦的精神，于无声处感染着我们。

　　老师在临床工作 40 余年，经历可谓曲折丰富，多姿多彩。一位北方中医大夫，壮岁举家南迁；一位出身中医专业的的普通医生，曾经管理一家大型综合性医院，伴随其发展壮大；一位临床医生，却对卫生行业的医学人文素养建设有着异乎寻常的情怀……

　　"不忘读书，不忘中医。"每逢年头岁尾，或佳节来临，或学生毕业，杨老师给学生的赠言和祝福里都有这样的话语。

　　老师喜欢读书，而且阅读兴趣广泛。从医学到文史哲，从古典医籍到现代文献，每每阅读，老师都沉浸其中。老师还常常向学生们推荐好书，有时甚至亲自买来好书送给学生。想来让我们感动。

　　老师常说，读书可以启迪智慧，滋润心身；唯读书可以变化气质，腹有诗书气自华。他认为医学的属性不仅仅是自然科学，而是自然科学与人文知识的集合，医生应该注意人文素质的养成。

老师在厦门卫生医疗行业倡导"做有人情味的医者"，得到医务人员的认同和响应。老师对待病人的态度，充分展现了一位医者的礼貌、耐心。在患者很多应接不暇时，老师始终坚持尽可能地与患者进行交流，这份品质实属难能可贵。而且无论患者社会地位高低，都一视同仁。老师对学生和年轻医师在待人接物方面都有很高、很细致的要求，这对学生们今后的职业生涯是很有益的。

在诊病时，老师常常设身处地地从患者的角度去考虑，他想了很多办法，竭力去减轻患者的负担。

为了免除患者煎煮中药的麻烦，老师提倡将常用的经典名方做成"预制系列协定处方"。患者不必自己煎煮中药，非常方便。

为了充分显示中医药"简、便、验、廉"的特色和优势，老师在临床上大力推广"中药代茶饮"。选用"药食同源"的中药材做成代茶饮。为了改善患者服用时的口感，老师经常亲自尝试味道。他在临床上使用的代茶饮处方，几乎都经过他亲口尝过。

"心身桩"是老师将传统站桩与八段锦结合创建的一套健身锻炼功法。他经常苦口婆心地向病人宣传推广"心身桩"，并指导患者练习。"心身桩，天天练；吃得香，睡得甜；气色好，筋骨健；湿气除，身如燕；少生病，省药钱；天天练，成自然。"老师认为这才是最高境界。

为了在基层广泛推广中医学，老师在安溪、南安、晋江等地办了"基层中医师学习班"和"西学中班"。

为了体现中医学"大道至简"精神，为了让年轻中医师、"西学中"人员能够尽快地掌握中医辨证施治的原理，老师将常见症状的辨证分型进行了简化，按照"执简驭繁"的方法，可以简捷地处理繁复的临床症状与证候。

老师一贯提倡要用通俗、浅显的语言讲述深奥艰涩的中医理论。

老师的点点滴滴散在于很多的文章、师生谈话讨论等材料中，按照国家中医药管理局对全国名老中医药专家传承工作室的建设要求，我们有必要，也应该将老师对中医学的热爱、对临床经验的积累，以及对医学与人文的倡导进行整理与传承，以便分享给更多的人。

本书的编写与出版工作，由国家中医药管理局全国名老中医药专家传承工作室建设项目资助，得到了厦门大学附属第一医院、厦门大学医学院领导的高度重视与支持。

本书从收集到梳理，从分类到撰写，从润色到核对，得到了老师在全国各地的历届博士研究生、硕士研究生、博士后研究人员、中医师承人员、"西学中"学员的全力支持和热情帮助！

赵能江主任等做了重要的前期准备工作，并对本书的框架结构做出了思考与筹划。

王丽英副主任医师、祁志娟主任医师、张锦彬主治医师、刘涛教授、周艺副主任医师、蔡妙娜医师、陈盈欣同学等为书稿的整理与核对贡献了重要的力量。

整体工作始终得到陈学勤主任医师、黄献钟主任医师、杨光主任医师、闫冰主任医师、刘素媛教授等的指导和帮助。

书中收载老师数十篇医案医话，下列老师、同学参与起草和修改（按文章顺序排列）：刘无峡、许炎鹏、何桂凤、王咏梅、许莹莹、占娜、林姗颖、苏美梅、李乐、吴洁、蓝麟、谢嫚、曾华蓉、李博、胡欣、关少华、林琳、陈弼沧、袁琪、徐翔斌、吴玉玲、张凉凉、林远冰、林淑珍、黄文芳、王婷、林紫彤、叶艺东、孙素云、俞晓旸、张惠萍、李思思、郑欣、刘婷玉、苏伟娟、郭艺娟、林爵英、王桂妙、张沼婢、胡伟平、颜殷红、刘颖。在此深表谢忱！

感谢中国佛教协会副会长、厦门南普陀寺方丈则悟题写书名。

限于编者学识水平，整理过程中难免存在缺点和错误，恳请大家批评指正，提出宝贵意见，以便进一步做好老中医药专家经验的整理和传承工作。

张智海

2024 年 5 月

目录

壹

临证偶得

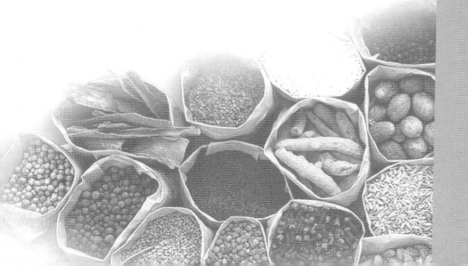

糖尿病临证一得

糖尿病属中医"消渴"范畴。近年来国内对该病的病因病机、辨证分型及治则方药的探讨日趋广泛和深入。在病因病机方面，除传统的阴虚燥热、气阴两虚而外，又提出瘀血阻滞、脾气虚弱及肝郁气滞等新的分型和相应的治法。笔者又有如下体会：

一、从痰湿偏盛论治

临床上发现，多数糖尿病患者呈肥胖体形。虽然部分患者在罹病后呈进行性消瘦，但在病前也往往为肥胖体形。有资料表明，成人特别是 40 岁以上的糖尿病患者多伴有肥胖，并且肥胖者中糖尿病发病率 4 倍于非肥胖者，可以认为肥胖与糖尿病有密切关系。中医历来有"肥人多痰"的学说，形体丰肥的患者在诊治时多责之于痰湿偏盛，大多数肥胖者患病后出现的症状和体征也符合痰湿偏盛的病机。笔者应用自拟的祛湿化痰方剂治疗 33 例肥胖体形非胰岛素依赖型糖尿病患者，并设立对照组，统计结果有效率为 90.9%，对照组（采用滋阴清热、益气养阴中药或降糖西药治疗）为 63.3%。

病例：邵某，男，54 岁，1990 年 6 月 30 日初诊。1 月前出现口渴多饮、多食易饥、胸闷、脘痞症状，体形肥胖，舌胖、苔白腻，脉滑。空腹血糖 12.8 mmol/L，尿糖（++++），血脂亦高。经询问病史，知其素嗜酒酪肥甘，饮食无度，伤及脾胃，脾失健运，致痰湿内蕴。治宜祛湿化痰健脾。处方：陈皮 10 g，半夏 7.5 g，茯苓 15 g，生甘草 7.5 g，竹茹 5 g，枳实 10 g，苍术 15 g，山药 30 g，僵蚕 20 g。水煎，每日 1 剂，分 3 次口服，服药 30 剂，症状基本解除，血糖降至正常范围，尿糖（-）。随访半年，病情稳定。

二、从情志抑郁论治

近代中医文献较少论及情志因素与糖尿病的关系。其实在我国古代史籍和医籍中不乏因情绪紧张或精神创伤而发"消瘅内热",进而继发感染脓疡或发背而死亡的事例。1986 年 5 月至 1989 年 8 月间,笔者着重追询了 56 例糖尿病患者既往的精神情志变动病史。发现在 56 例患者中有 31 例于病前 1～6 个月期间都有长时间的诸如恼怒、失意、沮丧等情绪变动或者居丧等经历。这些患者在病后或治疗中情绪仍较恶劣,更加妨碍治疗与康复。部分患者的血糖、尿糖水平竟随着情绪的波动而升降。对于这类患者,经采用心理疏导,在降糖方药中辅以调神畅志、疏肝解郁之品,效果良好。

病例:姚某,女,51 岁,1986 年 5 月 11 日初诊。1 周前因阴痒到妇产医院求治,经查血糖 13.4 mmol/L,尿糖(++++),烦渴多尿,形体肥胖,头昏胸闷,梦寐纷纭,精神不畅,舌略胖大、舌尖红、苔薄黄,脉弦沿略细。自述半年以前因职务变迁而长期抑郁失意,诊前一直情绪不佳,烦躁易怒,近日又因患糖尿病而情绪更加沮丧。思其情志抑郁失畅,一方面横逆犯脾,脾失健运,致痰湿内蕴;另一方面久郁化火,致阴虚内热。治宜祛湿化痰,兼以解郁清热。处方:陈皮 10 g,半夏 5 g,茯苓 10 g,生甘草 5 g,竹茹 5 g,枳实 10 g,黄连 10 g,苍术 10 g,山药 20 g,僵蚕 10 g,当归 10 g,白芍 10 g,柴胡 10 g,薄荷 10 g,丹皮 10 g。水煎,每日 1 剂,分 3 次口服。服上方 18 剂后,血糖降至正常,症状悉康。随访一年,未见复发。

(本文摘选自 1992 年在《中医杂志》发表的《糖尿病临证一得》,作者杨叔禹)

应用仲景方辨治精神疾病举隅

笔者应用仲景经方分段辨证治疗精神疾病，每获意外之效，现举例介绍如下。

一、癔症

张某，女，31岁。两年前因晚上外出时突受惊恐，翌日又与同事发生口角，当夜于睡眠中发生四肢抽搐，呼之不醒，叫之不应，急送医院，诊为"癔病"，服氯丙嗪、地西泮（安定）等镇静药症状缓解。嗣后每因生气而发病。近一年来频繁发作，症状日趋严重，服镇静西药收效不佳。就诊前3天因工作紧张，且连日抑郁不畅，夜不安寐，频发四肢抽搐，面色青紫，移时即醒。望其体形瘦弱，精神疲惫不堪，不能起坐，表情淡漠，面色青紫，舌尖紫暗、苔黄而干，大便已1周未解。此次发病正值经期，只行经1天即无。闻其语声低怯，气息细微。按其尺肤不温，脉沉弦，小腹重按觉痛，有抵抗感。心音低钝，律整，血压90/60 mmHg。惊恐伤肾，郁怒伤肝，肝气横逆成厥；肝失疏泄，经血当行不行，必成瘀血。又不大便六七日，虽体质较弱，但有实可攻。疏仲景桃核承气汤方：桃仁15 g，生大黄15 g，桂枝15 g，炙甘草10 g，芒硝10 g。水煎服，日3次。

二诊：服上方1剂后，当晚即泻下稀便，夹杂干硬粪球。索啜热稀粥一碗即入睡。此次患者步行来诊。睡眠改善，思饮食。仍觉胸中满闷，善太息，心烦易怒，惊惕不安，食后脘痞，舌尖红、苔薄黄而干，脉沉弦略见滑象。仲景柴胡加龙骨牡蛎汤方主"伤寒八九日，下之，胸满烦……"，因疏其方：柴胡15 g，生龙骨、牡蛎各15 g（先煎），党参15 g，黄芩15 g，桂枝10 g，茯苓 15 g，半夏 10 g，酒大黄 5 g，代赭石（先煎）15 g，大枣 6 枚，生姜 5 g。水煎服，日 3 次。

三诊：服上方 6 剂，精神转旺，面色转红。述手足心热，入暮尤甚，少寐，易惊醒，醒后不易入睡，心烦，口渴不欲饮，脉弦细略数，舌尖红、无苔。情志郁结，郁而化热，耗伤阴血，心失所养。《伤寒论》少阴病"心中烦，不得卧，黄连阿胶汤主之"。处方：黄连 10 g，黄芩 10 g，白芍 10 g，鸡蛋黄两枚，阿胶（烊化）10 g。3 剂。水煎去滓，入蛋黄搅匀，日服 3 次。

服黄连阿胶汤计 9 剂，心烦失眠等症状解除，精神健旺，食纳渐增，面色红润，工作起居如常人。追访 1 年，未见复发。

二、精神分裂症

袁某，女，26 岁，已婚。3 天前因被人怀疑有偷窃行为，遂情绪不宁，彻夜不眠，食量剧增，力大过人，甚至外出游走不归。经某医院诊断为"精神分裂症"，曾服氯丙嗪、地西泮（安定）等西药，症状缓解不明显。此次由家属陪护来诊。症见态度狂傲，坐立不宁，躁动不安，高声喧哗，自称无病，拒不就诊。经婉言劝慰，屏却家人，接谈之下，发现患者有典型的思维障碍和妄想症状。患者既往月经期正常，此次已延后 1 周未至。望其形体微丰，双目圆瞪而呆滞，面色红赤，口唇紫暗，舌尖红赤有瘀斑，舌苔黄而干，根部较厚。闻其声音高亢，答非所问，诊脉弦长而滑。经用心理暗示方法，因势利导，劝慰再三，患者答应服药。遂疏桃核承气汤方：生大黄 10 g，桃仁 15 g，桂枝 10 g，甘草 10 g，芒硝 10 g。水煎，一剂。另用竹茹煎水代茶饮。

翌日其母来告，服药后未见腹泻，症状如前。将上方生大黄药量增至 15 g，后下，芒硝改为冲服。两剂。服药后腹泻日行两次，月经已来潮，有小血块，色紫黑，腰腹痛甚，酣睡两夜，每眠长达十数小时，醒后仍觉乏力思枕，精神委顿。嘱其母用大枣去核捣烂与小米粥同服。

二诊：精神萎靡不振，举止安静。面色黄白不泽，舌红少苔。口干渴，不喜饮，心中悸动不安，恶闻声音，闻之即觉心中烦乱。夜梦纷纭，后背畏冷，食欲减退，大便干，小便赤涩。脉弦细数。邪热未净，盘踞胸中，枢机不利。疏仲景柴胡加龙骨牡蛎汤方：柴胡 10 g，生龙骨、牡蛎（先煎）各 15 g，黄芩 10 g，党参 10 g，桂枝 10 g，茯苓 15 g，半夏 5 g，酒大黄 5 g，大枣 5 枚，生姜 3 片。水煎服。9 剂。

三诊：患者单独来诊，自述精神转佳，唯觉头晕痛，五心烦热，入暮尤甚，多梦少寐，大便干，小便黄赤，食纳尚可，脉弦细而数，舌红无苔，舌中部有细小裂纹，舌体瘦小，证属心肾不济，阴虚阳亢，宜滋其肾水，以制心火。因疏黄连阿胶汤方：黄连 10 g，黄芩 10 g，白芍 10 g，阿胶（烊化）10 g。水煎，汤成去滓入鸡蛋黄两枚搅匀，口服，一日 3 次。9 剂。

服上方后，心烦失眠诸症悉除，精神愉快。随访一年半未复发。

按　语

经方用药简约，其配伍精妙之处，不可思议，然若方证相契，则效如桴鼓。个人以为某些古方的配伍和药效是一个完整的化学反应过程，如将原方的药味加减变化，则其药效过程和反应机制亦随之变化。故笔者临床多用原方，而不事增损加减，恐有悖原方旨义，在药量上亦遵原方比例。但临床上病情错综复杂，一方难图全功，或变生他证时，不能执一而终，常常一病而数方合用，分段论治，层层剥茧，则效果更佳。

（本文摘选自 1991 年在《中医杂志》发表的《应用仲景方辨治精神疾病举隅》，作者杨叔禹）

糖尿病中医辨证分型问题与"经纬分析法"的应用

一、糖尿病（消渴病）辨证分型（分期）方法述评

（一）主要分型（分期）方法

（1）传统的三消辨证。这是沿用时间最长、应用频次最多的一种分型方法。高等医学院校统编教材《中医内科学》、国家中医药管理局颁发的《中医病证诊断疗效标准》等均将三消辨证作为权威的分型模式。

（2）卫生部药政局《中药新药临床研究指导原则》中消渴病分型方法源于中国中医研究院广安门医院的分型方案，即阴虚热盛型、气阴两虚型、阴阳两虚型，后又增加血瘀气滞型，共四型。

（3）中华中医药学会消渴病（糖尿病）专业委员会提出的《消渴病（糖尿病）中医分期辨证与疗效评定标准》，源于北京中医药大学东直门医院的方案。此方案根据不同病程阶段的主要病机特征分为三期，在每期中再分为若干证候。隐匿期分为阴虚肝旺型、阴虚阳亢型、气阴两虚型；糖尿病期分为胃肠结热型，湿热困脾型，肝郁化热型，燥热伤阴型，气阴两伤、经脉失养型；并发症期分为气阴两伤、经脉不和型（早期），瘀痰互结、阴损及阳型（中期），气血阴阳俱虚、痰湿郁瘀互结型（晚期）。共三期十一型。

另外，吕仁和氏提出老年糖尿病"五期，十六证候，十种重危病症"的分期分型方案，都采取分期与分型相结合的方法，是其特点。

（4）山东中医药大学程益春氏提出的以脾虚为主的四型分型方案：脾虚肺胃蕴热型、脾虚气虚型、脾肾两虚型、脾虚瘀滞型。

脏腑定位辨证与病理性质定性相结合的思路颇具代表性。

（5）北京协和医院结合气血阴阳辨证和脏腑辨证分为阴虚型、阴虚火旺型、气阴两虚型、气阴两虚火旺型、阴阳两虚型、阴阳两虚火旺型。祝谌予氏又增加瘀血型。共七型。

另外，祝谌予氏拟定的阴虚、火旺、气虚、阳虚、瘀血、血热六型辨证分型标准，似更切合实用。

（6）杨友鹤氏分阳证、阴证，以分型简约为其特点；郭庆贺氏分气阴两虚、气阴两虚兼瘀、阴虚、阴虚化热、阴阳两虚五型辨证，以观察研究例数最多为其特点。

（二）辨证分型方法的评估

近 15 年以来，辨证分型的研究十分活跃，辨证论治仍是糖尿病临床诊疗的主流，辨证分型方法的研究成为糖尿病研究工作的热点，学说纷呈，观点各异，同时也表明分型方法是一个亟待解决的难点。

据不完全统计，近年来在各类学术期刊和会议上发表的分型方案已达 30 种。这些方案或从病机特点，或从症状表现，或从阴阳盛衰，或从病变脏腑，或结合病程演变分期，或结合客观指标，各有侧重，各具特色，多有发明，每获良效。但这些方案也不可避免地存在不同程度的缺陷或偏颇，例如：有的方案过于强调从某脏论治，难免忽视机体整合功能，有悖整体观念，以偏概全；有的分型过于繁复，临床医师不易操作，有的方案分型过于简约，则又失去辨证的意义；有的方案各型临床表现不具特异性，型与型之间区别不显著，临床医师不易辨析，势必相互混淆而致疗效不彰；有的按实验室指标硬性"对号入座"，牵强附会，难以重复。

应当承认，至今为止尚无一个能够被科研工作者和临床医师普遍接受和共同遵守的权威分型方案出现。

二、辨证分型方案研究的原则与要素

（一）辨证分型是对机能状态的评估

所谓阴虚、阳虚、气阴两虚、阴阳两虚等，可以理解为对机体某种机能状态的概括。一般来说，阳虚（气虚）证往往是机能减退、衰弱的临床表现，而阴虚（阴虚化热）证则是对机能亢进的表述。阳虚证是机能衰退的概括，阴虚证是机能亢进的概括，而气虚证是阳虚证的前驱期或轻浅型，阴虚热盛证是由阴虚证发展而来的。气阴两虚是糖尿病（消渴病）的基本证型，是糖尿病患者最常见的机能状态，即机体自我调整，恢复平衡，各种内分泌激素相互拮抗制约，轻度的机能衰退与轻度的机能亢进同时出现或进退交替。

新近的"神经内分泌免疫网络学说"从另一个角度启发我们对糖尿病患者机能状态的认识。

（二）辨证分型是对病位系统或脏腑的界定

糖尿病是一种由复合病因引起的综合病症，涉及多系统、多脏器。即使如此，相关系统或脏腑也不可能是无主次轻重区别的，至少在某个病程阶段应该是这样。但单纯追求从某脏论治也容易导入治疗思路的局限。

应当明确，在某一特定的病程阶段，或某种机能状态下，或某种特异的病理因子介入时，或患者特殊体质所影响时，病变位置的界定应当以某系统或某脏器为主，而以其他系统或脏器为次。如终末期常以肾系和心系为主，机能减退出现气虚证时常以脾、肾为主；气滞、痰湿等病理因子介入时常以肝、脾为主。

因此，辨证分型时有必要界定重点系统或脏器，但应当是动态地、整体地分析，避免陷入绝对化和片面性。

（三）辨证分型是对病理因子的判定

辨证分型时，仅仅对患者的机能状态、病位系统进行确定是不够的，因为某些病理产物诸如瘀血、痰湿，以及某些病理因子如气滞、毒素等对于诊治也十分重要。

瘀血与糖尿病的相关研究近年成果较多，应用活血化瘀疗法治疗糖尿病已被广泛接受和认同。

紧张性生活事件激发人体心理变异，引起心理、情志障碍是诱发糖尿病的因素之一，中医的七情过激引起消渴理论源远流长，气郁气滞在整个病理中的作用和影响很大，而且每与肝系关联。

至于痰湿、毒素等病理因素也应在辨证中得到明确。

（四）辨证分型的目的在于有效地指导具体治疗

确立诊断的目的是明确治疗方向，辨证的目的在于正确施治，分型分期是为了使治疗更具体、更具针对性，从而更有效。只有对机体功能状态、病位系统、病理因素等都一一判别清晰，分型明确，才能确立治疗法则、制定治疗方案、遣方用药等等。如机能状态属阴阳两虚，病位系统在心系、肾系，病理因子是瘀血，这样就可以确定温阳、益肾、养心、通瘀的治疗方法，组方用药则有规律可循。

（五）辨证分型应多因素分析和综合判断

诊断思维的发散和广泛性历来受到提倡，在糖尿病中医辨证分型研究中切忌只辨阴阳、不辨脏腑，只辨虚实、不辨病位。只有坚持多因素分析、综合评估，才能对疾病有一个较为全面的、多层次的、多角度的、动态的认识和把握。

三、糖尿病中医辨证分型"经纬分析法"简介

经纬分析法是在学习、借鉴国内部分分型方案的基础上，根据笔者对糖尿病的认识和临床经验制定的。

经纬分析法采用多因素分析、经纬度交叉的方法，将影响和决定糖尿病辨证分型的各种因素分为三类，即机能态度、病位系统、病理因子。以机能状态为经线，分阴虚、热盛、气虚、阳虚四种状态；以病位系统（心、肝、脾、肺、肾及兼证）、病理因子（气滞、痰湿、血瘀、毒素及兼证）为纬线。以经、纬交叉配合的方法将患者的机能状态与病位、病理特点放在一个平面上分析，综合评估，整体把握，该法有思维比较全面、指导立法处方更为具体的特点。

［本文摘选自 1997 年《第四届全国糖尿病（消渴病）学术研讨会论文集》中《糖尿病中医辨证分型问题与"经纬分析法"的应用》，作者杨叔禹］

清太医院医家——清代杰出的医学家群体

多年来，有一部让人爱不释手的医案，一直伴随着我。从北方到南方，虽然多次迁徙搬家，这部书一直都放在我书案一角。每当夜寂人静，清茶一杯，细细披阅，每有会意，常有所得。这部书就是陈可冀老师编著的《清宫医案研究》。

学习中医近 40 年，读了很多医案，对我启发最多、影响最深的医案有两部：一部是《清宫医案研究》，另一部是《临证指南医案》。每次研读，都有收获。有时即使医案中许多蕴意，虽玩味再三，仍难以悟解，但却能引发我之深思，心有所动。常常于临床

碰壁受挫之际，多诊而疗效不彰之时，"临时抱佛脚"，翻开这两部医案，每次必有启发，有豁然开朗、柳暗花明之感，与疾病周旋的信心又增强了。

20世纪80年代，我在中国中医科学院（时称卫生部中医研究院）学习。陈可冀老师清宫医案整理研究系列成果相继问世。记得《慈禧光绪医方选议》是我读到的第一部！

我与清宫医案最初的结缘，纯粹是出于对可冀先生的敬仰，爱屋及乌。但越读越有味道，渐渐喜欢上了这些医案。那些年，几乎是见到一部就买一部，有时候无法及时买到书，我也想方设法去寻觅，或趁去北京出差的机会，到中医研究院的图书馆阅览。现在回想起来，我对清宫医学，起初是感到新奇，再是渐入佳境，终而沉迷不拔。

而我真正对清宫医学的研习，还是得益于陈可冀老师的启迪和指导。记得每次与可冀老师聚叙，必然会谈到这方面的话题。我清楚地记得，2012年陈老师来厦门大学讲学，我陪他到厦门大学南洋研究所图书室，查阅清代御医力钧先生的一本札记《槟榔屿志略》的情形。彼时，陈老师正在筹划编写《清代御医力钧文集》，为收集力钧散佚的著作而多方搜求。我陪陈老师在厦门大学美丽的湖畔，在胡里山炮台的海边散步，谈起力钧先生对西洋医学、保健等方面的知识和学问，都悉心探究，甚至纳入治疗之中，感慨良多。从清宫医案中，我们可以看到力钧给皇帝开处西洋药品、滋补品的记载。陈老师对力钧开放的胸襟、开阔的眼界，颇多推赞。

可冀先生是清宫医案研究的开拓者。先生从第一手资料——第一历史档案馆的原始资料入手，围绕脉案原件，旁及御药房的方药底簿，继而围绕各位医家，广搜深究，为我国古代"宫廷医学"的研究开启先河，为清代医学研究开辟了新的天地，也为中医学术增加了新的研究方向和领域。可冀老师的清宫医案研究和活血化瘀研究，构成了他学术贡献的"双璧"、医学成就之"双峰"，其功甚伟，影响至深且广。

可冀老师为什么选择清宫医案这一领域进行开掘？其良苦用心，也是我不断研习逐步体会到的。研读医案是中医登堂入室的捷径，此为先贤之古训。章太炎先生说过，中医之成就，医案最著。

通过细读清宫医案，我们相信：清太医院的御医们，是清代优秀的医家群体。

太医院名医汇聚。当年的太医院，既是医疗机构，又是学术平台。御医们来自五湖四海，有的来自北方，有的来自南方；他们的学脉各有根源，有秉承家学的，有师门传承的。南派、北派，京派、海派，温热派、寒凉派，伤寒派、温病派等等，各路神仙，各派传人，汇聚于一个集体，相互切磋交流，让太医院成了一个学术交流融汇的大平台。这种交流，对医家知识的拓展、眼界的扩宽，大有裨益。

试想，在那个时代，能成为太医院这样一个国家最高医疗机构"体制内"的医师，无论其出身、学问，还是技术、操守，都要经过精择细选、严格考核的。论出身与学历，他们或秉承家学，为世医之后；或有规范系统的教育背景，品学兼优；或经封疆勋臣推引，原为一方名医。可以说，能迈进太医院这个门槛，皆为一时之选。

御医要有临床真本事。他们服务的对象——帝后嫔妃、王公权臣、皇亲国戚，是特殊的人群。尤其为帝王诊病，责任重于泰山。伴君如伴虎，战战兢兢，如履薄冰，如临深渊，其压力与风险可想而知。所以，御医最重疗效。皇上贵为九五之尊，服了药，如果没有效果，甚或病情加重，其后果不堪想象。在脉案原件中，可见到皇帝对御医斥责与不满的批语，疗效不彰而被斥为"庸医"者更是不胜枚举。更有甚者，雍正帝甚至认为御医没有治好亲信大臣的病，而怀疑其是政敌的余党，上纲上线，归结为政治谋害意图，岂不哀哉！

在这种情形之下，御医们必须磨砺医术，个个身怀绝技，处方下药，效如桴鼓之应。临证之际，既要图本，又要治标；既要有缓慢调理的计划安排，又须有立竿见影的效果。除了诊断处方技术必须精湛外，还得要理论功底深厚，学问练达，脉案严谨，分析合乎医理，丝丝入扣，思维逻辑清晰缜密，能自圆其说。须知，皇帝和近臣们可能略通医道哩！而且，有的皇帝还能自己开处方呢！倘若御医没有理论根柢，如何能取信于宫闱？因此，御医若医术不高，无法立足于太医院。

太医绝非"太平医"。素有"翰林院的文章，太医院的药方"之说，认为御医们为皇家诊病，皆以"敦厚温和"之味调补，不敢投峻烈之方，以避险自保。然而，稍阅清宫医案，便不难发现，其实不然。且不说御医们辨证精准、脉理精微，但看清宫医案中大承气汤、十枣汤、控涎丹等峻猛之剂的频繁应用，便可知御医们绝非用药不痛不痒、滥竽充数而混迹于宫廷的"太平医"。因太医院服务的人群，无论是劳逸、饮食，还是心态、体质，都有特殊性，故御医们习用性味平和之品，亦合医理。虽御医们于平日调理之际，用药不温不火，不偏不倚，平和中正，但"该出手时必出手"，凡遇危急重症，必求立竿见影之效，否则患者可能有生命之虞，参与诊疗之御医更是吃罪不起。故御医们须个个有"起死回生"之能，倘遇诸如抽搐、癫狂、出血、昏厥等危急重症，必须有急救的办法挽狂澜于既倒。需使用大寒大热、峻药猛剂甚至有毒之品者，亦决不姑息。

医术与学术的进步，离不开继续学习。丰富的图书文献，是医师们拓宽视野和积累知识的重要条件。在京城，在宫掖，御医们有机会读到宫廷的藏书，即所谓的"兰台秘典"之类。较之地方上的医生，御医们的学习、研究的条件更优越。这些优越的学习研究条件，使御医们的继续教育和学术提升更有保障。

太医院的会诊制等工作制度保障了医疗质量，促进了御医医术水平的提升，是很先进的。古代的医生诊病，无论是在自家诊室，在药店坐堂，还是走访于里巷，基本上都是"单兵作战"，很难做到由几位医生会诊一位患者。从脉案原件可以读到，太医院的御医诊病时，必须几位医生共同讨论分析病情，统一思路，达成共识。虽然由一位御医领衔拟方，但医责是要共担的。而且如果为皇上看病，御医们还得监督配方、煎药、尝药。这些环节，都要诉诸文字，存入内廷档案，以备查考。这种共同会诊、责任追究的制度，促使御医们谨慎从事，仔细辨证，认真研究病情，医疗安全与质量得以保障。

多年以来，在我对清宫医案及有关资料的研习过程中，有一种印象越来越清晰深刻：清太医院的医家，应该是清一代最优秀的医家群体。理由如下：他们受过系统、规范的医学教育；他们有着严格的考核晋级奖惩制度；他们拥有优越的阅读典籍的学习条件；他们有与同行专家会诊、相互交流切磋技艺、砥砺学问的机会；他们责任重大，不容丝毫懈怠，长期处于紧张状态，渴望和追求医术的提升，有着一般民间医生所难以想象的压力和动力；他们不仅医术精湛（这是最基本的），还得具备深厚的理论造诣和文化修养，甚至他们的谈吐举止，待人接物的做派，都应中规中矩，合乎礼数。这些来自南北各地的、秉承各家学派的医家们，共同工作，相互交流，彼此切磋。这种环境和土壤，滋养着他们，使他们成为清代医学群山中的一座座风光绚丽的高峰，成为清代名医之林中的一棵棵枝繁叶茂的大树，他们对后世医家的影响深远。清太医院御医吴谦、刘裕铎等编撰的《医宗金鉴》等，仍为现代的中医师推崇，今天用来仍很有效。

清代太医院的杰出医家们如群星璀璨，他们的经验精华散落在医案中，蕴藏在脉案原件的字里行间。如何从医案中挖掘、整理、传承这笔丰富的医学遗产呢？

回顾陈可冀先生及其学术团队以往的研究，大都集中着力于医案及方药的挖掘。按照可冀老师的希望，清宫医学研究应逐渐向医家研究延伸。我很理解和赞同可冀老师的想法深意，因为开展对医家的研究，可以更深入地探究、学习医家临证诊疗、选方用药的思想脉络，这才是医家的真髓所在，才能对临床医生有更大的帮助和裨益。

我们从医案入手，从一位一位医家的医案入手。我认为，以太医院的"脉案"原件为第一手资料研究医家的诊疗经验，是可靠的、翔实的。

医案，是研究医家思想的门径之一。历来中医大家多有此议，但亦有学者认为，某些医案不足凭信——很多医案属于"回顾性总结"，有的为求词句华丽，因文害义；有的为自炫己能，刻意渲染良效；有的讳言缺陷，掩饰失误。个中原因致使某些医案品质下降。清太医院的脉案则不然。首先，脉案不是"回顾性的总结"，亦非事后补记，而是即时性的医疗文件。其次，太医院的脉案文字不允许虚浮，疗效不可以拔高夸大，只能"写实"。因为这些宫廷医案，是大内的文件档案，是要存档备查的，是要追究责任的。所以，清太医院的医案，作为研究医家诊疗经验的依据，是可信的，是难得的真实可靠的研究资料。

现存的大医院脉案原件大都按患者分类。从以患者为纲的医案中，可以看到每位患者所患疾病和御医为之诊疗的全过程。如从慈禧、光绪的脉案中，可以推测二者的患病史和疾病谱。这对研究个体患者的诊疗脉络很有帮助。

当我们以医家为纲，将某位医家参与诊疗的全部脉案归纳在一起，再按疾病分类，就会读出这位医家的诊疗思维规律。中医的特色在于个体化治疗，几乎每位优秀的中医大家，都有各具特点的诊疗思路、遣方用药心得。尤其在古代，医生们的出身不同，师承各异，他们学习的典籍、生活的地域、疾病谱、药材的种类来源等等，都影响和塑造着他们的诊疗思想和用药习惯。

在查阅医案中，我们发现，有些医家脉案较多，既有为不同患者诊疗相同病症的案例，又有为同一患者诊疗不同疾病的案例。分别把这些医家的脉案整理、归类，对其诊疗的连续性医案层层剥茧，可以看到他们诊疗某些病症的辨证思想、处方规律，以及每日因病症的不同而调整用药的微妙变化。如光绪、宣统年间御医张仲元，诊疗医案多达1000则，连续性医案保存完整。把这些医案汇总研究，就会发现，张仲元重视脾胃论治，无论是治疗慈禧太后眼目不爽、李莲英小便频数，还是治疗光绪帝头晕、遗精、腰痛诸症，其治均不离脾。尤其是治疗李莲英小便频数一案，张仲元"反其道而行之"，采用"逆治"之法，以分利之剂参苓白术散化裁，更是将其善以脾胃论治的诊疗思想"赤裸裸"地呈现了出来。至于每日用药的调整，均与患者的体质特点、病情轻重、兼证有无等吻合。再如"慈禧御医"姚宝生，其为慈禧太后诊疗脉案达 400 则。将这些脉案进行整理就会发现，姚宝生善以肝论治，有"调肝有度，变化多端"之特点。其治疗慈禧太后眼目发眩，先后采用汤剂熏洗，汤剂、膏剂内服，成药外敷等不同剂型和治法，灵活而多样。

清代是中医学术史上的一个高潮时期，其间涌现众多名医。在研究清太医院医家的同时，我们也设想将清太医院代表医家与同时代地方医家的医案进行比较研究。以乾隆年间御医陈世官、罗衡和与之同时代的民间医家叶天士为例。叶天士为民间医家，身处南方；陈世官、罗衡为宫廷医家，身处北方。虽医家所处年代相同或相近，然亦有患者群体、诊疗方式、地域因素等诸多差异。这种异同，是否会对医家各自的诊疗思想、用药特点造成一定的影响呢？医家各处一方，对相同疾病、不同疾病的认识的异同点在哪里呢？我想，这也是一个值得挖掘、研究的课题。

总之，以医家为纲，学习、研究清太医院这群杰出医家的辨证、组方用药的经验，无疑对现代中医临床很有帮助。

当年康熙帝为御医黄运所题的一首诗，耐人寻味："神圣岂能再，调方最近情。存诚慎药性，仁术尽平生。"细细揣摩，可以理解为封建帝王对太医院医家仁心仁术的最高期许，也是对医生德与术最高境界的写照。医家们纵无古代名医扁鹊那样望而知之"神"，亦无闻而知之"圣"，然调方选药，竭力契合病情，斯为"近情"之用，药味精挑细选，药性慎之又慎，凝聚着御医们的至诚至善。每方每药，均为"量体裁衣"之作。如此尽心尽力之一生，其精神亦值得今人景仰。

让我们徜徉在琳琅满目的医案中，从那些简洁、典雅的字中，揣摩当年那些饱学精审的御医们凝神聚虑于诊断、拟方的心思，汲取他们临证精选药味、药量的经验精微吧！

（摘选自 2015 年人民卫生出版社出版的《清太医院医家研究》前言，作者杨叔禹）

为什么走三师共管之路？

与糖尿病打交道快 40 年了，这些年来亲身经历了糖尿病防治事业的发展与变化。

现代医学迅猛发展，医疗技术日新月异。记得 20 世纪 80 年代初，我刚刚毕业，那时候糖尿病临床检测手段只有血糖、尿糖，降糖药物也只有优降糖、苯乙双胍寥寥几种。而如今，我们的检测手段琳琅满目，降糖药物丰富多样。

医疗技术如此强大！糖尿病患者们的治疗效果和生活质量提高了吗？糖尿病的患病率和并发症的发生率降下来了吗？

每当我们置身于一场场学术大会时，一定会被那硕果纷呈的学术繁荣所感动。但当我们又回到临床上，面对患者时，却常常有着很多的困扰和无奈！

一些患者，离开了医院和医生，得不到连续的照护和监测。而当在某一天又来到你的诊室时，他已经发生了各种并发症，甚至积重难医。

一些患者，每天要服用十几种药物，有降血糖的、降血压的、调血脂的，还有治疗胃肠病的、失眠的、便秘的、肢体麻木的……这些都是不同专科的医生开的处方。

一些患者，血糖虽然得到控制，但仍然有很多并发症症状和身心不适，严重影响着他们的生活质量。

一些患者，血糖波动或居高不下，同时又出现一些严重的症状，这些症状与高血糖互为影响，恶性循环。

......

是啊！难题多多！但是糖尿病的防治策略在不断更新和进步。我们已逐渐意识到，单纯追求血糖达标并不是临床工作的全部。血糖、糖化血红蛋白等指标只是疾病的"冰山一角"，患者的生活质量、并发症的发生率才是我们更应关注的。重视疾病固然重要，但更应重视患病的人，所谓"以患者为中心"，其真谛就是以人为中心，而不是以指标为中心。我们也更清楚地意识到，糖尿病是一种复杂、复合的心身疾病，绝非内分泌专科医师单打独斗就可以获胜的，必须多学科多专业紧密合作。

我们虽然常常把"以患者为中心""以人为本"挂在嘴边、写在墙上，但在实际工作中，我们真正做到了吗？

2020年10月，我们开启了"糖尿病三师共管门诊"的探索之旅。

什么是三师？是指内分泌糖尿病专科医师、中医师和健康管理师。

什么是"三师共管"？就是由三师组成一个多专业、多学科的团队，围绕着患者，提供线上线下、院内院外连续的诊疗、照护服务。

三师如何分工？专科医师负责确立疾病诊断，制定专科诊疗方案；中医师负责改善症状，调理体质；健康管理师作为患者的"保姆"、医师的助手、医患之间的桥梁，负责全程照护，包括营养、运动、心理指导、健康教育，并利用互联网技术，通过手机与患者建立联系。

"三师共管"诊疗模式对患者有什么好处？三师团队从血糖等指标的控制，到常见症状的缓解，再到心理、营养、运动的指导，从线下的门诊、会诊，到社区居家时的线上照护，围绕着患者，形成一个立体的、全过程的、全覆盖的照护。

"三师共管"诊疗模式有哪些优势？中医与现代医学合作互补；线上与线下联系紧密；专科与全科一站解决；指标控制与生活质量同步改善。

　　"三师共管"诊疗模式并非无本之木、无源之水，而是怀胎十月，应运而生！是在吸收了国内外先进的糖尿病管理模式的优点的基础上，结合我们自己的实践，逐步形成的。

　　"三师共管"门诊与分级诊疗改革的厦门经验——慢病先行、三师共管模式是一脉相承的。

　　"三师共管"模式是厦门市在医疗体制改革中创造的一种有效的急慢分治、上下转诊、分流患者的分级诊疗办法，是曾经被国务院医改办和卫生部向全国推广的一个典型，曾经在全球城市改变糖尿病大会上被介绍推广。

　　回首厦门糖尿病防治工作历程，曲曲折折，沟沟坎坎，一路前行。多少人为之奋斗，多少人为之奉献。1996年底，我从东北来到厦门，在厦门国际中医培训交流中心办起了第一个"糖友俱乐部"（糖友指糖尿病病友），利用周末假日到各个社区开展健康教育。1998年，厦门市中西医结合糖尿病研究所在厦门第一门诊部成立。2000年，厦门中医院设立了第一个以糖尿病命名的专科——"内分泌糖尿病科"。厦门大学附属第一医院很早就在前人的带领下，开展与社区的协作，这是医院社区共管糖尿病的初始阶段。2012年，我们学习借鉴国内外先进做法，结合国家医疗改革分级诊疗的要求，总结厦门的防治经验，启动三师共管糖尿病、高血压的探索之路，利用手机等通信技术，建立"糖友网""高友网"。到了2015年，我们又与家庭医生签约制度相结合，完善强化"三师共管"的模式和做法。"三师共管厦门模式"在分级诊疗、慢病管理改革中，发挥了较好作用，在全国崭露头角。厦门大医院与社区医疗中心的门诊量的比例发生了变化，大量慢性病患者回到社区就诊，接受日常管理，同时又得到大医院的延伸服务。

　　为了进一步满足糖尿病患者"看好病"的需求，我们在原有的基础上，创建了这一新型的以中医师参与为特征的、以患者为中心的、以人为本的"三师共管"门诊。

　　2022年，《国家基层糖尿病防治管理指南》中强调：鼓励中医师与全科、专科医师、健康管理师等开展团队共管。2022年9

月,《国家糖尿病基层中医防治管理指南》明确推荐了厦门糖尿病"三师共管"诊疗模式。我们应当在临床实践中不断探索，持续改进，进一步完善糖尿病"三师共管"诊疗模式，造福更多的糖尿病患者。

（本文摘选自《糖尿病三师共管临床手册》序言，作者杨叔禹）

糖尿病"三师共管"诊疗模式的探索与实践

糖尿病防治工作的重点与难点在于多学科参与、多重指标综合调整、个性化方案及持续有效的管理。如何探索和实践具有中国特点的糖尿病诊疗模式，是我们必须直面并加以解决的重大问题。糖尿病"三师共管"诊疗模式立足中国糖尿病防治现状，发挥中医药整体观、个性化及重视生活质量等方面的优势，组建以内分泌糖尿病专科医师、中医师、健康管理师为核心的多学科协作团队。利用智能化信息工具持续管理，提倡血糖等代谢指标与生活质量指标"两标并重"理念。开展"三师共管"管理期间初步实现了血糖控制效果、自我管理效果、生活质量与就医体验、基层糖尿病防治能力四个方面的改善或提高，为实现糖尿病防治的两个重要目标（防治并发症、优化生活质量）进行了"中国式解决方案"的探索与实践。

回顾糖尿病诊疗的百年历史，其防治思想和策略在不断进行调整和优化。2022 年最新发布的美国糖尿病学会与欧洲糖尿病研究协会共识报告明确指出，将优化生活质量和预防并发症作为糖尿病防治的主要目标。中医药具有从解决症状入手，优化生活质量及个性化、整体观的特点，因此，日益得到广泛重视。近年来，随着中医药相继纳入《中国 2 型糖尿病防治指南（2020 年版）》《国家基层糖尿病防治管理指南（2022）》《国家糖尿病基层中医防治管理指南（2022）》，中医药在我国糖尿病防治中的价值与作用日益凸显。

近年来，糖尿病防治的策略已经由单纯控制血糖向控制多重代谢指标和优化生活质量转变，而忽略生活质量评估会影响代谢指标的控制。一系列研究显示，多种影响糖尿病生活质量的症状（如睡眠障碍、功能性胃肠病、焦虑、抑郁等）是影响血糖控制和并发症发生发展的重要风险因素。值得注意的是，除了躯体病症，糖尿病本身还是一种心身疾病。某些心身症状既会影响血糖等代谢指标的调控，也会降低患者的生活质量，关注并解决这些症状已逐渐成为临床工作的重要方面。"以患者为中心"作为糖尿病防治的基本原则，广大医师已经耳熟能详，而真正落实则存在诸多困难。"以患者为中心"应当立足于提供覆盖全生命周期、人群普遍可及、规范有效的管理模式。然而，目前糖尿病管理面临的主要困难是连续性难以保障，大多数患者在医疗机构的诊疗结束后，犹如"断了线的风筝"，难以获得持续支持，这也是糖尿病"治疗率""达标率"较低的重要原因之一。利用互联网及人工智能解决持续支持照护是未来的一个发展方向。糖尿病是一种涉及多系统、多脏器、全生命周期的复杂疾病，需要组建相关专业共同参与的多学科团队，故多学科团队诊疗模式建设日益得到重视。然而，组建多学科团队需要投入更多的医疗资源，这与目前我国医疗资源总量及分布的现状存在结构性矛盾，由此，多学科诊疗团队构建的可及性模式及"一专多能"的结构受到关注。

我们团队着力于发挥中西医协同的独特优势，与高度信息化的管理模式相互融合，创新了糖尿病"三师共管"诊疗模式（以下简称"三师共管"），努力实现"以患者为中心"的管理照护的理念，优化生活质量并防治并发症。

一、糖尿病"三师共管"的理念和探索之路

糖尿病"三师共管"诊疗模式的探索已历经 10 余年，2012 年

我们团队开始探索医院-社区一体化、糖友网等团队式管理。在厦门进行了糖尿病"三师共管"的研究，通过"三师"即三甲医院内分泌专科医师、基层全科医师（中医师）和健康管理师对糖尿病患者共同管理，基本实现了医院与社区上下联动、有效引导患者下沉社区、使医疗资源分布更优化的目标，作为典型模式向全国推广实践，并在"城市改变糖尿病"国际大会上进行交流。通过10余年来的大型队列研究，我们发现"三师共管"模式可有效控制血糖，并长期实现降低心血管疾病风险的目的。

近年来，为了更好地优化糖尿病患者的生活质量，我们团队从改善症状入手，为调控血糖等代谢稳态探索新的路径，强调内分泌糖尿病医师和中医师共同诊治、决策、管理糖尿病的新型多学科团队诊疗模式，充分发挥了中医药治疗的特色，针对糖尿病前期、糖尿病及相关并发症和其他代谢疾病开展个性化、连续性的诊疗服务，利用互联网＋物联网技术实现了线上线下不间断的服务。

二、"三师共管"的具体做法

"三师共管"主要在门诊开展。目前已在包括厦门大学附属第一医院、广州中医药大学深圳医院、厦门市中医院（北京中医药大学东直门医院厦门医院）、甘肃临夏州中医院、安徽中医药大学第一附属医院、安徽中医药大学第二附属医院、上海中医药大学附属曙光医院、江苏省中医院、成都中医药大学附属医院、云南中医药大学第一附属医院等10余所涵盖了三级甲等综合性医院、三级甲等中医院、二级中医院、一级中医院等各级各类的医疗机构中开展临床应用。其具体做法可以形象地概括为"三师围绕患者管，指标症状一起看，基层提升上下联，线上线下不间断"。

"三师共管"团队一般由1名内分泌糖尿病专科医师、1名中医师、1～2名健康管理师组成。团队中"三师"发挥各自专长，根据患者具体病情制定个体化的诊疗方案，为患者提供"多对一"

的诊疗服务。

内分泌糖尿病专科医师负责疾病诊断，制定干预、治疗及监测方案。重点关注患者的各项理化指标（如血糖、血压、血脂等）以及各种大血管和微血管并发症，以期达到平稳控制血糖、防治糖尿病相关并发症的目的。

中医师负责改善症状，防治并发症，发挥中医整体观、个性化的特色，重点关注影响患者血糖等代谢指标和生活质量的常见伴随征，如抑郁、焦虑、口干、乏力、失眠及腹胀、便秘等功能性胃肠病症状影响血糖等代谢指标调控的问题，主要通过中医内治、外治及非药物疗法，结合传统锻炼功法，辨证施治、调整体质，优化生活质量。

健康管理师作为患者的"保姆"、医师的助手、医患之间的桥梁，负责全程照护管理，包括营养、运动、心理指导、健康教育，并利用"互联网＋"技术，通过手机APP与患者开展连续性的互动交流，重点关注患者的日常生活方式、心理健康以及血糖等指标的监测，主要负责对患者进行糖尿病及相关心身健康问题的宣传教育，指导患者科学规范地控制饮食、运动、血糖监测和用药，并利用"互联网＋"的手段对患者进行连续的照护和随访。

在日常管理中，"三师共管"团队通过信息化血糖管理工具实现对糖尿病患者的不间断持续管理。利用物联网技术，将血糖仪与血糖管理软件进行双向连接，实时记录血糖信息。通过血糖管理软件对患者在医院内产生的检验、检查、病历、用药等信息和医院外的自我血糖监测、饮食控制、运动等信息进行实时采集记录与汇总，同时该软件作为在线实时沟通工具，还能协助"三师共管"团队与患者之间进行即时互动交流，从而及时干预及转诊。

应该特别强调的是，"三师"组合的目的是倡导和推动多学科交叉融合，优势互补，共同解决涉及多专业的问题，尤其是中西医师的合作。从糖尿病专科医师与中医师共同诊疗，到将两种治疗思维和手段集于一身，培养一批将糖尿病学与中医学融会贯通的复合型人才，不仅能节省医疗资源，更重要的是有助于逐步形成中国式的糖尿病防治模式。

三、"三师共管"的实施与成效

（1）血糖控制效果显著提升：接受"三师共管"的糖尿病患者经过 12 周的系统诊疗和跟踪随访，糖化血红蛋白（glycosylated hemoglobin，HbA1c）水平下降明显，由 8.68% 下降至 7.42%，HbA1c 达标率显著提高，由 34.0% 提升至 64.8%，HbA1c 不良率显著降低，由入组时的 37.5% 下降至 10.9%，其他代谢指标如空腹血糖、甘油三酯、低密度脂蛋白胆固醇等也均显著降低。在改善血糖控制达标率的同时，"三师共管"诊疗模式通过优化治疗方案、改善影响血糖控制的临床症状，合理降低降糖药物使用强度，经过 24 周的中西医协同、线上线下的整合管理，患者的降糖药使用强度平均降低了 30%，并且通过线性回归检测发现，HbA1c 水平的降低与口服降糖药物的剂量或品种增加无关。

（2）管理效果稳步提高：糖尿病管理的连续性难以保障，至今仍是制约糖尿病防治工作效果的关键因素之一。糖尿病"三师共管"诊疗模式实现了"线上线下不间断"，充分发挥互联网 + 物联网的优势，探索院内院外不间断的持续性管理，通过信息化工具的建设，将诊疗由院内向院外延伸推移；发挥中医学在"治未病"方面的优势，通过人工智能手段，使"管"不再只是叮嘱，而是引入了"低血糖智能预警""有问必答智能健管师"等具体技术实现管理。糖尿病患者在"三师共管"持续管理期间，自我管理的水平及效率逐步提高，累计就诊次数 >2 次的患者比例平均达 88.2%，下载过线上管理 APP 工具的患者比例平均达 97.1%，在 30 个自然日内，参与线上沟通互动（例如主动与医师交流、测血糖、看健康小视频等）的患者的比例平均达 73.9%，至少测量过 3 次血糖的患者的比例平均达 61%。

（3）患者生活质量与就医体验得到提升：仅以血糖控制为唯一目标的糖尿病管理策略显然无法满足"以患者为中心"的防治理

念，而对于患者生活质量的忽略增加了血糖控制的难度和并发症的发生率。重视"两标并重"的指导思想，发掘中医药这一我国独有的医学资源，尤其是"心身共治"的理念，不仅关注血糖及其他代谢指标等"身指标"，同时还发挥中医"整体观、辨证论治"的特色，解决降低患者生活质量的重要问题。通过"治身"（控制代谢指标）与"调心"（提高生活质量）的诊疗思维，真正实现心身共治的医学目标。

在持续"三师共管"期间，患者的生活质量明显提高，其生存质量特异性量表积分持续稳定改善，平均改善幅度达21.37%；患者的相关临床症状减少或程度减轻，中医症状积分平均下降68.37%；对生活质量造成重要影响的"失眠功能性胃肠病情绪障碍"症状群持续改善，通过国际公认的阿森斯失眠量表（AIS）、胃肠道症状评定量表（GSRS）、抑郁筛查量表（PHQ-9）、广泛性焦虑量表（GAD-7）进行评估，其相应量表积分降低幅度达61%。"三师共管"开展期间，采用糖尿病治疗满意度问卷（DTSQ）调查，对目前治疗的满意程度、方便程度、灵活程度、目前治疗方式、继续目前治疗的满意程度、总体满意度几个方面进行评价，数据显示患者就医体验显著提升。

（4）基层糖尿病防治能力稳健提高：基层糖尿病防治工作面临着医疗资源分布不均、医疗技术不足等诸多问题。"三师共管"在基层医疗机构引入医师决策支持系统，可以为基层卫生人员采集更为准确和完整的患者信息，同时利用大数据和人工智能算法分析和解读，辅助医师进行糖尿病的诊断和治疗决策，减少漏诊和误诊的风险；根据患者的临床特征和治疗情况，提供个性化的治疗方案，帮助基层卫生人员进行更为精准的药物选择、用药剂量选择、饮食建议、运动计划制订等，从而提高治疗效果；通过不断地更新医学知识库和研究成果，为医师提供持续教育和知识更新的机会，帮助基层卫生人员不断提高专业水平和诊疗能力；作为沟通联络平台，实现疑难病历的在线会诊和定期质量评估，进一步优化诊疗方案。

四、"三师共管"的价值与意义

（1）提升血糖等代谢指标及患者生活质量的达标率。疗效评价是衡量诊疗模式是否成功的重要标准。目前已有一系列临床证据表明，中医药干预对于改善糖尿病相关症状与指标、防治并发症，提高生活质量具有确切作用。中医技术在防治糖尿病并发症方面发挥了重要作用。一系列研究显示，电针、穴位按压、敷贴、外熨、灌肠、溻渍等技术可改善糖尿病周围神经病变、糖尿病自主神经病变、糖尿病微血管病变，尤其是对于改善上述并发症中严重影响生活质量的症状有明显疗效。

"三师共管"正是在此基础上，整合了一系列证据充足、疗效确切的中医治疗方案，并根据中医辨证信息结合患者个人特征制定个性化方案，优化生活质量与血糖控制。

（2）提升医疗服务效率，减轻医疗负担。我国糖尿病患者面临较重的疾病经济负担，中老年糖尿病患者人均直接医疗负担个人支出占可支配收入比重达23.39%，糖尿病相关并发症占据了高比例的支出。因此，提升医疗服务效率，减轻糖尿病患者医疗负担，建立一种公平可及、系统连续的诊疗模式是当前糖尿病防治迫切的任务。目前在提高糖尿病医疗服务效率方面已取得一些研究进展，如有研究显示，"糖尿病诊疗适宜技术培训"策略不但节约了糖尿病直接医疗费用，而且延长了糖尿病患者的健康寿命，具有显著的经济学和社会学优势。将多学科联合模式运用到老年糖尿病护理中，优于传统的常规护理模式，缩短了患者住院时间，节约了住院费用，延缓了并发症的发生发展，并提高了患者及其家属的护理满意度，进而可以改善长远预后，提高老年糖尿病患者的生活质量。有研究者通过植入人工智能医疗决策支持系统，显著提高了基层医疗机构的诊疗水平。"三师共管"诊疗模式，通过中西医相互配合，集中相关专业各自优势，探索一种全新的、综合的诊疗方案，既关注血糖等代谢指标，也关注患者的生活质量，以期达到覆盖糖尿病高危人群、糖尿病前期、糖尿病中期、糖尿病并发症期的目标，通过线上管理将诊疗由院内向院外延伸推移，避免患者在离院后成为"断了线的风筝"，同时也减少了患者到医院就诊的频次；充分利用中医药服务具有"全科属性"的医疗资源优势，结合团队特色，把中医辨证施治、中医适宜技术与中医健康管理有机结合起来，形成一套由内分泌糖尿病专科医师、中医师、健康管理师有机结合的，中医适宜技术贯穿其中的，有效的、可持续操作的糖尿病诊疗服务体系。

（3）探索糖尿病防治"中国式方案"。当前中国的糖尿病防控形势严峻，糖尿病的防治工作需要与中国的国情与实践相符，中医药是我国独有的医学资源，在糖尿病防治领域应当扮演更重要的角色。"三师共管"使中医药有机融合到糖尿病防治体系中，中医药"个性化、整体观、非药物疗法、传统锻炼功法"等特点在糖尿病的防治中可以形成显著优势，中医针灸、功法锻炼等非药物疗法不仅对糖尿病并发症的防治具有确切疗效，而且可减轻医疗支付负担，其简便易行、植根于中国传统文化的特点也有利于推广实施，达到糖尿病患者自我教育与管理的目的。

（4）强调和倡导"心身共治、两标并重"的治疗原则。中国传统医学强调形神合一、治病求本的观念，这与现代医学生物－心理－社会医学模式相一致。传统医学强调身心的平衡，认为只有身心平衡，才能保持健康。现代医学生物－心理－社会医学模式还认为，身体的疾病往往会影响心理的健康，心理的疾病也会影响身体健康。临床医师重视血糖等代谢指标的调控，这是十分重要的，但医师还应时时提醒自己，代谢指标并非疾病的全部，患者的情绪、心理、精神往往是容易被忽略的重要方面。即使代谢指标正常了，仍需关注患者生活质量。因此，应强调既要治疗"人的疾病"，还要关注"患病的人"，心身共治，两标（代谢指标与生活质量）并重。

（5）延伸"上下联动"的糖尿病综合防治体系。"三师共管"基于前期"上下联动"的糖尿病防治体系构建经验，结合现代内分泌学、中医学、营养学、运动医学等多学科结合的特点和优势，构建了新的综合防治体系，即通过构建不同层级医院之间沟通联络的平台，除了继续引导患者下沉基层的作用之外，进一步采取有针对性的"一学二帮三提高"的阶段实施方案，定期组织专科医师、中医师下基层帮扶带教，促进其在"三师共管"门诊过程中实践糖尿病防治相关诊疗技术，提升糖尿病诊疗能力，针对疑难病历开展远程"三师共管"；发挥内分泌学、中医学、营养学、运动医学等多学科结合的优势，实现三个互动，即优秀经验相互学习、方案制定相互补充、缺陷短板相互弥补，在医、教、研三个层面上实现学科互通，充分发挥医学的整合作用。通过上述方案体系的构建，二者的交汇点即"三师共管"糖尿病综合防治体系。

综上，糖尿病"三师共管"诊疗模式立足中国糖尿病防治现状，发挥中医药在防治糖尿病及其并发症、提高患者生活质量中的作用，组建以内分泌糖尿病专科医师、中医师、健康管理师为核心的多学科协作团队，利用智能化信息工具，进一步提高糖尿病防治水平。开展"三师共管"管理期间实现了血糖控制效果、自我管理效果、生活质量与就医体验、基层糖尿病防治能力四个方面的提高，为当前糖尿病防治的两个重点（防治并发症、优化生活质量）进行了"中国式解决方案"的探索与实践。

（本文摘选自2023年在《中华糖尿病杂志》发表的《糖尿病"三师共管"诊疗模式的探索与实践》，作者杨叔禹）

为什么坚持学习和研究"疏泄理论"?

从2017年开始，我们团队对"肝主疏泄"理论开展持续的学习与研究，并在临床上努力探索应用。

中医学的疏泄理论，源于《黄帝内经·五常政大论》："发生之纪，是为启陈。土疏泄，苍气达，阳和布化，阴气乃随，生气淳化，万物以荣。"这是"疏泄"第一次出现在中医古籍中。而后，朱丹溪在《格致余论》中提出"司疏泄者，肝也；主闭藏者，肾也"。明代王履在《内科摘要》中首次使用"肝主疏泄"的表述。历代医家沿用"肝主疏泄"概念，阐述病因病机，指导辨证施治，逐渐成为中医学理论的重要组成部分。

但是，"疏泄"具体指的是什么？是功能？是状态？是病机？是治法？"疏泄"这一概念存在笼统、宽泛的问题，我们需要对这个重要概念的内涵与外延有更加清晰的认识。

"肝主疏泄"是指肝气具有疏通畅达全身气机的作用，包括促进精血精液的运行输布、脾胃之气的升降、胆汁的分泌排泄，尤其重要的是情志的疏畅功能。

我们可以将疏泄理解为在心理应激反应下，包括在中医学的脏腑发生功能紊乱的过程中，身体各个系统、组织、器官的一种自我调节机制。这些应激反应引起的紊乱，可能表现为失眠、情绪焦虑、胃肠功能紊乱、月经不调、性功能障碍等。但是，同样在应激状态下，为什么有的人会出现上述功能紊乱，而有的人则不会？这是因为疏泄机制在发挥作用。疏泄功能正常，机制调节顺畅，虽然有心理应激刺激，脏腑或系统、组织、器官也不会发生紊乱和障碍。反之，如果疏泄机制失灵，无法实现自身调节，就可能出现上述一系列症状。

那么，肝主疏泄的机制的实质是什么？应该至少有三个关键环节：应激，气机，生物节律。三者通过"神经－内分泌－免疫"网络系统，从"下丘脑－垂体－肾上腺素轴"这一路径实现。

肝主疏泄机调节机制的启动，首先是应激反应。应激源可以是内因，如疾病、疼痛等身体自身原因；应激源也可以是外因，如战争、爆炸、灾害、人际冲突等，引起心理上的喜、怒、忧、思、悲、恐、惊等。

应激加之于身，影响人的生命节律。节律，似可以对应中医学的"气机"。

关于气机与节律活动，古人早有论述。《黄帝内经·六微旨大论》中，将气机的运动形式概括为"升降出入，无器不有""非出入，则无以生长壮老已，非升降，则无以生长化收藏"。"生长壮老已"是一生的节律，从出生到成长、到衰老、到死亡的全生命周期节律过程。而"生长化收藏"是指人体节律与大自然节律之间的呼应。同时《黄帝内经》中也记载了"女子七岁，肾气盛，齿更发长""丈夫八岁，肾气实，发长齿更"等男女生长的节律。

虽然我们可以在中医典籍中找到与节律相对应的一些概念，但目的并不是证明古已有之，而是将中医理论应用于临床诊疗。开放式地引入自然科学、生命科学、现代医学的最新成果，滋养、丰富中医理论与临床辨证施治的思维。

我们为什么要孜孜不倦地学习和研究疏泄理论？其目的是强调在认识与诊治疾病的过程中，要时刻提醒自己，人体是一个心和身的结合、形和神的结合。

在临床上，确实存在着一种倾向，即常常注重形与身，而较少留意心和神。譬如，在糖尿病诊疗过程中，我们十分注重血糖、血压、血脂等代谢指标。虽然我们也都懂得，心身一体，情绪与内分泌代谢密切相关，应当以人为中心，而不是以病为中心，要重视病人的生活质量，要关注病人的情绪，但在临床实际中，容易忽略患者心理、精神、情绪与身体及疾病的关联。

肝主疏泄理论是中医学的一个重要内容，其特征是强调心与身、形与神的关系，强调情绪与气机、应激与节律等关键环节。

我们应当从理念和临床思维上学习、掌握、应用疏泄理论，要重视心与身、形与神的关系，重视病人的生活质量。

心身并治，不能简单地理解为给病人多说几句宽慰话和做心理疏导。虽然这是必须的，但不能仅仅停留在这个简单的层面。

经过这些年的不断探索，我们在临床上发现，情绪失调、睡眠障碍、胃肠功能紊乱等疏泄失调症状，常常合并出现，对患者的代谢指标及生活质量影响明显。从解决这些症状或症候群入手，既可以提高患者生活质量，也可改善血糖等代谢指标。通过心和身两个方面的交互作用，从心调身，从身调心，心身互调，形神共治。

学习、研究疏泄理论，引入和借鉴应激、节律等现代理论，可以拓宽探索疏泄的道路，扩展临床诊疗的思维。

文 / 杨叔禹

疏泄学说的探索

一、疏泄的概念

疏，即疏通，畅达；泄，即宣通，发散。疏泄指疏通、畅达全身气血津液的作用。

为什么要谈疏泄？因为我们在临床上发现很多疾病和情志、情绪、生理有关。中医认为管理情志、情绪、心理的这个系统或者机制就是疏泄。疏泄是一种机制，是人体调整心理应激状态下身体发生的各种变化，或者生理变化，或者病理变化，出现很多变证的平衡机制。

疏泄并不是中医学当中固有的，属于中医学的一种创新。

疏泄是一种引喻、比喻，就是将描述天文气象、五运六气的词语引入到医学当中。《黄帝内经》里谈到疏泄时还没有和医学结合，虽然沿用至今，但其概念已经逐渐模糊了。古人说的土木之气，正常情况下，也叫"平气"，称之"敷和"。敷是散布，和是和平，不上不下、不远不近、不温不火，这是和的一种最佳状态。土木之气不及，称之"委和"；太过了，才叫"疏泄"。

疏泄在过去常用于水利工程中。古时候的中国最怕黄河泛滥等自然灾害，因为洪水会淹没庄稼，冲走牲畜，极大影响民生。所以在这方面有所建树的能工巧匠会被推选为首领或酋长。传说中，大禹的父亲鲧，当时治理黄河泛滥采用堵的方法，一发大水就筑坝防水，坝越筑越高。大禹觉得堵不是办法，应该用"疏"和

"泄"的方式。

什么是疏？就是疏导。什么是泄？水往外走就是泄。导是引导，有人为的导向才是导。大禹把水导向没人的地方、低洼的地方，用"疏泄"的办法治理好了黄河水患。疏泄最开始是描述天文气象的词，后来演变成水利方面的名词。中医认为情绪也要疏导、疏泄。我们常说思则气结，结就是郁结或者纠结，纠在一起了，就需要展开、要疏开。比如在生活或工作中遇到困难，导致情绪不太好，就需要通过疏导的方法解决。

医学中，疏泄最早见于《黄帝内经》。《素问·五常政大论》："土疏泄，苍气达"。此时疏泄还未与肝产生联系。金元时期的朱丹溪提出"肝主疏泄"，指肝肾共同参与调节男子精液排泄；到明清及新中国成立后，医家们就逐渐把"疏泄"这个理论引用到描述人的情绪和身体之间的关系，称"肝藏血，主疏泄"。这属于传承与发展，是创新，结合现代疾病的发生发展，我们也应该继续创新，打开思路，去梳理和发展疏泄。

疏泄应该有三个含义。第一是功能。比如说肝主疏泄，指的是一种功能。第二是状态或者病态。一个人生病了，疏泄失常，此时指的是一种状态或者病态。第三是治疗法则。疏泄失常后，治疗时运用疏泄的治疗方法，此时指的是一种治疗法则。

疏泄既是功能，又是状态，还是治疗法则。我们要清晰地定义它的内涵和外延。

疏泄是一种机制。在情志或心理应激下，身体自我恢复、自我平衡的一种功能机制。机制完善或强大的情况下，情志或心理应激无法使身体出现功能障碍，故而不会产生疾病，我们认为就是疏泄正常。相反，如果自身机制不完善或者薄弱，在应激下导致躯体发生一系列功能障碍的现象，我们称之为疏泄失常。

二、疏泄与疏泄失调

疏泄是人体调节应激下内环境平衡稳态的一种机制，是心与身、心理情绪与身体之间的"平衡器"。

疏泄功能主要表现在以下几个方面：

（1）调畅全身气机。气机，即气的升降出入运动。《素问·六微旨大论》："出入废则神机化灭，升降息则气立孤危。故非出入，则无以生长壮老已；非升降，则无以生长化收藏。是以升降出入，无器不有。故器者生化之宇，器散则分之，生化息矣。故无不出入，无不升降，化有小大，期有近远，四者之有，而贵常守，反常则灾害至矣。故曰无形无患，此之谓也。"人体生长壮老已皆离不开气的升降出入，脏腑、经络、形体、官窍之功能的正确发挥亦是如此。这对于全身气机的疏通、畅达，是一个重要的因素。

（2）促进气血津液的布达。肝主疏泄，调畅气机，促进血行，因此全身气血津液之输布，皆有赖于气机的调畅。疏泄功能正常，气机调畅，则血运通达，经脉通利，脏腑和调。

（3）促进脾胃运化。脾气以升为健，胃气以降为顺，脾胃的运化功能，主要体现在脾胃之气的升降协调。疏泄功能对脾胃运化的调节，主要表现在两个方面：一是调节脾胃气机的升降以及精微物质的散布，二是调节胆汁的分泌与排泄。

疏泄失调指人体的疏泄功能由于各种原因而无法自我调节，进而形成疏泄不及或者疏泄太过的病态，即"疏泄病"。"疏泄病"近似现代医学阐述的"心身疾病"。

疏泄失调分为两类：一是情志长期抑郁则易疏泄不及，气机不得畅达。多导致心情抑郁、胸闷、善太息、水湿积聚、胸胁少腹胀满、纳呆腹胀、口苦黄疸或厌食油腻、失眠、月经失调等症。二是常大怒或气郁化火则易疏泄太过，肝气亢逆，升发太过。多导致急躁易怒、头目胀痛、面红目赤、胸胁乳房胀痛、脘痞纳呆、恶心呕吐、嗳气泛酸、失眠、月经失调等症。

三、疏泄失调症状群的初步探讨

"中医药治疗糖尿病的优势在哪里？是降糖？是防止各种并

发症的发生？"30 年前，关于中医药如何在糖尿病防治中发挥优势的争论，言犹在耳。弹指一挥间，30 年过去了，在糖尿病战役中，中医的价值和地位越来越清晰，我们在两大指南《中国 2 型糖尿病防治指南（2020 年版）》和《国家基层糖尿病防治管理指南（2022）》中加入中医药方案，这是一个具有里程碑意义的事件。

中医望闻问切，现代医学视触叩听，这是我们治疗疾病的方式方法。但患者往往因为医生时常过于注重血糖、血脂等理化指标，而被医生所引导。除了理化检查指标，我们还应该关注患者的切实感受，医师不能只注重理化指标，而应以改善患者不适、提高其生活质量作为目标践行。

理化检查指标只是病情表现出的一部分，正如我们时常讨论的，病情像一座冰山，理化指标只是冰山浮出水面的一角。这些指标是我们应该关注的，因为它反映了科学进步，但它不能代表疾病的全部，隐藏在海底的那部分也需要我们探索和发现。藏在海面以下的山体当中，有一部分是症状，就是患者的自我感受，还有一部分包括患者的心理状态、社会角色、宗教信仰等方面，这才能构成一整座冰山。比如说患者是职业驾驶员，因为患有糖尿病，他是否还能开车？在择业、人际交往中是否会受到歧视？这些也需要我们去关心和关注，但往往被忽略了。

中医药在改善症状方面优势明显。同时症状与我们所关注的理化指标之间也有密切的关系。睡眠障碍、胃肠紊乱、情志异常等等，都会对血糖、血压的波动产生影响，更重要的是这些症状客观存在，严重影响患者的生活质量，这是我们作为医生经常失于关注、所麻木的地方。临床医生业务繁忙，化验单常常是医生与患者之间交流的媒介，指标就是一切。患者来了，也不问具体感受，其实我们忙着忙着，把医学的真谛遗忘了。医学的真谛是什么？是关心一个人，从躯体到情感，从感受、症状一直到心灵深处，这是医生该奉行的。但由于现代医学模式等众多因素的影响，我们只注重患者的理化指标、影像资料，而忽略了患者的症状，更缺少对患者的心理状态的关心。

除中国两大糖尿病领域指南外，美国糖尿病协会（American Diabetes Association，ADA）等的糖尿病指南，也都秉承一个理念，即"以患者为中心"。"以患者为中心"要求我们在糖尿病的诊疗、管理、防治过程中，都要以患者为中心，实现"减少、延缓并发症"和"提高患者生活质量"两大目标。

我们在临床中发现糖尿病患者常出现由以下三组症状组成的症状群，这三组常合并出现，互为因果，叠加放大。

第一组是情志异常。糖尿病患者多有情志异常，其中焦虑、抑郁是最常见的。一项由世界卫生组织（World Health Organization，WHO）发起的，收集了 47 个国家 231797 名糖尿病患者相关调查问卷的流行病学研究显示，全球糖尿病患者抑郁症发生率为非糖尿病患者的 2.36 倍，约为 10.6%。还有一个调查数据显示，糖尿病患者发生抑郁和焦虑的比例约为 45%，这个比例很大。其实在中国这个比例更大，尤其是在女性人群当中占比更大，将近一半的糖尿病患者都有抑郁和焦虑的情志问题。如果一个糖尿病患者伴有焦虑和抑郁，他的胰岛功能会不会受影响？心血管风险会不会增加？血糖的管理是否受到影响？我们能置若罔闻吗？作为治疗医生，怎么能不关心这件事？

第二组是睡眠障碍。睡眠障碍是临床常常碰到的症状，国外有一项研究表明，睡眠问题与糖尿病之间的关系呈 U 形趋势，睡太少或者太多都会增加糖尿病风险。睡眠障碍分两部分：一部分是失眠，另一部分是嗜睡。这两种情况如果发生在糖尿病患者身上，就会引起两极化的发展。

第三组是功能性胃肠病。消化科的医生对功能性胃肠病的分类很细，慢性胃炎、肠易激综合征等肠道疾病都涵盖其中。中医在临床上称之为脾胃病，比如胃气上逆、脾气不升等，与现代医学所述大体相同。我们在临床中针对这部分内容也做了统计，从我的门诊患者中随机选择了 222 份失眠的病例，其中合并功能性消化疾病（脾系症状＋胃系症状）占到了 69%。

这些疾病和症状，可以概括为三大类：第一类是情感的障碍，包括抑郁和焦虑等；第二类是睡眠障碍，包括入睡困难、睡眠中断、眠浅易醒、早醒、多梦、嗜睡，同时伴有躯体功能受损；第三类是功能性胃肠病。为了便于记忆或便于认识，这三大组症状暂时叫疏泄失调症状群。疏泄失调症状群有时是同时出现，有时是其中两个较突出，其实就是我们询问患者"吃得怎么样，大便怎么样，心情怎么样？"所得出的，实际上是疏泄机制失常的外在表现。

疏泄正常和情绪、情志、心理关系密切。如何才能达到情志的正常疏泄？要像草木那样伸展，春天的时候树木发芽了，到了夏天越来越茂盛。古人把情志的舒展，与草木的舒展联系在一起，木和中医脏腑的肝是相对应的，所以就把疏泄功能联想到肝脏的功能。因此学中医的人一提到情志异常，就自然而然觉得是肝的问题，因为"肝主疏泄"。其实随着人们对大脑的认识越来越深入，才知道我们古人说的"心"实际上等同于现在的"大脑"的功能。《黄帝内经》中"心主神明"，这个"神明"就是指思考、神志、思维。最新研究进展显示，心脏系统也有部分激素参与了思维的运转，但更多的还是大脑的功能，这是一个逐渐认识的过程。但是我们现在还停留在古人阐述的"肝主疏泄"，容易把思维的广度限制住了，无法进一步拓展。所以我们现在要研究和讨论的疏泄，既要把古人的"肝主疏泄"的思想财富继承下来，同时也要发挥创新五脏六腑在疏泄中的作用。以前我认为肝主疏泄，五脏协同，后来想到六腑也有关系，胆、胃、女子胞都有关系，所以改为：肝主疏泄，脏腑协同。

那它们的表现形式是什么呢？是气机。气机也是中医中一个模糊的概念。中医往往是大而化之，大而无内，小而无外的一个概念。中医的特点和优势更多地体现在治疗上，才能体现它的精准。因为古代在解剖上比较缺乏，所以在诊断上比较宏观。气机也是一个很宏观的概念，什么叫气机？看不见，摸不着，但却体现在人体的生理、病理各种变化当中。气机的体现形式，就是升降出入。自然界所有生物的生命活动，都离不开"升降出入"。结合气机我们现在应该如何理解和认识疏泄呢？因情志应激引发的躯体性疾病，治疗的关键在于调畅气机，调整和保证气机正常的升降出入，得到一个合理的控制，达到平衡状态。

从现代医学来说，可以把气机和下丘脑－垂体－肾上腺轴联系起来，可能就比较容易理解中医说的疏泄气机的含义，即人的情绪和脏腑、器官组织、躯体之间的关系，是虚和实、心和身、神和形的关系，统称为疏泄。

那么疏泄失调症状群谁是因？谁是果？是睡眠不好引起的胃肠功能紊乱，还是胃肠功能紊乱引起的睡眠不好？中医经常说"胃不和则卧不安"，可是我们怎么知道就是胃不和引起的卧不安呢？卧不安是不是也能引起胃不和呢？到底哪个才是原因？我们现在还不太清楚。那么面对一大堆的主诉、体征、化验单，我们怎么办？

毛主席说过一句话，我觉得特别有启发：矛盾存在于一切事物的发展过程中。如果没有矛盾，这个世界就停滞不前了，人们是在发现矛盾、解决矛盾中一点点进步的。我们的生命也是这样，疾病发生发展中也有很多矛盾。但是，对于这些矛盾要区别主要矛盾和次要矛盾。如果我们抓到了主要矛盾，把主要矛盾解决了，往往次要矛盾就迎刃而解了。就像庖丁解牛的故事，庖丁是往骨骼和骨骼中间的间隙里面去切，他看到的不是一头牛，而是一堆骨头。骨骼之间是有间隙的，刀顺着间隙进行切割，所以庖丁解牛是迎刃而解。毛主席说抓到主要矛盾，其他矛盾就迎刃而解，就像好的屠夫手里的刀一样，是专门解决主要矛盾的。这实际上也是中医的方法论，同学们经常会问：什么叫主症？什么叫主要矛盾？实际上就是患者找你看病，他最痛苦的症状是什么，他最需要解决的症状是什么，这时候医生就应该判断患者的主要症状是什么。

中医经常讲治病要求本，但是这个本很难分析到底是什么，就像我们刚才讨论的疏泄失调症状群中到底哪个是因，哪个是果，哪个才是主要矛盾，中医该怎么办。中医还有一句话叫：急则治其标，缓则治其本。比如说睡眠问题，有的是入睡困难，甚至彻夜未眠；有的是眠浅易醒，睡眠过程中一直中断。这两种情况比较起来，中医认为就是一虚一实，一急一缓，入睡困难，要先治标，至于眠浅易醒，中医认为是虚证，要缓治。再比如情志异常，有的表现为亢进，有的表现为衰退（非精神类疾病）。亢进的表现为急躁易怒、口干舌燥、大便秘结、面红耳赤，这属于急证、实证，应该优先解决；衰退的表现为抑郁沉闷、郁郁寡欢、打不起精神、对生活没有兴趣，这属于缓证、虚证，需要慢慢治疗。再比如胃肠问题，有的是大便不通 10 多天，当务之急是解决排便的问题；有的是慢性腹泻十几年，这是虚证，应该缓治。所以对于这 3 种疾病如何去看待、如何去治疗，我们要从疏泄的角度入手。

我们团队经历了多年的研究，逐渐形成了疏泄系列方。出发点是什么？第一，要基于疏泄的理论。所谓疏泄学说的核心是什么？就是心与身的关系、形与神的关系，就是要用我们的治疗手段去统一心和身、形和神。第二，要基于经典名方。经典名方是经过数千年千千万万的名医验证，仍旧颠扑不破的方子。这些方子在人体上历经试验和考验，大概率是有效的！我们可能会在此基础上根据临床情况和地域特点做一些小的调整和化裁。第三，要基于方证对应。每一个经典名方都有它独特的适应证，就像钥匙和锁之间的关系。只有辨清方对应的适应证，才能打通医生与患者这"最后一公里"。基于经典名方化裁研制疏泄系列方，根据《黄帝内经》中"甚者独行，间者并行"的方法，采用多种疗法（如汤药、针灸、推拿等）、多类方剂合并一体的方法进行治疗，在临床上取得令人较为满意的疗效。

四、疏泄失调症状群的共病机制

疏泄学说探讨，最终要落在实际的临床问题上，疏泄学说能解决什么病？光空谈理论，坐而论道，没有结合临床，是没办法提高临床疗效的。要想提高临床疗效，就要解决实际的临床问题。疏泄学说经过前期的数年研究和多次探讨，现在已经逐渐走向临床，而且深入到具体的病症，临床反响还不错，这说明我们的方向没有出现大的错误。那疏泄失调症状群的共病机制是什么？靶点、靶器官是什么？

脾胃是整个人体气机升降出入的枢纽。气机一旦出了问题，脾胃首先受到影响。脾宜升，胃应降，如果脾不升、胃不降，则会出现便溏、胃胀、反酸、呃逆、嗳气等症状。疏泄失常，脾和胃首当其冲，然后延伸到睡眠，一个人心里有事，情绪不好，或者生气，或者恼怒，或者忧思，睡眠肯定受影响。月经以及生殖系统等也会受到影响，但睡眠和脾、胃这几个是首先波及的。

所以我们对疏泄的研究和探讨一定要结合临床，继续深究这三组症状。在临床上如何去"围剿"，如何去"治疗"，如何从经典名方当中挖掘一些好的方剂来针对这几个病症？切记不要孤立地看待，要通过解决主要矛盾，把次要矛盾也同时解决。

不论是从我们门诊的统计结果还是国内外的文献结果，都显示睡眠障碍和功能性胃肠病之间关系密切。如果细心观察，你会发现消化科的医生在治疗功能性胃肠病时，经常配合黛力新等缓解情绪的药物。为什么要用缓解情绪的药物？其实和我们现在探讨的疏泄学说相同。现代医学也意识到了功能性胃肠病和情绪、心理有关。

脑、肠之间的关系，睡眠与大脑之间的关系，睡眠和胃肠之间的关系，这些都是已经获得证实的，但将它们联系起来，是我们一直在探索的目标。中医对脾胃的主要表现形式已经辨证得比较清楚，比如嗳气、胃胀、胃脘胀，辨为胃气上逆证；便溏、便秘、腹胀、肠鸣，辨为脾虚证，或脾虚湿盛，或肠道湿热。但睡眠的主症到现在还没有明确的辨证。睡眠障碍主要表现为入睡困难、易醒、多梦、早醒。最常见的是入睡困难和易醒，这两大表现形式对中医来说该如何去辨证，这是难点，也是关键。有学者按照五脏神的概念分类，认为入睡困难属于心，多梦属于肝。这是一种分类方法，但这种分类方法带有一种机械性，有点主观臆断，和临床情况可能会有所偏离。

经过这么多年的摸索，我们团队有一个朦胧的认识：入睡困难，归为实证，比如肝经郁热，或痰热内扰，或心火上炎，一般与火邪、热邪、实邪等有关，以芩连温胆汤为基础加减；眠浅易醒归为虚证，比如心脾两虚，或心肾不交，或肝血不足，以酸枣仁汤合逍遥散为基础加减。这只是我们团队一个粗浅的认识，还没有确凿的证据证实，我们急迫地要解决这个问题的原因，是因为临床需要。如果这个问题得到解决，疏泄的治法和方药也可迎刃而解，疏泄的体系也能得到初步的梳理和建立。

五、疏泄系列方

疏泄系列方是我们在多年临床实践中摸索形成的一套系列协定处方，主要用于治疗糖尿病患者经常伴随出现的一些症状，现在已经扩展到只要是方证对应就可以用，不仅仅限于糖尿病伴随症状。

为什么命名为"疏泄方"呢？主要是受疏泄和气机两个词的影响。

中医认为气机升降出入无处不在，无处不有。阳气温煦，心气推动，肺气宣发，而其中肝的疏泄最为关键。肝能调血储藏，"视"是将血输送到眼，"思"是将血输送到大脑，夜幕降临，则血重归于肝存藏。肝是最大的"仓库"，只要人体需要，就能将血通过"上、下、左、右"通道输送到全身。所以，疏泄正常则百病不生，疏泄失常则百病由生。疏泄还关乎情志，很多疾病和情绪有关，如肿瘤，现代医学认为肿瘤是由癌细胞、基因突变引起的，中医则认为其与人的情绪有很大关系。我们摸索和提炼出的系列方和情绪都有很大关系，因此用"疏泄方"统一命名。

（一）疏泄零号治失眠，清肝宁心化热痰

疏泄零号为温胆汤（南宋·陈无择《三因极一病证方论》）合龙胆泻肝汤（清·汪昂《医方集解》）加减化裁，主要由黄连、黄芩、茯苓、姜半夏、大枣、枳实、竹茹、龙胆草等药物组成，又

称温龙方、清神方。

糖尿病等心身疾病中，很大一部分患者有睡眠障碍，中医认为睡眠是影响患者生活质量的一大关键。"内科不治喘，外科不治癣，失眠最难治，反复不露脸"是中医界比较熟知的一句话，意思是喘病与癣病易反复发作，十分难治，但实际上失眠也很难治疗。失眠发病率高，危害大，不可忽视。年轻医生面对糖尿病患者，第一反应是针对血糖异常开方组药，这固然没有问题，但经验丰富的医生会详细了解患者睡眠、食欲、运动与情绪等情况。睡眠障碍、饮食乏味、情绪失调，必然会影响血糖的稳定与控制。中医认为这些症状才最为紧要，因为高质量的睡眠和胃口、舒畅的情绪有助于正气的恢复。

中医如何对失眠进行辨证施治呢？

教材将失眠分为很多证型，但我受《景岳全书》不寐当首辨虚实的启发，将失眠分为实证和虚证两类。实证之中：有的肝火上炎，表现为急躁易怒、耳鸣、口苦；有的心火亢盛，表现为心烦、口舌生疮、舌尖红、小便黄、妇人尿热痛、月经量多；有的是痰热内扰，有的食积内停，都属于实证。肝热用龙胆泻肝汤，心热用导赤散，痰热用温胆汤等，所以我以温胆汤和龙胆泻肝汤为基础加减化裁而成，称之为疏泄零号方。

温胆汤最早用于心烦不眠，《备急千金要方》记载"治大病后，虚烦不得眠，此胆寒故也"，故重用生姜四两，后到明代，医家认为生姜量过大，遂减量而加竹茹、枳实，由"温"转"清"。疏泄零号方对情志引起的失眠效果很好，为增强清热能力，加黄连、黄芩；又因考虑到肝郁，遂加柴胡；加远志宁神祛痰。中医不仅要治病，还要考虑患者的感受，黄连、黄芩太苦，故适当加大甘草剂量，增合欢皮，既能安神也能调苦味。方中还有酸枣仁、五味子、熟地、党参等滋补药物，实为十味温胆汤的内容。失眠常常虚实夹杂，需分虚实主次，故在清的基础上，加入滋补药物。五味子敛心气，白芍、熟地养血，续断补肾。全方共奏泻肝、平肝、清肝，除烦安神之效，可用于治疗失眠实证。若患者一派阳热，出现急躁易怒、口苦、口臭、耳鸣、大便干或黏滞不爽等症状时，可考虑选择此方。

（二）疏泄一号久不寐，滋阴补血除疲惫

疏泄一号方为酸枣仁汤（汉·张仲景《金匮要略》）合逍遥散（宋·《太平惠民和剂局方》）合归脾汤（宋·严用和《济生方》）加减化裁，主要由黄连、黄芩、茯苓、神曲、姜半夏、酸枣仁、柏子仁、知母等药物组成，又称仁逍方、育神方。

疏泄失常有两个方向的病势。一种是疏泄太过，多表现为急躁、易怒、心烦、面红耳赤、口苦耳鸣、眼屎多，是实证、阳证。另一种是疏泄不及，多表现为默默寡欢、表情淡漠、情绪低沉，是虚证、阴证。疏泄零号对应前者，疏泄一号则对应后者。

虚证主要表现为眠浅易醒，醒后难入睡。易醒时间多集中在凌晨1点至3点，脉细如线，舌质淡暗。肝血充盈是疏泄功能的基础，眠浅易醒当养血，养血方首推张仲景的酸枣仁汤。如果同时脾虚，则需健脾养血，首推逍遥散。现在的"白领"人员，比如医生、单位领导、企业家等，很多因思虑过度，脾受内伤，进而气血不足，此情况最适合归脾汤。故疏泄一号主要由酸枣仁汤、逍遥散、归脾汤组成，同时还有生脉饮（五味子、麦冬、太子参），气阴双补。此外，考虑虚实夹杂的情况，还可加栀子与黄连清热。

疏泄一号以补为主，以清为辅，适合治疗失眠时间长、以虚证为主的患者。疏泄零号以清为主，以补为辅，适合治疗失眠实证。临床上，很少只虚不实或只实不虚的情况，往往是虚实夹杂，所以疏泄零号和疏泄一号常交替使用。

（三）疏泄二号升脾阳，健脾祛湿护胃肠

疏泄二号方为升阳益胃汤（金元·李东垣《内外伤辨惑论》）合平胃散（宋·周应《简要济众方》）加减化裁，主要由炙黄芪、

白术、陈皮、升麻、柴胡、党参、炙甘草、茯苓、白豆蔻、黄连、姜半夏、泽泻等药物组成，又称升平方、升脾方。

消化系统经常出现两个问题：一个是脾的问题，另一个是胃的问题。脾以升为顺，胃以降为和，升降失常则导致疾病发生。胃气不降，则易胃胀；脾气不升，则易腹泻。同时，脾主运化，脾虚则水湿滞留，运化不利，百病由生。教材上对脾胃疾病罗列很多，每个疾病又分很多证型。大道至简，只要使升降出入正常，便可解决大部分问题。

如今脾虚盛行，原因众多。一是饮食伤脾。现代人饮食过于丰厚肥美，且常常吃得过饱，"饮食自倍，肠胃乃伤"，加之食品添加剂过多，身体负担过重。二是思虑伤脾。现代人从读书到工作，多思虑过度，易耗伤脾气。如今各年龄段、各行各业的人，都长期处于各类压力之中，极易肝郁乘脾、肝气犯胃。三是地域特点，南方多见。脾虚在南方，尤其在闽南等临海地区更为常见，这与其地域特点紧密相连。闽南与海相邻，降水多且地势较低，湿气氤氲，极易伤脾。脾主运化，脾虚则水谷精微运化减弱，易使水湿聚集，进而伤脾。

以上种种因素，导致脾气虚弱，体内水湿阻滞，湿聚为痰，痰凝为浊，浊久为瘀。临床上各种结节、增生、肌瘤，都与痰湿积聚有一定关联。外科的方法是手术切除，中医则通过健脾祛湿，改善人体内环境，改善滋生痰湿的"土壤"。

针对脾虚湿盛的情况，临床方子很多，推荐李东垣创制的升阳益胃汤。疏泄二号方在升阳益胃汤的基础上结合临床实践进行加减而成。方中的六君子汤，为补气首选方，加黄芪，增强补气健脾效果；方中的二陈汤，为燥湿第一方，加风药升麻、柴胡、羌活、防风、独活等，增强燥湿效果。风药可燥湿，可升阳升清，还可流畅气机，考虑脾虚者肠胃易滞，加枳实以降胃，若见积食，则加炒麦芽消食化积。

体内有水有湿，常用两种办法：一种是渗利，用泽泻、猪苓之类；另一种是燥湿。针对脾虚湿重、食欲减退，大便稀溏或初硬后溏、黏滞，或胃气不降而胀，或清阳不升而头晕，或肿瘤术后或放化疗导致食欲减退、便秘、口干口渴、失眠等病症，都可选用疏泄二号方。

（四）疏泄三号通为度，疏肝补肾祛湿热

疏泄三号方为五子衍宗丸（明·张时彻《摄生众妙方》）合达郁汤（清·沈金鳌《杂病源流犀烛》）加减化裁，主要由菟丝子、枸杞子、五味子、熟大黄、车前子、山茱萸、淫羊藿、仙茅、川芎、柴胡等药物组成，又称益肾柔肝方。

疏泄三号方原用于治疗 ED（男子勃起功能障碍）和多囊卵巢综合征。勃起功能障碍，真正器质性的原因很少，大多由精神紧张与肾精不足共同作用引起。多囊卵巢综合征患者多肾虚，同时阳虚怕冷，表现为月经紊乱且量少。舌质暗，或因气滞，或因阳虚。气滞则易血瘀，多与肝气不舒相关，此类人具有内向、郁闷、纠结的特性；阳虚则温煦减弱、气血推动无力，故而身体怕冷。肝郁还常导致胃气上逆，出现胃胀、胸闷、善太息等症状；肾阳虚多出现腰酸、小便次数频多、二便无法自控、听力下降等症状。对此常用四逆散和四逆汤分别治疗，四逆散治疗肝气郁结而阳气不达四末，四逆汤治疗阳虚。

疏泄三号可治肝郁，也可用于肾精亏虚，组合运用达郁汤、五子衍宗丸、三妙散等方。达郁汤疏肝，五子衍宗丸补肾精，三妙散治湿热。加桑葚，补肾调味；加淫羊藿、仙茅补肾阳；肝郁湿浊难化，久而化热，多有阴囊潮湿、舌苔厚腻与口苦等症，加三妙散清泻湿热。只要符合肝郁、肾虚、湿热表现，都可以使用疏泄三号，男女不限。

（五）疏泄四号通经络，血痹虚劳伴消渴

疏泄四号方为黄芪桂枝五物汤（汉·张仲景《金匮要略》）合

当归四逆汤（汉·张仲景《伤寒论》）加减化裁，主要由炙黄芪、桂枝、赤芍、大枣、炙甘草、知母、当归、细辛、通草等药物组成，又称通脉四逆方。

糖尿病周围神经病变的人群越来越多，多表现为手足麻、凉、痛。以前多用当归四逆汤，考虑细辛对肝脏的影响，遂改用疏泄四号方。方中黄芪桂枝五物汤为治血痹名方，具有益气温经、和血通痹的功效，合用当归四逆汤治疗周围神经病变效果较好，若后背怕冷，可加附子温阳。女性平素手脚冰冷，或冬天易冻疮，均可用疏泄四号方。

（六）疏泄五号泻心汤，理气降逆通胃肠

疏泄五号方为半夏泻心汤合旋覆代赭汤（汉·张仲景《伤寒论》）加减化裁，主要由姜半夏、黄连、黄芩、干姜、炙甘草、党参、大枣、旋覆花等药物组成，又称泻心方、降胃方。

本方用以治疗肝气犯胃、虚实夹杂、寒热错杂之证，如胃气上逆出现的反酸、呃逆、嗳气。消化性溃疡、食管反流等疾病常常有胃气上逆的表现。还应注意，肝气犯胃必须疏肝，才能和胃降逆。

疏泄五号还包含戊己丸，即左金丸加白芍，可疏肝解郁，专治反酸。若患者心下痞满，时感胀痛，脉象为弦，多是肝气不舒而致的胃失和降，可加佛手、香橼、白豆蔻；加瓦楞子、海螵蛸，制酸降逆；黄连、黄芩过苦，干姜太辣，可加合欢皮调味。总之，疏泄五号紧密抓住胃气不降的病机，用药以往下走为主。

（七）疏泄六号镇心神，不寐多梦服之康

疏泄六号方为柴胡加龙骨牡蛎汤（汉·张仲景《金匮要略》）加减化裁，主要由牡蛎、石决明、淮小麦、炙甘草、大枣、柴胡、桂枝、茯苓等药物组成，又称柴龙方、镇神方。

疏泄六号的功效是和解清热、镇惊安神，临床上可用于治疗失眠、头痛、头晕，男性的遗精、阳痿，女性的崩漏、带下等。特别是对失眠多梦、惊惕易惊、对声音敏感的患者效果好。

（八）疏泄七号通胃肠，便秘腹胀效果良

疏泄七号方为桃核承气汤（汉·张仲景《伤寒论》）加减化裁，主要由酒大黄、火麻仁、桃仁、杏仁、郁李仁、枳实、厚朴、炙甘草等药物组成，又称六仁方、行脾方。

疏泄七号以桃核承气汤为基础，还结合了增液汤、五仁汤、枳实导滞丸等方中的药物，具有驱瘀导滞，润肠通便之效，临床主要以便秘、腹痛等为适应证。

六、如何运用疏泄系列方

疏泄失调症状群是由心理、精神、情绪导致或与之密切相关的心身疾病。临床辨证中对疏泄失调症状群的治疗，遵从"首辨虚实、次辨脏腑、再辨兼证"的方法，具体如下：

（1）首辨虚实。疏泄失调症状群属虚证者，多属气血不足，心、肝、脾失养，多为久病，常反复发作，病程长；临床特点为体质瘦弱，面色无华，神疲懒言，倦怠乏力，情绪低落，易恸哭或担忧，眠浅易醒，醒后难入睡，或惊悸健忘，便溏腹胀，多因脾失运化、肝失藏血、心神失养所致。属实证者，多属邪热内扰，侵犯肝、胃、肠道，多为新病，起病急，病程短；临床特点为体质壮实，心烦，急躁易怒，入睡困难，多梦，嗳气反酸，便秘溲赤，多因心火亢盛或痰火内扰、肝郁化火、肠道燥热、肝胃郁热等所致。属虚实夹杂者，多为久病，易反复发作，病程长；急发时以邪实为主，缓发时以正虚为主，故当按病程长短及全身症状以辨明虚实主次。虚证当进一步明确虚之阴阳属性和虚之脏腑所在。

（2）次辨脏腑。疏泄失调症状群的病位主要在心、脑、肝、脾，与胃、肠道关系密切。如急躁易怒，入睡困难，嗳气反酸，便秘溲赤，多为邪火犯心、肝及胃、肠道；面色少华，肢倦神疲，便溏腹泻，遇事易惊，多梦易醒，多为心脾亏虚，肝血失藏；嗳腐吞酸，脘腹胀满，便秘，入睡困难，急躁心烦，多为胃肠郁热，心神被扰等。

（3）再辨兼证。疏泄失调症状群属于多脏腑、虚实夹杂病症，常兼挟郁、痰、热、气滞、湿等病因。如挟郁而胸闷，易叹息，挟热而口干苦，心烦多梦，挟痰而胸闷不舒，挟气滞而腹胀腹痛，挟湿而腹泻便溏等。临床病症多样，常兼挟多种病因，应视具体情况分而论治。

治疗原则应遵循以下几个要点：

（1）形神一体，心身共治。治疗时应遵循中医学形神心身理论辨治。

（2）调畅气机。气机逆乱是疏泄失调的主要原因。疏泄与情志密切相关，调畅气机是调整人体疏泄功能，使之归于平衡的重要手段。

（3）整体调治。疏泄失调症状群由至少三个症状群组成，同时又互为因果、叠加放大。在诊疗中应始终坚守中医学的整体观辨治思维，切忌局部摸象、碎片思考。

（4）间者并行，多法多方并举。疏泄失调症状群涉及多个症状群，治疗上应以《黄帝内经》中的"甚者独行，间者并行"为指导，以数方组合的形式进行治疗。

（5）标本缓急。疏泄失调症状群的病因多样，标本缓急不同，治疗时应遵循"急则治标，缓则治本"的原则。

总结几种在临床中较为常见的联合组方，具体如下：

（1）以实证为主，主要以睡眠障碍和胃的实证相联合：疏泄零号方联合疏泄五号方。此类患者以睡眠障碍和胃实证为主，多见肝胃气滞、肝胃郁热、痰火内扰、肝胆湿热、瘀热互结等证，以急躁易怒、入睡困难、多梦、嗳气反酸、口苦烧心、便秘等为主要表现。

（2）以虚证为主，主要以睡眠障碍和脾的虚证相联合：疏泄一号方联合疏泄二号方。此类患者以睡眠障碍和脾虚为主，多见脾气亏虚、心脾两虚、心神失养、心胆气虚等证，以焦虑寡言、善太息、眠浅易醒、惊悸不宁、醒后难入睡、大便不实、腹泻等为主要表现。

（3）以虚实夹杂证为主，主要以睡眠、脾、胃三者相兼，多见脾胃寒热错杂、肝郁脾虚、脾虚湿蕴等证。

①疏泄零号方联合疏泄一号方：此类患者睡眠障碍以虚实夹杂为主。多心烦抑郁相兼，伴有入睡困难、多梦易醒，醒后难入睡，同时伴有口苦心烦、倦怠乏力等虚实相兼的表现。

②疏泄零号方联合疏泄二号方：此类患者以睡眠障碍的实证为主，脾虚证为辅。多急躁易怒，伴入睡困难、多梦、大便不成形等表现。

③疏泄一号方合并疏泄五号方：此类患者以睡眠障碍的虚证、胃的实证为主。多心烦抑郁相兼，伴眠浅易醒、醒后难入睡、嗳气反酸、口苦烧心等表现。

④疏泄零号、疏泄一号、疏泄二号：此类患者以虚实夹杂为主，又以睡眠障碍和脾虚为要。多焦虑郁闷，善太息，伴眠浅易醒、多梦、醒后难入睡、大便不成形等表现。

⑤疏泄零号、疏泄一号、疏泄五号：此类患者以虚实夹杂为主，又以睡眠障碍和胃实为要。多烦躁易怒，伴入睡困难、眠浅易醒、醒后难入睡、嗳气反酸、口苦烧心等表现。

⑥疏泄零号、疏泄二号、疏泄五号：此类患者以睡眠障碍和胃实、脾虚为主。多烦躁易怒，伴入睡困难、多梦、嗳气反酸、口苦烧心、大便不成形等表现。

⑦疏泄一号、疏泄二号、疏泄五号：此类患者以睡眠障碍和脾虚、胃实为主。多焦虑抑郁，善太息，伴眠浅易醒、醒后难入睡、大便不成形、口苦烧心、反酸嗳气等表现。

此外，疏泄六号主要以治疗失眠、易惊为主，亦可与疏泄零号、疏泄一号及疏泄二号、疏泄五号相结合。若患者失眠，时易惊惕，伴大便不成形，可联合疏泄二号治疗。

人体按照大自然的节律变化而调适，故各方使用时间亦不相同。中医学认为，阴阳双方是处于不断增长或消减的运动变化之中，人体的气血也具有昼夜节律变化的规律。因证因时服药，因势利导，加强机体对药性的吸收和利用。顺应生物节律，运用中药的寒热温凉、升降浮沉之药性，以顺应人体节律，达到补偏救弊、疏通气血、平衡阴阳的效果。应注意如下几点事项：

（1）治疗应注意病机的标与本、病症的急与缓，先急后缓，先标后本，标本兼顾。若病情需要，1天可服药至4次（早、中、晚、睡前）。

（2）根据疾病病机安排服药顺序。如睡眠障碍和胃实证的患者，若睡眠障碍实更为突出，则服药量要多于胃实证，即早餐服用疏泄五号，以和胃降逆，调畅气机，午餐、晚餐服用疏泄零号方，以清热除烦安神。若失眠以虚证为主，实证为辅，应早餐服用疏泄零号，以祛实邪，畅气机，促升发，午餐、晚餐或睡前服用疏泄一号方补正气，养肝血，安心神。

（3）顺应脏腑功能特性安排服药顺序。脾以升为顺，故疏泄二号方在多日间服用，尤以早上服用为佳，以升举阳气，促进升发。睡眠障碍应以养为主，故治疗睡眠障碍的方药，如疏泄一号方等以晚餐或睡前服为佳，以养肝血，安心神。胃以降为顺，又多气多血之脏，以早饭或午饭服用为佳，以促和胃降逆。

（4）药物刺激与服药时间的关系。疏泄一号方、疏泄二号方以养肝血、健脾气为主，宜餐前服，吸收较好；疏泄零号方中含降火苦寒之品，宜餐后服，减少对胃肠道的刺激；疏泄五号方宜餐后服，和胃降胃气，起更多的缓冲作用，减少对胃肠道的刺激。

（5）服药疗程问题。应根据病情及病程决定，一般在症状消失以后即可停止用药。病情逐渐缓解时，用方频次逐渐减少，避免长期服药，如1日3服减至1日2服，再改为1日1服等。对于某些慢性病可持续用药，以避免疾病复发或加重。

值得注意的是，上述服药和组方的目的是使气机的升降出入恢复正常，上述经验总结仅供参考，临床不应拘泥。

七、为什么研究疏泄

我们为什么研究疏泄？因为我们在临床上发现很多疾病和情绪有关，那么这些疾病在心理应激状态下可能引起很多脏器的实质性病变，实际上和现代医学说的心身疾病相对应。心身关系最早是用"疏泄"这个词来表述，为什么用这个词？是因为它概括了心和身、形和神之间的关系。所以我们一直想要从事疏泄这方面的研究，但我们研究的目的还是提高临床疗效。我们现在一直在探讨这个词语，目的是既能够让中医明白，也要让现代医学的医生和老百姓听得懂。比如，有的患者说他湿气重，疏泄也要有这一层的意思。后来经过反复思索，我在"疏泄"前面加了两个字，改叫"心身疏泄"。心身疏泄让大家明白我们研究疏泄其实是研究心身的关系，它反映在躯体的疾病和症状上是什么呢？就是睡眠、消化系统和情绪之间的三角关系。这三组症状同时出现，我给它暂时起个名叫"睡眠-胃肠-情志症状群"。这是我们具体研究疏泄的一个切入点，因为疏泄太大了，无所不包，按照现代医学理念，功能性的消化系统疾病及睡眠障碍和情绪（如焦虑、抑郁）都有关系，从这个点入手才可以深入挖掘下去。

经过这么多年的思考，思路逐渐地集中到这一点上来。后面要把整个过程做的一些研究工作和思考记录进行整理，这样才能从中发现问题、纠正方向。从"肝主疏泄"到"肝主疏泄，脏腑协同"，这一步步的前进，都是思考和梳理后的体现，其实如果把肝换成脑，说脑主疏泄可能还会更贴切。过去中医理论把人的情绪这些功能都归到肝管理，所以一想到情绪就想到肝。但其实人的五志七情，怎么可能只是和肝有关系，心藏神、肝藏魂、肺藏魄、脾藏意、肾藏志，这五志五脏神，喜怒忧思悲恐惊更是跟五脏六腑有关系。我们说"肝主疏泄，脏腑协同"的目的，就是希望不要一提疏泄就只想到肝、一提到疏泄就只想到气郁，会窄化思路。

八、疏泄和心理应激

对疏泄的梳理是必需的，是一条必经之路。但是在搜索相关文献的时候应该注意，很多涉及疏泄的文章和我们要讲的疏泄不尽相同。我们研究的疏泄是心与身、形与神的关系，主要集中在身心疏泄上。有以下几点要明确：

第一，确定研究范围。我们现在理解的疏泄是指一种应激状态引起的脏腑功能紊乱。如果仅是止于这种情绪的变化，就叫郁证，中医早有研究。我们是研究由郁证引起的脏腑功能紊乱，比如睡眠不好、消化功能紊乱、月经不调等，是由情志应激或者心理应激引起的躯体脏腑实体的变化。心是心理，情是情志，身是器官、脏器、组织、实体。这是我们要研究的内容，不是只研究郁证。

第二，归纳总结。通过文献检索，总结前人研究的工作，包括研究思路、方法，这有利于我们下一步的探索和实践。我们应该用什么方法来研究，才能让中医和现代医学都能认可。就像"疏泄"，从《黄帝内经》最早提到"土疏泄，苍气达"，到朱丹溪提到的"主闭藏者，肾也；司疏泄者，肝也"，再到现代教材提到的"肝藏血，主疏泄"，这就是一个归纳总结的过程。我们团队提出的这个概念是什么呢？是由心理应激引起的心和身之间的一种疾病，有点像"下丘脑-垂体-肾上腺轴"，跟神经-内分泌有点儿像。疏泄不只涉及肝，心、脾、肾、胃等五脏六腑都参与。肝只是主要领导，其他脏腑也参与工作了。在治疗疏泄失常时，不能光盯着肝，还要考虑其他脏腑，下一步我们还要思考疏泄失常会发生哪些疾病，这些疾病该如何分类，分类后如何治疗。

我们现在研究的"睡眠-情志-胃肠症状群"就是在疏泄失常的情况下，三组症状经常同时出现：一组是情志异常，比如说抑郁、焦虑或闷闷不乐；一组是睡眠障碍，入睡困难、眠浅易醒、多梦、早醒等；还有一组是胃肠症状，中医叫脾胃，现代医学称胃肠功能紊乱或功能性胃肠病，涉及几十种疾病，比如说胃食管反流、肠易激综合征、功能性便秘、腹泻等。这三组症状往往在一个人身上同时出现，像三剑客，或者桃园三结义，可能也会引起女性月经紊乱、经量少、经期提前或延后，或者经行腹痛，男性还有可能有性功能方面的问题。这些症状我们如果研究清楚，用疏泄的理论指导，在治疗时就不会孤立地看待每个病症。要把这"三兄弟"当作一个整体同时解决，才符合疏泄的思想。临床问诊的全面性，有助于我们将疏泄的内在进行联系。我们还要通过解决临床具体问题，反过来验证疏泄学说，这就是归纳总结，如此才能把古人的疏泄学说再往前推进和发展。下一步的工作是做一个阶段性的总结，只有对目前这些思考进行梳理总结，才有利于我们下一步的探索。

要明确研究疏泄的目的和内容。不是什么病来都扣个疏泄失常的帽子，这样不利于我们明确疏泄的内容。中医有这样一个习惯，因为诊断不清楚，就以疏泄失常来表述。中医的整体观念和辨证施治范围太大，我认为是因为缺乏整合和细分。整合就是把相关的东西整理聚合在一起，细分就是条分缕析，细分各种类型。

九、肝藏血、主疏泄与昼夜节律机制的讨论

现代医学在研究肠道菌群的过程中，认为脑和肠是有关系的。现代医学所说的肠的功能和中医的肝的疏泄功能是相关联的，这个方面可以合并研究。因为很多睡眠不好的人，容易产生情绪障碍，同时胃肠功能也会受影响。如果说我们能够找出一些三者有关联的指标，进行深入研究，一定能取得成绩。

但要注意的是，我们现在做研究，特别是中医和现代医学互参时最容易犯的一个错误就是混淆它们之间的概念，把中医和现代医学的概念拿来做对照或者类比。比如，经常把炎症与中医的

清热画等号，实则不然，因为炎症因子不只是热的问题，还有虚的问题。

中医的肝不是西医的肝脏。因为现代医学的肝脏是医学解剖生理学上的认识，仅仅是一个器官，而中医的肝则是一个系统性的功能上的概念，二者虽同名为肝，然内涵差异巨大。如果我们不能明晰二者的概念与区别，那么我们做实验和设计方案的时候就很容易混淆，一会儿把它当成一个现代医学的肝去研究，一会儿又把中医肝的理论拿来参照。比如不能看见中医讲"肝藏血"，就去测一下肝的血流量是多少。

中医说的五脏是一个系统，肝、肺有各自的系统，它并不是现代医学对应的实体脏器。其实最开始的时候都明白，但走着走着就忘了。为什么？因为同样都是用的一个肝字，在西方医学传到中国的时候，中国人在把西方医学，包括英文的、拉丁文的这些医学概念翻译成中文时，要找中国现有的词语来翻译，怎么办？只能简单地把 heart 和中医的心、liver 和中医的肝相对应。

如果将现代医学解剖学概念上的肝完全等同于中医的肝，与中医的藏象学说混为一谈，那就研究不了中医。因为中医对于人体结构、器官、功能的认识，是基于"输出–判断–输入–修正–再输入"的黑箱构拟方式，而不同于现代医学的基于解剖学上的认识。

五脏藏五志，是说心藏神、肝藏魂、肺藏魄、脾藏意、肾藏志，随神往来谓之魂，并经出入谓之魄。"神魂意志魄"的研究很少，试图根据五脏藏五志的理论去指导临床，会发现它在临床上有牵强附会的成分，效果并不是很好，可能是因为我们对古人说的五志的认识还不是太清晰。神魂意志魄为五志，不同于七情（喜怒忧思悲恐惊），而是更高级的一种精神行为了。如果按照现代医学的分类，它属于认知功能，甚至达到了比认知功能更高的级别。神是一个人的神志状态、精神状态；魂是我们说的潜意识；魄是胆识；意是内心的毅力、信心；志是记忆力，比如日志、地方志、病志，就是记忆的意思。这些都是认知的行为，我们在临床上治疗的时候，试图去贯彻中医的这些思想，但是发现还是有点儿牵强，因为目前五志的临床具体运用没有建立体系。我们需要在实验与临床中才能构建"肝藏魂"的理论体系，但在这之前，我们必须明晰"肝藏魂"的概念，并且要将中医的肝与现代医学的肝脏做好区分。

这要求我们在做研究的时候时时提醒自己，这些对中医临床疗效的提高到底有没有帮助？我们所从事的方向是在研究中医还是只是贴个中医标签做现代医学的基础研究？结果对中医大夫提高临床疗效到底有没有帮助？能否提供一些线索或者方向？

为什么会把肝和睡眠连在一起？这是我们一直在做的研究，其实就是研究睡眠和代谢，比如研究被剥夺睡眠的动物，它的肝脏中糖脂代谢究竟有什么变化。其实在临床上可以发现人的睡眠质量和糖代谢、脂代谢之间有紧密联系，同时也有大量的文献可以证实。但如果用一个中药复方去对这个现象进行干预，会不会对被剥夺睡眠的动物（小鼠和大鼠）产生影响？它们的代谢会不会有所改善？如果有，那就反过来证实临床的发现：经方酸枣仁汤、逍遥散、归脾汤等对被剥夺睡眠的，比如警察、医生、护士，这些因为值班、出外勤等原因没有办法睡觉的人群，如果有改善作用，用这些经方能够改善这种状态，实际上这是我们要得到的一个结果。从临床发现，到实验证实，再临床验证，这才是做研究应该有的思维。

比如说《伤寒论》中的经方酸枣仁汤在临床应用将近 2000 年了，很多学中医的人一看到失眠都会想到酸枣仁汤。这已经经过数千万病例的证实，不需要我们再去研究，把资源放在研究酸枣仁具有治疗失眠的作用上，这没有意义。我们研究的是睡眠被剥夺的人群，这些人因为工作或者某种原因长期不能睡觉，睡眠被剥夺，他们的代谢是不是会受到影响，这个研究现在在动物身上做，临床门诊上我们也在做。

常规来说，研究出睡眠和代谢有关系就结束了，我们为什么要做肝与睡眠的关系的研究？是因为疏泄的问题。中医认为肝主疏泄，肝藏血主疏泄，和人的睡眠直接相关，肝在这里代表的是人体的情志管理系统。这个肝和西医的肝不一样，其实如果我们不说肝，把它换成情志调节系统，这样可能会区分开来。所以我们在研究睡眠时，要把睡眠节律和肝的关系连在一起，看看它们之间的关系如何。

古人讲"人卧则血归于肝"，子午流注经络也都能够联系在一起。中医要想在理论上证实一件事情，在浩如烟海的典籍当中找到一两句话来支持我们的观点，这不难。但西医必须得拿出数据，拿出证据来支撑。中医其实是一门哲学，五脏的功能，这些系统很多是一些哲学的概念，并不是实体的概念，没有非常多的解剖知识作为基础，也没有病理生理的基础，这是我们在做研究时要清楚的第一点。

第二，我们现在研究的是什么？是疏泄。我们面对的大部分疾病是慢性病，如糖尿病、肿瘤，以及神经性的疾病，都和情绪有关。这是心理应激状态下产生的躯体和脏器功能的紊乱和障碍，西医对应的是应激理论，中医对应的是疏泄学说。

疏泄学说是中医人逐渐发现的，因为在《黄帝内经》当中没有提到肝主疏泄，只说到肝藏血。一直到新中国成立以后，成立中医学院，编写中医基础理论教材，整理五藏象功能时，在"肝藏血"后面加了"主疏泄"，才把疏泄这个功能真正地赋予肝脏。这个过程就是中医学理论发展上的一个归纳总结和创新，这个例子就能很好反驳那些说中医都没有创新、没有发展的人。肝主疏泄学说就是近现代中医学家根据他们的临床实践，在前人的基础上的一个创新。

肝主疏泄被提出来之后，中医在临床上使用这个理论，治疗各科各类疾病得心应手，疗效卓著。但是我们同时也发现，如果只谈肝主疏泄，就容易固化和缩窄我们的思维。见到疏泄失常，就只想到肝，不想别的，就容易被局限了。一个人的情绪怎么会只跟肝有关系呢？心、肺和情绪都有关系。所以我们在研究疏泄的时候，在"肝主疏泄"后面加了"脏腑协同"，即肝是主管疏泄这个体系的，但其他的脏腑协助管理。

第三，我们需要扩展治疗思路。过去一见到情志方面的疾病，就容易想到肝郁气滞，局限在疏肝理气上，就用逍遥散、柴胡疏肝散。所以我们提出：肝失疏泄，不独治肝或者称不独理肝。见到疏泄失常的疾病，不能光想到疏肝，还要思考跟肾有没有关系、跟心有没有关系、跟瘀血有没有关系，要发散我们的思维，而不是局限在肝上。

第四，治肝之要，不独理气。如果我们把情志疾病局限在肝上，可能一见肝病，就用木香、柴胡、香附等，思维打不开。我们前面拓展到理气药和风药，下一步我们还应研究化痰药，因为化痰药也与疏泄有关。所以疏泄失常除了理气疏肝，我们还应知道化痰散结、疏风解郁也可以疏肝。

我们现在在临床上专注于"睡眠-情志-胃肠症状群"的研究，这是我们暂时起的名字。因为我们在临床上遇到大量的病人，在有睡眠障碍的同时，伴有西医说的功能性胃肠病，就是中医说的脾胃问题，还有情绪异常，女性还有月经问题、乳腺结节，男性会出现阳痿、早泄等问题。

这几组症状用什么来概括？还是疏泄。因为中医认为疏泄管理气机的升降出入，气机管脾胃、男女生殖系统、胆汁的疏泄，直接联系到脾胃和消化的问题。

这几年由我看诊的病例大概4000份，统计后发现同一个患者既出现失眠，也出现功能性胃肠病，还有情志异常的情况占比将近40%，那就说明三者共同出现的现象确实存在。

在针对"睡眠-情志-胃肠症状群"的治疗办法上，我们也逐渐形成了自己的治疗体系。但我们目前的办法是一天之内，可能给患者两个方子或三个方子，早晨吃一种，晚上吃一种。比如早晨吃疏泄二号升阳益胃汤，升阳健脾，晚上吃疏泄一号酸枣仁汤，养血柔肝。因为睡眠和便溏的问题除了清阳不升，还有肝血不足，所以还得养血柔肝，甚至有的人还有胃气上逆的症状，可加服一次疏泄五号半夏泻心汤。

我们应该做什么？第一，关于研究方法。应该集中我们所有的人力和精力到"睡眠-情志-胃肠症状群"上，去研究这个现象存不存在，它们之间的内在联系是什么，在分子生物学中能不能找到一些依据。如果我们在临床上找到依据，发现了这个临床现象，还要借用现代医学研究方法证实。第二，关于治疗方法。我们的方法源自《素问·标本病传论》中说的"甚者独行，间者并行"，当同时出现几种证型，对一种复杂的疾病可以采用多种治疗办法并行。

"睡眠-情志-胃肠症状群"的相关疾病横跨了多个专科，包括神经内科、消化科、精神科、妇科、乳腺外科、男科等等。现代医学分科精细，有利于专科化和精细化治疗，但是同时也容易窄化医生的思维，对患者也不友好，患者需要一天跑很多个科室，光挂号费就要花很多钱。但到中医这儿，中医会把这些事都联系起来，用"间者并行"的办法一网打尽，这是中医的特色。

"睡眠-情志-胃肠症状群"像一座山一样，可以从不同的角度入手，你们从基础角度，我们从临床角度，大家一起往里挖。我想若干年后，大家对"睡眠-情志-胃肠症状群"会更加了解，视野变得更开阔，治疗办法也会越来越多，疗效也会越来越好，能够给患者提供更好的服务。

十、风药的学习体会

讨论风药和理气药也应基于疏泄学说的探索。

升阳益胃汤、参苓白术散、香砂六君子汤等健脾类的方子，在治疗脾虚便溏时要如何鉴别使用？升阳益胃汤和其他方子有什么不同？

李东垣在《内外伤辨惑论》中就提出了"内伤升阳益胃汤"，此"内伤"就是"内伤劳役伤脾气"。升阳益胃汤治疗脾虚、大便不调，但它跟其他方药不同，因为方中运用了疏肝类药物，哪些药可以起到疏泄的作用呢？

常见的柴胡、白芍都具有疏肝的作用，来源于《伤寒论》的四逆散，柴胡疏肝散里也有。还有其他风药也有疏肝作用，如羌活、独活、防风、升麻、葛根等等。

风药是李东垣和张元素提出来的，将药物按照药类法象分为五大类，其中"风升生"就是跟风药有关，现代教材将风药分散到解表药、祛风湿药等章节中。

我们在学习升阳益胃汤时，看到了李东垣基于张元素的思想，在健脾时加入了很多风药，这是为了祛风湿、解表吗？是为了治疗"洒洒恶寒属肺病"吗？不完全是。"内伤劳役伤脾气"中的"劳役"是因为肝郁伤了脾气。我们用参苓白术散治疗的疾病是没有肝郁的，方中没有疏肝的药。升阳益胃汤用了这么多的风药，这些风药就是起着疏泄的作用。"役"就是心情压抑、压力大。这给我们的启示是治疗疏泄障碍时，除了用行气药、降气药、理气药，还要拓展到风药。柴胡质轻、味薄、气升，有这些物质基础它才会发挥这个作用，风药也是如此。讨论的意义就是要扩大治疗疏泄障碍的药物范围。

所谓"风药"，就是可以促进气机流动，味薄质轻的药物。

临床有28味常用风药，如升麻、柴胡、葛根、羌活、独活、防风、川芎、天麻、桑叶、菊花、麻黄、桂枝、荆芥、白芷、细辛、紫苏、威灵仙、秦艽、刺蒺藜、蔓荆子、牛蒡子、蝉蜕、薄荷、辛夷、藁本、苍耳子、葱白、生姜。

为什么要研究风药的体和用？体和用是中国古代哲学的一个重要的概念，所谓"体"就是指物质基础，即形态，"用"是指它的功能、效用。"体"有形，"用"无形，二者相辅相成，"体"决定了"用"，物质基础决定具体作用。但风药为什么有的是树叶、有的是根茎、有的是花朵？这就是世界万物的复杂性、灵活性。现代药物学可能可以通过分析，发现起到风药作用的共性，比如某一个成分，单体或者某一组化合物。

临床上常见的疏泄病主要是脾胃病、失眠等，我们要寻找治疗的武器。每一味药在方中发挥不同的作用，药的作用取决于其物质基础，即体和用的关系。风药种类繁多，大多质地比较轻，是共性。也有些质地不轻，来源根茎，但相比于金石贝壳类药物，则可归属于轻盈类，更主要是取风药的作用。质轻方能升，像牡蛎、石决明属于质重的，怎么升得起来？古今医家对风药的范围和种类没有规定，也没确定的范围，我们可以尝试去归纳和总结。比如花类的中药，我们常说"诸花皆升，旋覆独降"，那桔梗也不是花也不是草，却能载药上行，所以更主要指的是类似风药的作用。有的药对不常使用，如麻黄、桂枝较少在风药中使用，因为它们常用于表证；而像荆芥、防风就常运用在风药中，荆芥常用在血分证，防风也运用广泛，如痛泻要方、防风通圣散，在其中可以内外打通，疏泄以通为度。味是尝出来的，性是根据作用总结出来的，如黄连治疗热病治好了，则归于寒。像疏泄零号方一派苦寒药，应该属于是降火的，但有些患者反映吃完觉得上火，是否跟药物有什么关系？这些风药的本质是什么？古人认为的性和味，归经又是如何？像四逆散、当归芍药散等一些经典的小方，方中的药物又发挥着什么作用？这些都值得我们探索。

气和味是古代医家最重视的。古人对药的认识就是从味开始的，然后才认识到性。味是指酸苦甘辛咸，有轻重之分。升发和往上走的叫轻，重浊和下降的叫重。辛其实是升散的，苦是降的，咸是往下走，甘是居中的。性是指寒热温凉平，也有轻重之分。热和寒是最突出的方向，如果没有达到寒的程度，叫凉；没有达到热的程度，叫温。性和味不一样，味是尝出来的，性是药物作用于人体以后通过功能表现总结出来的。

清阳走上窍，浊阴走下窍。清阳是指食物通过饮食转化成的精微物质，浊阴是饮食转化后需要往下排泄的物质。升阳益胃汤的"升"其实就是将经过消化系统筛选之后的有营养的物质补充到全身各处，将糟粕或者不需要的物质通过二便、排汗等方式排出。我认为这个是升降出入的一种体现。把清阳（营养物质）充分地输送到全身各个部位的过程就是消化，消就是把它腐熟了，化就是变成体内的一分子了。那么不应该留在体内的，就以浊阴的形式排出体外，或是大便，或是小便，或是出汗等渠道。疏泄这个系统其实就起到促进的作用，能够把精微物质输送到全身各处，把浊阴排出体外。

现在临床上患者的表现大多是浊阴出不去，反而往上走，比如胃气上逆的反酸、呃逆、胃胀、心下痞。本来食物应该往下走，却往上反酸，这就是胃气上逆，浊阴不降。便溏的病因则是清阳不升，脾气本应该是升的，脾虚之后无法上升，往下降，导致便溏。

从风药的机缘到作用，我们都有了一些初步的认识。带着这些认识去临床上或者阅读中验证，带着问题去思考：我们治疗疏泄失常，除了行气药、理气药以外，还有哪些可以用来疏泄？这样才能深挖疏泄学说，扩大疏泄的治疗和用药范围。

十一、含有风药的常用方剂

临床六首含有风药的常用方剂：逍遥散、柴胡疏肝散、酸枣仁汤、痛泻要方、升阳益胃汤、玉屏风散。

疏泄的概念也好、理论也好、学说也好，由来已久。

《黄帝内经》早已引用疏泄的概念，最早见于五运六气，是古代天文气象的概念。木火土金水，是星球和太阳引力之间的关系，《黄帝内经》就把气象学、五运六气的概念引用到医学，并认为木这个植物的特性就是疏泄，即舒展、疏通。

大自然的草木都是伸展的。一到春天，不论压在上面的石头多大、多坚硬，小草都会舒展开来。木就代表植物，植物就需要舒展，中医把它延伸到五脏的肝中。

为什么我们要把舒展、疏通、升发这一特点体现在肝上？因为古人认为木和肝相对应，肝主管身体的情绪、情志和心理变化，起到调控作用，而人的情绪最需要舒展。年轻人常说纠结，纠结就是纠在一起展不开，展开就好了。谁来负责展开？肝来负责。

肝主疏泄实际上是到了新中国成立以后编教材才确定的：肝藏血，主疏泄。既然已经明确了，为什么还要讨论？我们研究疏泄的目的是要时时提醒医生要重视心与身的关系、形与神的关系。很多疾病都和情绪、情志有关，现代医学叫心身病，中医有疏泄学说，都是在谈情绪对机体的影响。但是一到临床我们就很少考虑到情绪的影响，只见树木不见森林，只看到人得的病，没看到得病的人，患者的情绪和感受常被忽略。血糖高就降血糖，单联不行就双联、三联，胰岛素从少往多加，这都是在治形、治身而不是调心、调神。我们既然明白情绪可以影响血糖、血压等代谢指标，为什么不把重点放在调整身和心、形和神的关系上呢？这是我们研究疏泄的出发点、意义和目标，提醒医者在治疗慢性病时，要考虑其与疏泄之间的关系，通过调疏泄来治疗这些疾病。不光要调控血糖，还要调整患者的情绪、心理和感受，强调身心共治。

那我们为什么研究风药和理气药？因为疏泄情绪不能光想着肝，要在五脏六腑上打开思路，这样办法才多。疏泄失常有太过和不及，太过就是机能亢进，不及就是机能衰退。同样的情况，不同的人应激反应不同，与疏泄系统相关。一种是机能亢进的，遇到事情，着急上火，急躁易怒，脾气火爆，但哭完闹完就没事了；还有一种是落落寡欢，沉默不说话，这类人机能衰退，适合用甘麦大枣汤。所以同样的人疏泄情绪失常，至少有两类，一类是亢进，另一类是衰退不及，这两类治法不同。

讨论中还受到一个启发，吴茱萸也应该属于风药。治疗肝脾不和的痛泻要方，其中防风的功能不是燥湿，而是疏肝和脾。肝太强，脾太弱，压过去就肚子疼了，所以肝脾不和有"便前腹痛，便后痛减"的表现。吴茱萸纳入风药，就是思路拓展。肝胃不和引起的呕吐、吞酸用黄连、吴茱萸。痛泻要方出自元朝朱丹溪《丹溪心法》，吴茱萸汤出自张仲景《伤寒论》，这两个方子在临床较为常见，都可以治疗腹泻，而吴茱萸汤运用范围更广些。吴茱萸汤还可治疗头痛，用人参一部分也是护脾，肝强脾弱，一方面压抑肝，另一方面护脾，作用多样。

我们对疏泄的研究主要是人的情绪和心理异常后发生的问题，不是非情绪类的脾胃疾病。《临证指南医案》中专门讨论了木克土的问题，清代叶天士就认识到了情绪会引起消化系统疾病。但是一个人的情绪波动，有的人影响胃，有的人影响脾。胃主收纳，以降为顺，升降失常会出现呕吐、干呕症状。如果影响到脾，脾主升，升降失常，会出现腹泻、下利。外因所受的情绪种类不一样，内因个人禀赋不足，与体质有关。

疏泄的基础是气机，气机的表现是升降出入。不论风药还是理气药，都可以用于疏泄失常，只是治疗的方向不同。所以也要关注药的药势，通过药势谈病势。势是一种方向、力量。药有势，病也有势。

我想除了吴茱萸外，风药中还可以再添加一个乌梅。上述几个方子选用的风药都不同，除了医家的用药习惯特点，还要考虑风药的药势，情况不同，药物的选择也不同。因为有的病证是肝脾不和，有的是肝胃不和，选用的风药就不同。肝脾不和压抑了上升的趋势，要选引导药势和病势往上升的风药；肝胃不和是抑制了下降的趋势，要选引导药势和病势往下走的风药。

我们研究风药、理气药，要细分它们的功能、作用，甚至从药的起源分析开始，比如花、叶、种子、地上茎、地下根等等。把每一味理气药和风药的药势梳理清楚，用起来就得心应手。徐灵胎说用药如用兵，今天我们再增加乌梅和吴茱萸两味药，之后可能还会拓展镇惊类、安神类、通窍定志类的药物。把这些引入治疗心身疾病上，治疗疏泄失常疾病的办法就越来越多了。

【附】24味安神、镇惊、开窍药：朱砂、磁石、龙骨、龙齿、琥珀、炒酸枣仁、柏子仁、茯神、首乌藤、合欢皮、合欢花、远志、百合、丹参、灵芝、缬草、莲子、石决明、珍珠母、牡蛎、麝香、冰片、苏合香、石菖蒲。

十三、为什么要讨论疏泄和风药

疏泄是什么？疏泄是人体调节情绪、心理、情志等方面的一个稳态机制。当情绪、心理产生了应激反应，要靠疏泄机制把身体重新恢复正常。疏泄机制像城市的排水系统或者抗灾系统，发生大的自然灾害时，如果城市的排水系统、抗灾系统都很健全，城市不会受到大的影响，如果系统有问题，便会有积水、房屋倒塌的情形发生。人也一样，当受到精神巨大刺激时，疏泄机制不好就会生病，表现为排便不畅、食欲减退、睡觉不安。疏泄是人体自身自求平衡、自求恢复的一个机制。

"故非出入，则无以生长壮老已，非升降，则无以生长化收藏。是以升降出入，无器不有。"疏泄强调气机的作用，气机强调运动，即升、降、出、入，升降正常，疏泄就没问题。

老师点评：为什么要讨论风药和理气药？实际上是基于我们一直在探索的疏泄学说、疏泄机制。

疏泄障碍是心身疾病，除了对患者做思想工作，多说一些安慰的话语之外，对于疏泄障碍还有哪些办法？我们不能只局限在这里，也不能只局限在用几个行气的方子，还要拓展思路。

《黄帝内经》说思则气结，结是指郁闷、纠结。怒则气上，悲则气消，恐则气下，惊则气乱。都提到气，而且都有方向性。理气药和风药，都是疏泄药，因为它们都是帮助气机运动的，使气机运动保持在一个常轨里。理气药疏通体内上下运动的作用比较大，比如降气、行气、理气，基本在体内。古人考虑到只有体内上下气机的调节还不能完全解决问题，所以又想到了另一种药物，就是风药，风药大多数可以发散。"木郁达之"的"达"是通达，从此到彼，或者从上到下、从下到上，或者从里向外、从外向内。由于发散作用强，很多风药被归为解表药。但是人们忽略了风药还有散郁的作用，散郁其实就是调节情绪。历代这些聪明的医家，早就把风药用在疏肝上面，比如说逍遥散，都说是妇科圣药，其实也是男科圣药。因为逍遥散是治疗情志疾病的，具有疏肝理气的功效，其实方中最重要的药并不是理气药，而是风药。方中的当归、白芍是养血的，因为气血不充足；茯苓、白术是健脾的，脾为气血生化之源。但光补气和补血还不够，必须得有能调动气机的药物，推动气血运行周身，那就是柴胡、薄荷。柴胡和薄荷把整个方子调动起来，打开郁结，恢复升降出入的平衡。

所以我们现在讨论风药和理气药的目的，实际上就是为了拓展思路。有的人受到巨大的精神创伤后，虽然情绪激动，但不生病，转个身就好了，以前说这个人心很大，实际上是疏泄功能强大；有的人应激后就一病不起，这是疏泄防御体系比较弱，就容易生病了。黄元御说气机就是肝和肺，肝左升肺右降，像一个轮子在转，该升反降，该降反升，就生病了。其实不管是肝还是肺，最终都要落实在中焦脾胃。脾胃是整个人体气机升降出入的枢纽，枢纽就是四面八方、东南西北交通交会的地方，这里一堵塞就乱了。肝主升，肺主降，但是要靠脾胃来运转。所以七情、五志的情绪变化引起的疾病，出现的问题就体现在脾胃上。疾病到脾胃这个中焦枢纽后还会继续往前延伸，如果疏泄机制好，抗病能力强，到脾胃这就不再继续发展了，如果比较弱，在脾胃这没解决好，就会往其他地方发展了。

目前我们着力研究的是脾胃，因为一旦发生疏泄障碍，胃首当其冲，然后延伸到脾，由脾胃又延伸到睡眠障碍。后面我们还要研究月经、生殖等医学问题，这些都属于疏泄病范畴。下一步再沿着《医宗金鉴》的方子，包括升阳散火汤、补中益气汤、调中益气汤、补脾胃泄阴火散火汤等继续往前走，拓宽我们的疏泄道路。

十三、疏泄与睡眠的相关方剂讨论

从历代几十首与睡眠相关的方剂中可以看出，历代医家在治疗睡眠障碍这件事上做了很多探索。但从这些方子来看，靶点并不明确，治疗办法也不清晰。有的人想到心，有的人想到肾，有的人在治肺，有的人治脾，有的人治肝，有的人将清心、润肺、疏肝、健脾、滋肾、和胃联合起来，可见古人已经认识到了"脏腑协同"。

治疗睡眠障碍的方剂靶点不明确，可能有两方面原因。一方面是引起睡眠障碍的因素很多，用单一的办法治疗没有效果，所以人们开拓了很多手段。另一方面可能是我们确实没有集中在某一个脏腑上。实际上睡眠不好是大脑的问题，但大脑跟五脏六腑也有关系。所以我们现在要做的事，就是把治疗睡眠障碍的靶点想清楚，用哪些有效方法治疗。

在临床上经常会遇到各种类型、不同性格的人，我们要运用中医的思维取类比象。《黄帝内经》就根据人的性别、体态、性格等将人分成 25 种。虽然人不止 25 种，但是这种思路是很对的。

在治疗心身疾病时，我们应先考虑是以形病为主，还是以神病为主，抑或形神并重。疏泄就是心和身的关系、形与神的关系，是由心理应激引起的躯体脏器的改变。

西汉古墓出土的《五十二病方》里就有谈到失眠，其命名不寐。《黄帝内经》中也记载关于失眠的方子，如半夏秫米汤。《黄帝内经》是理论性的著作，没有谈到具体临床的治疗，但半夏秫米汤这个方子就是与睡眠相关的。这说明在春秋战国以及西汉初年，人们对睡眠障碍就已经着手研究了。

为什么医家会关注失眠？是因为这种疾病时有发生，而且很严重，具有普遍性，所以医家才把它写到著作当中。那个时候的书写材料——竹简、书册得来不易，所以《黄帝内经》和《伤寒论》这样的著作，能把这首方子写上去，证明它是经过千锤百炼的、确有效果的。

教科书对睡眠障碍做了很多分型，不好记忆，我化繁为简，按照中医的阴阳、表里、寒热、虚实这些成对的概念，区别两类，一分为二。如果是外感疾病，按照是表还是里、是热还是寒、是虚还是实区分。西医以急性还是慢性来区分。

急性的疾病多是由七情（喜、怒、忧、思、悲、恐、惊）得来的，如果得之于五志（神、魂、意、志、魄），大多是慢性的。五志不只涉及一个人的情绪问题。"神"反映一个人精神怎么样，"神"的概括性非常强。《黄帝内经》记载："两精相搏谓之神"，人一生下来就有神了，然后随神往来谓之魂，并精出入谓之魄。五志当中除神以外的魂、魄、意、志都是围绕着神来的，都是烘托神的。

同样一件事，有的人能非常迅速地下决定，有的人很难下决定。我们过去认为这是性格，其实按照中医讲这是魄在起作用。《黄帝内经》讲随神往来为之魂，神安则寐安。魄是并精出入，它跟精有关，精是物质基础，神是功能的外在表现。

所以如果一个人的睡眠影响到神、魂、魄、意、志，"心有所忆谓之意，意之所存谓之志"，那心理活动就更多了，会影响包括记忆判断能力、分辨能力等高级行为，类似西医的认知行为。如果认知行为出现障碍，那睡眠障碍可能就发展到了慢性阶段。

睡眠障碍有急性的、有慢性的，中医辨证有虚的、有实的。那么，不同的分型其治疗也不一样。

治疗睡眠障碍的方子，其实我们在临床上经常用，有的是雷同的，因为法一样，但是选的药不一样。同样的"和"法，可能有的用这个药，有的用那个药。同样的"清"法也不一样，有的清肝、有的清心。"养"法更不一样，有的养心血，有的养心脾之气等等。

《备急千金要方》记载："治大病后，虚烦不得眠，此胆寒故也，宜服温胆汤方。"意思是这类病因病机是胆寒，所以要温之。大病以后心血、心气都耗竭了，然后人就会魄力不足，一听点动静就醒了，虚烦不得眠。那时候温胆汤确实有温的功效，生姜用量很大。到宋朝，陈无择《三因极—病证方论》中的温胆汤只用了几片生姜，还加了一味茯苓（后代也有用茯神的），此时的温胆汤功效主要是清热，但是却用"温胆汤"这个名字。这个方子在二陈汤燥湿化痰的基础上加入清热的药物枳实、竹茹。二陈汤比较平和，不清，也不寒。

越鞠丸治六郁——气、血、痰、火、湿、食郁。如果把越鞠丸应用在脾胃病上，效果应该也很好。脾胃不和，胃气上逆，即脾虚加胃逆。如果既有脾虚又有胃逆，又由情志得来的话，非常适合越鞠丸。

十四、疏泄名方"逍遥散"和"柴胡疏肝散"

我们这些年一直在探讨疏泄学说，其实就源于逍遥散和柴胡疏肝散这两个方子。我在苦恼和迷茫中不断地摸索后才发现，逍遥散和柴胡疏肝散虽然都可治疗肝郁气滞，但还是有所不同的，需要仔细辨别。这两个方子不只是针对疏泄太过和不及，还需要细分。具体选择时要考虑多个因素。

第一，要看病在气分还是血分。柴胡疏肝散主要是对气滞，治疗气分病，逍遥散主要是针对血分病。

第二，要看病程长短。新病在气，久病入络入血，所以新病用柴胡疏肝散，久病用逍遥散。肝郁气滞初期在气分，表现为攻冲、攻窜、疼痛、胀痛。随着病程的进展，还会有脾胃虚弱、气虚不足的症状出现，这时则用逍遥散。

第三，要看患者体质。气血充足之人宜用柴胡疏肝散，气血不足之人宜用逍遥散。身体很壮盛的人遇到一些烦恼、生气的事儿，多表现为攻冲、攻窜、胀痛等症状。体质较虚弱者，更容易出现逍遥散证。

第四，要看病在胃还是在脾。对于肝郁气滞、疏泄失常类疾病，多为新病在胃，久病在脾。所以逍遥散中除了柴胡、薄荷这两味风药疏肝解郁外，其余的几乎全是补脾益气与养血的药。

肝郁气滞、疏泄失常的第一个靶器官就是中焦脾胃。柴胡疏肝散的靶器官在胃。如果初期在胃的话，有人生气了马上会有胃胀、心下痞、打嗝、嗳气等胃气上逆的表现，这时候可以用柴胡疏肝散。如果久病入血、入络、入脾了，脾虚再用逍遥散。

　　脾和胃我们经常一起说，但其实是不一样的。疏泄病是先到胃后到脾。新病在胃，久病在脾。不仅要从新病久病区分，还要从虚和实区分，从气分和血分区分，从脾和胃区分。另外还要注意趋势：药有药势，病有病势，方也有方势。逍遥散是收敛的、柔和的，柴胡疏肝散的力量是散、是破，这两个方子是有不同的。

　　"独学而无友，则孤陋而寡闻。"集体的、团队的学习，比一个人闭门读书要好得多。中医过去作业方式也是单兵作战，一人一针一桌，一个人拿着一个号脉枕就能完成诊病的过程。现代医学是团队作业，所以养成一种集体的习惯，学习方式也是集体学习。集体学习的方式可以让人的思想产生碰撞，互相激发，这种形式刚好可以弥补中医的不足。

　　探索疏泄需要我们一直在宏观研究和微观研究两极中间不停地调整。比如说我们现在研究某一个方子的方解，方中有哪些药，哪个药是起什么作用的，如果把它理解为是一种微观的话，其实我们在研究微观的同时，还要研究宏观。比如说我们为什么把逍遥散和柴胡疏肝散放在一起讨论？这是在强调抑郁情绪，也就是刚才说的"郁"。我们说疏泄病，疏泄失常，它的表现，也就是症状和病机是不同的，实际上是想说明这个问题。逍遥散也治抑郁，柴胡疏肝散也治抑郁，但它们的用法有所不同，这提示我们对抑郁情绪要细分。因为抑郁情绪本身变化多样，不是见郁就疏肝，见郁就理气，理气就是柴胡、枳壳。我们已经认识到了肝主疏泄、脏腑协同，在治疗的时候要打开思路，宏观地去展开。

　　肝疏泄失常，有亢进的，有抑制的，有太过的，有不及的，这只是分虚实，还应该更加细分。不同的方剂一定要分清异同点。研究每个方是什么药组成的，每个药具体的功效，这是微观的研究。但是一定要注意，从宏观的角度去探究方和方之间的异同点。因为疏泄失常表现的病症是不同的，只有辨证清楚，才能扩大疏泄的治法。

十五、半夏泻心汤的疏泄解读

如果光讲半夏泻心汤这一个方，我相信这方面的文献，以及用半夏泻心汤的临床案例非常多，涉及内外妇儿多个科，病种也非常多。但是半夏泻心汤与疏泄其实也是有关系的。

很多医生把半夏泻心汤作为治疗胃肠疾病的一个方子。一些过去西学中的大夫就把这个方贴在诊桌的玻璃板下面，看到胃病的患者就开半夏泻心汤，确实有效。如何能够从半夏泻心汤的理去延伸？理是宏观的大道理，方向、方向感。我们看这个"痞"字，痞代表地气往上升，天气往下降。脾胃居中，胃气以降为顺，脾气以升为顺，这两个刚好一个地一个天。清阳要往上升，浊阴往下降，清阳要是升不上来，就会头痛、眩晕，浊阴要是下不来，就会胃脘气逆、呕吐胸闷。上下不通就叫痞，不动也是痞。《易经》的"易"字，为什么要选易？易就是变化，要不停地变，人才能活下去，事物才能往前推进，才能变化。所以这个痞在这里有两个含义：第一个是上下不通，第二个是停滞不动，因为有形或无形的因素，导致气机停滞不前。所以治"心下痞"在《伤寒论》和《金匮要略》当中有所记载，它是用"心下"来代表我们现在的脾胃。

那它只是胃病吗？我们只是把它当成胃病吗？平时在临床上就诊的患者，入睡困难、头痛、心慌胸闷、食欲减退，那是怎么来的？是情绪影响。生气了以后，怒则气上，思则气结，结成什么？结成痞了。所以胃才不舒服，胃不舒服了，只是胃那个器官的问题吗？不是。是情绪，是心理，是情志的原因，这就是心身病，这就是疏泄病。疏泄的表现形式是气机，气机的表现形式是升降出入。我们一定要把这个方子和临床上经常遇到的疏泄失常联系起来。这样思路才广，否则我们会被困在某一个器官、某一个思维，失去宏观的思路。这是一个原点。

另一个原点，追本溯源。要从《神农本草经》中去学习药物的本性。《汉书·艺文志》载："经方者，本草石之寒温，量疾病之浅深，假药味之滋，因气感之宜，辨五苦六辛，致水火之齐，以通闭解结，反之于平。"《四库全书》是清代的官员和学者编修的大型丛书，分成四大部分：经、史、子、集，医学在子部里面。经是指经书，比如《论语》《孟子》等；史是指史书；集是诗文词总集；子就是杂类，比如兵家、农家、医家等。子部医家开头就谈经，经是指《黄帝内经》《中藏经》等。第二部谈到经方，它提到的是在清代以前的一些著名的方剂。经方就是利用金石草木的特点，来改变人体病症的特点。金石草木之性无外乎升降沉浮，四气五味。人体的病是升降出入出现了问题。演变出了八纲、三焦、脏腑等理论，实际上归根到底原点就是利用植物、金石矿物类等这些药物来治疗我们身体的偏颇。

半夏泻心汤实际上就是一个典型的让中焦、脾胃、肝的气机畅通起来，疏泄起来，把交通打开的疏泄方。痞就是堵在那里，那怎么办？要疏通开。半夏泻心汤总共才用几个药，张仲景那时候非常简约，药味非常少，因为药物资源本来就非常贫瘠。《神农本草经》有360多味药，到了明代，《本草纲目》收载了1000多种。这说明时代在前进，药物也多了起来。但是，药物再多，按照中医中药的理论，也不外乎升降浮沉，四气五味。我们要把握每一味药的大的方向，它是往上的，还是往下的。比如说，半夏是往上的还是往下的？但《黄帝内经》里治疗失眠也有用到半夏，所以半夏可能是双向调节或多项调节的药物。

半夏泻心汤用于治疗胃肠疾病，其实胃肠疾病同时又是身心疾病，会同时引起睡眠、情绪的问题，反过来加重脾胃功能的紊乱。下一步可以把半夏泻心汤这一类的方子挑选出来一起讨论，就像讨论参苓白术散和升阳益胃汤那样，相互比较这样有助于辨析它们的异同点。

十六、探索疏泄，莫忘初心

为什么要解读经方？

第一，什么是"原点"？我们学习经方更重要的是通过解读经方来研究疏泄，这才是我们的原点。

第二，不要被经方束缚。经方和时方都有它的适用范围，比如《伤寒杂病论》里面的方子并不是只用来治疗外感。小柴胡汤的应用也早不限于柴胡八证。古人说"死于句下"，一定要从思维中跳出来，不要被经方束缚。

第三，重新解读。要对经方中的症状进行解读，按照疏泄的研究方向去解读。比如小柴胡汤证的具体症状，其实和情志都有关系。心烦属于情绪；默默不欲饮食也是情绪；胸胁苦满多和叹息相连，也是情绪；往来寒热也不完全是外感，尤其是对女性而言，忽冷忽热，也可能与情绪相关。小柴胡汤可以治疗很多疾病，为什么这么多症状都可以用呢？这就是我们重读的意义，给我们以启发，原来是利用药势。药的本性是调节身体的不平衡，借用药的"寒热温凉"属性来调整机体升降出入的平衡。不论是半夏泻心汤，还是小柴胡汤，其关键就是调整气机平衡。

结合我们这些年对疏泄的探索思考，总结以下几个观点：

（1）提出"疏泄病"的概念：精神焦虑压"抑"、营养失节充"溢"、躯体少动多"逸"的不良生活方式，导致疏泄功能紊乱，进而引起一系列躯体疾病。

（2）"肝主疏泄，脏腑协同"。肝起主导作用，五脏六腑协同管理。

（3）"疏泄失常，不独在肝"。临床要既重视肝，又不局限于肝。

（4）"疏泄之法，不独理气"的新观点。突破单纯"疏肝理气"的局限和束缚。拓展"风药""痰药"等治疗疏泄病的选药新视野，走出"疏肝理气"的惯性思维，在遣方用药时，既基于经典名方，又广泛引入现代药理研究成果。

（5）主张"慢病治疗不忘疏泄"。辨证时既要重视各项内分泌代谢指标和参数等生理病理改变，更应重视患者症状、感受和体验的生活质量指标，即"重视病理，更重心理"，提高生活质量。

一定不要忘了我们的初心和原点——拓宽探索疏泄的道路。

从文献检索谈如何治学

读多少文献，是否很勤奋地阅读文献，在研究生课题汇报中都能看出来。虽然说的是阅读文献和使用文献，其实也是说学习方法——如何学习？

文献导读的目的是通过阅读文献分享和利用其中的研究思路和方法。有些人的研究是按照研究思路把很多人的文章结合在一起，形成很庞大的规模。同时，阅读文献还要对比，才能发现我们目前研究当中存在的问题缺陷和今后的方向，这是非常重要的。今后还要请同学们继续做文献导读，但导读不是简单的汇报，要提出自己的思想，得到的启发是什么，我们应该怎么做，这样才能提升水平。我们要从文献中学习研究者的思路，借鉴他们的方法，思考如何应用到我们的研究中。

作为专业人士，医生从学生时代开始就一辈子都离不开读书和学习，学习应该成为生活中的一部分。但往往学生们一毕业踏入社会，走进锅碗瓢盆，走进柴米油盐，走进养儿育女，便中断了读书和学习。所以会有部分人不太理解，为什么我现在还继续督促已经毕业的学生们要背诵《医宗金鉴》等内容，原因如下：

首先，这是我自己的切身感受，毕业当医生后，虽然走到了行政岗位，但每天都在惦记着"今天没看书""今天没学点儿东西"，心里很慌。其次，医学生在学医道路过程中投入了很长的时间，如果因为踏入社会，或者走向行政岗位，就把学到的知识扔掉了，我心里不忍。所以我不管学生对我要求背诵和学习的内容是否厌烦，也一再地催促他们，别忘记学习和读书。

当年长征从瑞金开始，最后到陕北延安，中间牺牲了很多人。一个外国记者问邓小平，当年怎么坚持走完的，邓老说："跟着走，跟着走就行了。"这个故事也激励着大家跟着团队走，团队组织学习你就参加，认真学习就行了。我们倡导的医学与人文汇讲平台，虽然每次只有一个小时，但只要坚持，等以后再回头看，跟着大部队走的和没跟大部队走的距离就拉开了，人的修养、境界、内涵、气质都会产生变化。当然我们是培养一种学习习惯和方法，更重要的还是要靠自己去不断地学习。读万卷书，行万里路。读书破万卷，下笔如有神。

现在的电子文献，阅读起来更方便了，有助于了解最新的研究成果和进展，但别忘了还有古代的典籍，不论是中医的还是人文的，它们都凝聚着古人的思想。之所以到现在还闪闪发光，是因为它们仍具生命力，时间就是最好的证明。《伤寒论》之所以被传诵至今，就是因为其中的方药仍然对现在疾病有所作用，我们之所以重复地阅读，就是要学习《伤寒论》这些医学典籍的辨证和组方思路。读得越多、越深，体会才越丰富。陶渊明在《五柳先生传》中写道"好读书，不求甚解；每有会意，便欣然忘食"，也是一种学习文献的方法。浏览的过程中，只领会要旨，不用过分探究，属于粗看；看到与自己心灵相通或与研究相符的内容时，要仔细阅读，属于细看。

举办汇讲的目的就是督促大家学习，提醒大家像一支长征队伍一样往前走，别怕苦，只要坚持跟着队伍，自然就会有所收获。

疏泄的方向是在黑暗当中摸索多年，才逐渐形成一条线。这说明研究是一个持续的过程，需要几代人，甚至更多人、更多时间来完成，所谓道阻且长。这也给了我们启示：只要思路和方法不同，同一个内容可以有不一样的结果，希望大家努力。第二个启示是抱怨与自立的问题。抱怨是发现问题，埋怨纠结，停滞不前，等着别人来解决。自立是发现问题，思考如何解决问题。遇到困难，我们应该主动地针对困难寻求帮助，继续往前探索。

从经方中茯苓的功效谈中药学习

《神农本草经》记载："茯苓，味甘，平。主胸胁逆气，忧恚，惊邪，恐悸，心下结痛，寒热烦满，咳逆，口焦舌干，利小便。久服安魂养神，不饥延年。一名茯菟，生山谷。"

《伤寒论》中组方及加减用药中含茯苓的方剂共15首，全书载方剂总数113方（缺1方），占比13.27%。《金匮要略》中组方及加减用药中含茯苓的方剂共29首，全书载方剂总数262方（其中4方只列方名未载药物），占比11.07%。

茯苓在苓桂术甘汤和茯苓甘草汤中主眩、悸，在五苓散、猪苓汤、真武汤中主口渴。口渴，眩、悸等症状，结合《神农本草经》所载，可推断与饮邪相关，因为有水饮，在临床中更注重舌象，多为舌体胖大，有齿痕，舌质偏淡红或者嫩舌，苔偏滑腻。茯苓渗湿多带温热，所以舌红、苔黄腻时得减用量，热性多用淡竹叶、芦根等品。因为茯苓主"胸胁逆气"，在疏泄失调症状群上，也多用茯苓助疏肝理脾，调节情绪和脾胃。

在四君子汤中，人参、茯苓、白术、甘草四味药，性味皆平，不偏寒，不偏燥，故能益气健脾。在《清宫医案集成》中有个食疗方广为流传，名为茯苓夹饼，是清朝宫廷糕点、慈禧御膳，由茯苓、芝麻、蜂蜜、桂花、花生等加工而成。

从茯苓上，我们应该清楚地认识到，学习中药，一方面，要追本溯源。其功能、主治、归经不仅是药物单独的作用，更多的是药物在组方配伍后所起的作用。对药物了解最本真的，当属《神农本草经》，学习中药要读《神农本草经》，学习方剂要读《伤寒论》等经方。另一方面，中药的运用，不应局限在中药学教科书，还应从药物性味归经中运用，在临床实践中应把握这种组方思维。

从苓桂剂和半夏泻心汤谈学习《伤寒论》

《伤寒杂病论》分成《伤寒论》和《金匮要略》两部书，说明古人早就采用分类的方法研究《伤寒杂病论》。虽然我们很早就学习《伤寒论》和《金匮要略》，但现在依然存在"如何学习"的问题。《伤寒论》中每个条文都是一个案例，或者是多个案例的集中体现。用最简洁的文字记载和描述看过的患者和有效的案例，相当于我们现在的治疗手册。

为了更好地记住、理解并应用《伤寒杂病论》的内容，古人按照六经编排分类出《伤寒论》，即太阳病、阳明病、少阳病、少阴病、太阴病、厥阴病；按照脏腑和疾病分类出《金匮要略》，如消渴病、痰饮病、水气病、历节病、黄汗病。

苓桂剂是刘渡舟先生提出的概念，指的是经方中配伍以茯苓、桂枝为主，用于治疗机体水液代谢障碍所导致的水肿、水气上冲的方剂，主要涵盖苓桂术甘汤、苓桂姜甘汤、苓桂薏甘汤、苓桂味甘汤、苓桂茜红汤，以及五苓散等一系列方剂。这些方剂的药味都有一定的规律性，所以正确地辨识各方剂之间的相关性和区别，对于指导临床应用有比较重要的意义。

半夏泻心汤出自《伤寒论》第 149 条："伤寒五六日，呕而发热者，柴胡汤证具，而以他药下之，柴胡证仍在者，复与柴胡汤。此虽已下之，不为逆，必蒸蒸而振，却发热汗出而解。若心下满而硬痛者，此为结胸也，大陷胸汤主之；但满而不痛者，此为痞，柴胡不中与之，宜半夏泻心汤。"可见半夏泻心汤本用于：小柴胡汤证误用攻下之法，损伤中阳，少阳邪热内陷，而成心下痞。

《伤寒论》第 151 条："脉浮而紧，而复下之，紧反入里，则作痞。按之自濡，但气痞耳。"脉浮为太阳病表邪未解。仲景脉法"弦""紧"不分，此脉紧当指左关脉弦紧，邪在少阳之脉。"紧反入里"为少阳病的弦紧之脉，"入里"指的是少阳邪热内陷到胃肠。"痞"不等同于心下胀满。《增韵》解释"痞"为气隔不通。可知"心下痞"是指心下（胃中）气滞，痞塞不通，按之濡软。因此痞的成因即外感病误下，脾胃虚损后，少阳胆热内陷胃肠，胆胃郁热，气滞于心下。

内伤杂病之中，也有半夏泻心汤证。《金匮要略·呕吐哕下利病脉证治》："呕而肠鸣，心下痞，半夏泻心汤主之。"半夏泻心汤三大主症是呕吐、心下痞、肠鸣下利。因此半夏泻心汤以心下痞满为主症，可兼见呕吐或干呕、肠鸣下利。现代常用于急慢性胃肠炎、慢性结肠炎、慢性肝炎等症见痞、呕、下利等及证属中气虚弱、胆胃郁热者。

半夏泻心汤证要点：①外感病见心下痞，多为少阳证误下，损伤了中气，导致少阳邪热内陷胃肠所致。②主症：心下痞（胀、痞塞），兼有恶心呕吐、肠鸣、下利等。③病机：胆热犯胃（心下痞、饮食不下、泛酸烧心、恶心呕吐、嗳气、呃逆），脾胃虚寒（舌体胖大、齿痕、脘腹怕冷、腹痛腹泻、便溏稀）。④内伤病得之，大多平素脾胃寒湿，复犯热邪，或寒湿久蕴化热，都可以出现半夏泻心汤证。⑤素有胃热者，或肝胃郁热者，过用一些清热泻火之品，如金银花、凉茶、新癀片等，也会出现此证。

我们应该怎么学习《伤寒论》和使用经方呢？

（1）学会分类。光背条文不行，背完容易乱，还要学会分类。不论是学习《伤寒论》还是学习《金匮要略》，我们都要学会用分类的方法，把古人的经验加以吸收使用。《伤寒论》用的是六经分类，《金匮要略》用的是脏腑分类，叶天士是用"法"来分类。分类的目的是要把条文的主症厘清。

（2）不为六经所拘。《伤寒论》中六经辨证与十二经络学说不同，二者不可混为一谈。若不明其理，相互佐证使用，不利于辨证用药。

（3）不为注家所误。很多注家本身不是大夫，多是以经解经，无临床经验。虽然条文都附带着各种注解，但医者看完之后反而更不明白，所以不能唯注家论，还需要结合更多临床经验和人生感悟。

（4）要抓"靶点"，基于主症。要厘清方证对应，或者要抓住每个方子的主症。不能有"小柴胡汤治天下所有的病"的思想，每个方子都有针对性的主症和最佳的靶点。如半夏泻心汤的三大主症是呕吐、心下痞、肠鸣下利。中医学家方药中老先生在讲述五苓散和苓桂术甘汤时就提出了对应的"靶点"，苓桂术甘汤记以"眩"，五苓散记以"烦"。眩就是眩晕，烦就是心烦不得眠、烦躁。如果把这两个字抓住，正确率能达 70% ～ 80%，这就是大道至简。要抓住"靶点"很不容易，需要经过一个长期的应用与思考，很多老中医干了一辈子，才悟到那么一个字。学《伤寒论》就要像这样反复揣摩。

（5）基于气与味。古代医家用药是基于气和味，以味助气。药物的药势，是看不到的隐形的力量，在于升降沉浮。比如半夏泻心汤中，人参在于补气，半夏、黄芩用于疏通气机。但是这个方又苦又辣，可以用大枣、生姜、甘草调整口味。我们身体组成大部分都是水，中医认为，体内的精、血、津、液属于有用的水，水、饮、痰、湿属于没有用的水。很多病就是因为无用的水液没有排出体外，停留在不同的部位，就发生不同的病症。停在脑袋就眩，停在胃就心下痞，停在肠间就漉漉有水声、腹泻，停在四肢就肢节烦疼。《伤寒论》的办法是给邪以出路，用利水的形式，包括茯苓健脾利水，白术燥湿，桂枝、甘草温阳，三管齐下，标本兼顾。作为后学，我们得从中学习拓展，茯苓不够要不要加泽泻、车前子？温阳不够能不能加附子？这些都是我们应该思考的。因为古人过去对解剖不清楚，所以有三焦的概念，现在我们都知道胸腔腹腔中有心、肝、脾、肺、肾、食管、胃、肠等脏器。按照水停的部位，以及症状表现的不同，有的稀薄，有的吐涎，有的见其形，有的不见其形，从而运用利水、化痰、温阳等相应的治法处理。当我们用这种思路学习《伤寒论》时，就能更明白其中的含义和辨证思维。

抓主症与通治方

临床上，患者常出现很多症状，医生应该如何下手？

"抓住主要的矛盾，次要矛盾就迎刃而解"，"迎刃而解"出自《晋书·杜预传》："今兵威已振，譬如破竹，数节之后，皆迎刃而解。"比喻解决问题非常顺利。

如何抓主症呢？

一是治病求本。何为本？即病因。比如因为胃气不和而睡眠不好，那么治胃即治本。如果因为情志抑郁而导致胃气不和，那么柔肝舒郁就是治本。

二是急则治标，缓则治本。入睡困难应急治，眠浅易醒当缓图。焦虑、烦躁是有火，应急治；抑郁沉闷是虚证，当缓图。大便秘结应急治，慢性便溏当缓图。

中医虽然重视辨证，但如果分型过细、证型过繁，反而无从下手，不利于解决临床问题。中医历来崇尚大道至简，张仲景等前贤大家，既有分证论证的方剂，也有"通治方"。通治方，是指针对一个疾病，或常见证候或病机而设的复方，能够兼顾同类证候，易于掌握和操作，实用性强。基于中医学"简、验、便、廉"的治疗特点和"首辨虚实，先别阴阳"的辨证思想，我们在临床实践中摸索出了疏泄系列方这一"通治方"。

诊脉和问诊技巧

如何诊脉？首先，要找到掌后隆起的桡骨茎突，用中指搭上，中医称之为"关"。"关"前为"寸"，"关"后为"尺"，寸、关、尺均号为中医的号脉。其次，号脉还要"浮中沉"取。"浮"即轻取，轻触取脉；"沉"为重取，重按取脉；介于轻取和重取之间为中取。最后，号脉要经过五十息。一呼一吸为一息，一手取脉至少要五十息，不能简单取之，否则容易错过重要脉象信息。

问诊，是中医大夫最重要的基本功之一。问诊的方法非常多，比如传统的"十问歌"。很多名医大家都十分重视问诊。但重视不等于烦琐，要注意研究问诊的技巧：用最简明的方法，获得最重要的信息，用以辨证。

临床上常常围绕着"吃、喝、拉、撒、睡"展开询问。因为这些关乎患者的生活质量。患者生活质量至关重要。把患者的生活质量提高了，吃得香、睡得沉、心情好，这就达到了一个医生基本的要求了。

怎样判断"吃喝拉撒睡"？问患者的症状和感受。

中医讲辨证施治。证是由症状组成的，只有症状才可以用来辨证。症状对中医诊断的帮助非常大，越详细越好。

问吃，要详问胃口、食欲，要了解患者想不想吃、有没有吃的欲望、吃的量多少、喜欢吃重口味的还是吃清淡的。

问喝，是了解精血津液（体液）的状态。口干和口渴不一样。漱口不入，润一润，是口干。而口渴是想多喝水，需要喝很多水。

问排便，主要了解便溏还是便秘。便秘的情况各异，有的是数天不解大便，有的是每天都解大便，但粪质干硬。便溏更是形形色色，有的是糊状，有的是黏滞不爽，排不干净；有的先痛后便，有的伴有腹胀矢气肠鸣。

问睡眠，有的患者入睡困难，有的患者夜间易醒，有的患者多梦，有的患者眠浅，都需要仔细分辨。

浅谈功能性胃肠病

为什么我们要把功能性胃肠病提出来讲？主要是它涉及中医对脾胃、中焦的认识。中医称肾为先天之本，脾胃为后天之本，十分重视脾胃。先天之本这是禀赋，我们改变不了；后天之本的脾胃，才是我们可以维护、调理的。

中医认为脾胃失调会引发很多的疾病，"肠-脑轴"是现在比较热门的话题，其实中医在《黄帝内经》当中就已经意识到这一点。我们研究功能性胃肠病，实际上是要重新对脾胃病进行认识。

李东垣有一本专门研究脾胃的著作叫《脾胃论》，以及它的姊妹篇《内外伤辨惑论》，都值得一看。李东垣认为一切疾病都源自脾胃，而脾胃的病都和情绪有关。

现在中医师不仅要学习中医，还要学习现代医学知识，要与时俱进。从现代医学认识来看，烧心不一定是胃食管反流，中医重视症状，除了烧心，还会注意到患者手脚及后背凉的问题。现代医学相对来说更为精细，更重视生理、病理，器质性病变，影像学改变。我们应该把二者的侧重点结合起来，一方面这些症状不能放过，要用中医的理论进行仔细辨析；另一方面结合现代医学的检测手段，要学会从更微观的角度运用中医的理法方药。

这往往提示中医师，要注意排除器质性疾病的可能。不能进入"我是靠症状辨证，不需要排除器质性病变的可能"的误区，让患者盲目喝汤药，却连脏器是否有病变都不清楚，更要注意医疗安全！

肠易激综合征的学习讨论

我们正在研究的疏泄失调症状群，其中一个重要的问题涉及功能性胃肠病，包括肠易激综合征。

几个相关的方子，如乌梅丸、逍遥散、痛泻要方，这些方跟肠易激综合征的症状（泄必腹痛，泄后痛减）关系比较密切，中医认为该证属于肝旺脾虚证。

"脑-肠轴"已经被认识和证实了，肠易激综合征其实是属于肠脑互动综合征。功能性胃肠病和大脑有关，和情绪、情志、心理有关，这些关联就是肠道菌群和大脑之间的关系。治疗上既需要治疗脏器本身的疾病，同时也需要调治心理情绪，临床中西医都需要重视。

国内外对中药的一些单体进行研究，这是研究方式之一。比如小檗碱、青蒿素等等，把它当成一个单纯的化学物质进行研究，并没有否定中医。

中医看病开药主要有两种方式：一种是复方，由多味药，通过君臣佐使的配伍原则组合而成，如四君子汤、二陈汤。另一种是单方，由单味药组成，比如独参汤。如果按照现代药理的理解，这一味药可能由几十种化学单体或者化合物组成。青蒿能治疟疾，在葛洪的《肘后备急方》中就有记载，屠呦呦的贡献是把青蒿中的青蒿素这个物质及其提取方法搞清楚了。这种思路我们也照走不误，但中医复方和单方的研究也要往前，不能放弃，二者互相不受影响。

作为中医，应注意打通现代医学与中医之间的桥梁。现代医学已经认识到肠易激综合征是功能性胃肠疾病，强调的重点应该是"应激"，而脏器的敏感性，和情绪、心理、精神有关，这是我们要关注的要点。对于情绪、心理这些因素引起的胃肠功能的紊乱，而非器质性疾病，中医治疗其实是有优势的。"脑-肠轴"相当于中医的"肝郁脾虚""肝脾不和"。肝代表情绪系统，脾代表胃肠系统。

中医学对此也早有认识，只是没有像现代医学如此精细分类。比如说肝郁脾虚、肝脾不和都有哪些症状？哪个方子使用效果最好？因为治疗肝脾不和的方子很多，每位中医师都有各自的辨证思路，对同一个患者可能开具多个不同的方药，这说明中医的标准化道路还没有建设好，规范性不足。中医强调灵活性，但同时也要规范化和标准化。不能一千个观众有一千个哈姆雷特，毕竟真理是唯一的，哪个方子效果最好应该有一个标准。

我们讨论的目的除了厘清思路外，也要往这方向努力，给后世和年轻的中医师们一个比较明确的方向，这是我们今后的任务。

脾虚与"抑、溢、逸"

常常听到一些朋友说"脾虚""湿气重"之类的话语，尤其是城市里的"白骨精"（即白领、骨干、精英）们。他们共同特点是：压力大、节奏快、运动少。所以，脾虚最多见。

什么是"脾虚"呢？

首先要明白中医学所阐述的"脾"，是指消化饮食、运化水液的一整套综合功能，是一个大系统。而现代医学说的"脾脏"，只是指一个脏器。

"脾虚"涉及全身五脏六腑，包括消化、血液、内分泌代谢运动及生殖等多系统功能。

用健脾养血方法治疗血小板减少、淋巴瘤等，用健脾柔肝方法增强肝癌术后的免疫功能，都有很好的效果。

另外，"脾虚"往往是一些疾病萌芽状态或前驱期。健脾可以"治未病"！

"脾虚"有什么表现呢？主要为面色萎黄不泽、疲惫倦怠、食欲减退、腹胀、便溏或黏滞、舌体胖或有齿痕、舌苔厚腻等。

"脾虚"是怎样发生的呢？首先是"抑"，抑郁焦虑，思虑伤脾；二是"溢"，饮食中热量盈溢、营养充溢；三是"逸"，神劳而身逸，缺少运动。

中医学认为"脾主肌肉"。一脸菜色，肌肉松弛，手无缚鸡之力的人怎能不脾虚？整天坐在办公室，出入有车辆，上下有电梯，体力活动少，肌肉不发达，脾怎能"健运"？

中医学认为情志抑郁，肝气不舒，直接影响到脾的运化功能。

"脾虚"会产生什么影响呢？首先，气血化源不足，不能灌溉全身，影响生命机能；其次，脾虚则生湿，湿停则为痰，痰聚则为浊，浊凝则为瘀，一系列血管问题就会随之而出。

如何防治"脾虚"？首先要"疏"，让心情舒畅，气血疏通；其次要"泄"，不嗜食肥甘厚腻，热量进出有度，排泄有节；最后还要"运"，劳逸结合，通过各种运动，减少思虑压力，这样脾得健运。

"结节""增生""瘰疬"的中医认识

结节、增生，中医称为"痰核"。形成原因是人体升降出入的气机出现异常，进而体内痰湿聚集，凝结成痰核。体内湿气重的人，切记要控制自己的情绪，不可过于压抑，也不可随意发怒。过于抑郁则痰湿聚集更盛，无法很好地排出体外，进而一点一点地凝聚成痰核。随意发怒则气血妄行，耗伤精血，使得身体虚弱，进一步加重痰湿，也会使得痰湿凝聚成核，还容易郁而化热，使痰核长得更大。

结节、增生，往往无法"一切了之"。手术不能解决切除后再发的问题，从中医学角度，可以通过以下三个方法改善人体内环境，使其心气平和，气顺痰消。

首先，让患者睡得好。白居易《闲眠》中有一句"一觉闲眠百病销"，可见人们都知道睡眠对于人体健康的重要性。不管是中医，还是现代医学，都充分认识到了这一点。但现代医学对此常常无能为力，即便有较好的药物，也只是"治标不治本"，还带有很大的副作用。中医早在两千多年前就从"形神合一""天人合一"的观点出发，不仅考虑到人体生理与心理的关系，更考虑到健康与自然、社会的关系，善于从病、形、神三个方面进行治疗，能取得很好的疗效。

其次，重视脾胃。"脾主肌肉"，中医学认为，人体身上出现的大部分的结节、包块都相当于是包围在肌肉中的结节、包块，要想消除它们就必须调理好脾胃。而且结节、增生患者常心情抑郁，不仅容易气血阻滞，生长结节，而且还影响脾胃功能，即中医所讲的"肝郁克脾"，更进一步加重病情。"见肝知病，当先实脾"，结节与肝脾二脏关系密切，治结节者必重脾胃，方算为治。

最后但也是最重要的一点是保持心情舒畅。结节与增生最主要的病因在于肝气郁结。肝气郁结者，肝的疏泄功能失常，故常常心情抑郁，气血阻滞，各种垃圾不能及时排出体外。

睡得甜，吃得香，心情好，百病自然消！

《脾胃论》读书心得

学生：在跟随杨老师学习的过程中有所收获，但未能形成成熟的体会，也远达不到东垣老先生"诸所诊治，坦然不惑"的状态，所以就阅读《脾胃论》后谈谈读书心得。

（1）《脾胃论》的作者。李杲，字明之，号东垣老人，金元四大家之一，有《内外伤辨惑论》《脾胃论》《兰室秘藏》《医学发明》《活法机要》等著作。

（2）《脾胃论》的成书背景。《伤寒杂病论》序中提到："余宗族素多，向余二百。建安纪年以来，犹未十稔，其死亡者三分有二，伤寒十居其七。"说明在仲景时期，疾病以伤寒为主，张仲景著成了《伤寒杂病论》，为万世法，影响深远。《脾胃论》元好问序提到："脾胃不足，为百病之始，有余不足，世医不能辨之者，盖已久矣。往者，遭壬辰之变，五六十日之间，为饮食劳倦所伤而殁者，将百万人，皆谓由伤寒而殁，后见明之'辨内外伤'及'饮食劳倦伤'一论，而知后世医之误。"说明当时伤寒论影响很大，对脾胃不足的认识很少。

（3）脾胃的概念。脾胃为五脏六腑的组成部分，是气血生化之源，后天之本。《脾胃论》"脏气法时升降浮沉补泻图说"提到："五行相生，木、火、土、金、水，循环无端，惟脾无正行，于四季之末各旺一十八日，以生四脏。"

（4）脾胃的生理功能和作用。脾胃合大肠、小肠、三焦、膀胱为传化之府，具有传化的功能；脾为五脏之一，具有藏精气、散精气的作用。脾胃主要的功能，在《脾胃论》中多处提到："饮入于胃，游溢精气，上输于脾。脾气散精，上归于肺。通调水道，下输膀胱。水精四布，五经并行，合于四时五脏阴阳，揆度以为常。"

（5）脾胃病的病因。①饮食劳倦：在"饮食劳倦所伤始为热中论"提到"若饮食失节，寒温不适，则脾胃乃伤。息怒忧恐，损耗元气。"②长夏湿热：在李杲的另一本著作《内外伤辨惑论》"暑伤胃气论"中提到"损其脾胃，乘暑天而作病也"。③饮酒过伤："酒性大热，以伤元气"。

（6）脾胃病的表现。一是脏腑经络俱病，见于《脾胃论》"大肠小肠五脏皆属于胃，胃虚则俱病论""胃虚脏腑经络皆无所受气而俱病论"。一是九窍不通，见于"脾胃虚则九窍不通论"。五脏之气，上通九窍，五脏禀受气于六腑，六腑受气于胃。一是元气不足，见于"胃虚元气不足诸病所生论"。饮食劳役，汗下时出，非常泄精，阳气已竭，诸病遂生。

（7）脾胃病的治疗。君臣佐使法，是主方大法，以主病者为君，辅佐君者为臣，应臣者为使，君臣有序，相负宣摄则可以除病。在临床中主要有平胃散、四物汤、四君子汤、黄芪建中汤、五苓散等方剂。同时还有其他用药法则：第一是分经随病制方，比如风热乘肺，表现为风寒后汗出、肩痛、小便数、哈欠连天，可配合疏风，用通气防风汤。第二是六气不足和升降浮沉法，比如腹泻、寒湿邪客肠胃，配合升阳风药。第三是安养心神法。心生凝滞，七神离形而脉中唯有火矣，惟在调和脾胃，使心无凝滞，或生欢欣，或逢喜事，或天气暄和，居温和之处，或食滋味，或眼前见欲爱事，则慧然如无病矣。盖胃中元气得舒伸故也。

（8）脾胃病的饮食用药宜禁。用药禁忌：时禁、经禁、病禁、药禁。脾胃病里面特别强调的不可妄用吐法，重视服药方法，如补中益气汤要与正常饮食间隔长时间服用，调中益气汤要求空腹服用。

（9）脾胃病的调养。①脾胃的将理法：饮食用药，以淡渗之品为主。四时用药：春加风药，夏加大寒药，秋加温气药，冬加大热药。②摄养：如汗不当风，汗出要注意避风。③远欲：安于淡薄，少私寡欲，省语以养气，不妄作劳以养行，虚心以维神，寿夭得失，安之于数。④省言：气乃神之祖，精乃气之子，气者，精神之根蒂也，多言耗气。

学生：怎么认识忽肥忽瘦？

老师：应该是气血运行失常的表现。脾胃亏虚，元气虚衰，气血上行则面红有光，气血下行，则面色惨淡。四时用药是四时发病，根据天时特点，给予添加相应四季的药物，当然也要根据具体的病情给药。

学生：怎样理解冬病夏治？

老师：冬病夏治，属于调理体质，主要是根据内经理论，春夏养阳、秋冬养阴，在夏天给温热药，助阳气生长，是调本为主，适合先天阳气不足者。

学生：分经随病制方与《伤寒论》的六经辨证一样吗？

老师：两者是不同的。《脾胃病》的分经随病制方，是根据脏腑经络系统的脏腑经络主病制方，而《伤寒论》的六经辨证则是根据六经传遍顺序制方。二者相关联，从法上来说应该类似。如太阳表证，当予汗法；临床上表现可以影响肺经，也可影响到太阳经，治疗上以疏风散寒解表，本质上也是汗法。

老师点评：我们选了《医宗金鉴》作为学习读本，首先从内伤心法入手，主要是和现代人的疾病相关。最终也要引导大家学习《脾胃论》。《伤寒杂病论》序提到："犹未十稔，其死亡者三分有二，伤寒十居其七。"《脾胃论》元好问序提到："五六十日之间，为饮食劳倦所伤而殁者，将百万人。"饮食劳倦是一个重要的原因，不是唯一的病因，正气存内，邪不可干。本身正气的多少才是关键。

《医宗金鉴》"内伤总括"讨论

《医宗金鉴》是清太医院院判吴谦等编撰的一部大型医学丛书。问世 200 多年来，滋养无数医师。杨老师青年时受刘渡舟先生的启发，一直很重视对《医宗金鉴》的学习，此书也是杨老师案头常备之书。故而力荐此书，并要求背诵其内容。杨老师结合现代临床常见心身疾病的特点，从《医宗金鉴·杂病心法要诀·内伤篇》开篇，带领大家一起学习。

《医宗金鉴·杂病心法要诀》中内伤部分主要的疾病是脾胃疾病，即胃肠道功能紊乱。选用的方子主要源自李东垣的《内外伤辨惑论》一书，也就是临床习用的"补中益气汤"系列方剂。

内伤劳役伤脾气，饮食伤胃伤其形，
伤形失节温凉过，气湿热暑火寒中。

——《医宗金鉴·内伤总括》

"内伤劳役伤脾气，饮食伤胃伤其形"，这里的"内伤"，是指过度疲劳造成内伤，主要是由巨大的精神、心理压力和情绪刺激以及房劳过度等引起的疾病，与现代社会生活、工作节奏加快出现的"心身疾病"十分相似。"劳"是指身体过度劳累，"役"是指承受巨大的精神和心理压力。"饮食伤胃伤其形"即饮食不洁或饮食不节会损伤胃腑，进而损害人的形体。

"伤形失节温凉过，气湿热暑火寒中"。形体受损的原因是饮食过温或过凉，脾气受伤有热中、湿热、暑热、火郁、寒中等证型。

郁证的辨治要点及心得

心身病或者身心病是现代医学的概念，在 20 世纪 30 年代，由欧洲的学者提出。由心理、情绪、精神等因素引起的躯体疾病，多与心因性相关；同时也发现某些躯体疾病也能导致精神、心理上的障碍。但实际上，中医学在数千年前，已经把这样一类由心理、情绪引起的疾病统归为郁证。

中医学认为五脏各有所司，心、肝、脾、肺、肾都有各自的功能。大多数医家将郁证的病因病机归属于肝主疏泄，所以我们一提到疏泄失常，首先想到的就是肝。历代医家在治疗郁证等疏泄失常类疾病时，首先想到的也是肝。新中国成立以后的中医教材也把"肝主疏泄"明确写进"藏象学说——肝"章节当中。肝藏血，主疏泄，实际上这是比较晚出现的一个概念。

我们在临床上通过调肝、养肝、柔肝、疏肝等办法治疗郁证，确实收到了一定的成效。我们经过这几年的探索，感觉到疏泄失常类的疾病，实际上与现代医学所说的心身疾病以及心理、情绪因素引起的躯体器官组织的障碍相似。

疏泄失常会引起很多疾病。一方面精神情绪会有变动，比如说精神心理方面出现烦躁、焦虑等相关症状表现。由于心理应激状态引起的疾病很多，最常关联的是脾胃系统的疾病。一方面是睡眠，睡眠不单单是疾病，更是一种状态。基于上述情况，在治疗时首先要明确是否是疏泄失常出现的问题，明确心身疾病不能仅仅停留在治肝上，所以提出：肝主疏泄，脏腑协同。虽然肝主疏泄，但是疏泄类疾病的发生发展不只是肝的责任，还有一个重要器官——大脑。以前我们认为大脑的功能归于心，因为"心主神明"，其实准确地说应该是：大脑主神明。虽然大脑主神明，但大脑的一些功能分散到了肺、脾、肾、肝。现代医学逐渐揭示，包括胃肠道在内的脏腑跟神经思维、激素等关系密切。所以，在治疗思维上一定要跳出"肝主疏泄"范畴，要有脏腑协同的思想，这是其一。

其二，疏泄失常，不独理气。在选方时，不能只选择理气药。一个人有抑郁表现，按照前人的经验，选用四磨饮子、半夏厚朴汤等方子行气理气。但我们还要进一步拓展。结合前期的研究发现，风药在治疗疏泄失常中也发挥着非常重要的作用。风药能够带动气机或者促进气机的联动运作，有助于调整升降出入的平衡。升降出入失常，便产生疾病，其关键在气机，如果按照现在的思维去理解，和"神经–内分泌–免疫"网络系统、下丘脑–垂体–肾上腺轴（HPA 轴）等类似。除了风药，还可以继续往下延伸。

比如痰药，百病皆为痰作祟，怪症皆归痰。痰饮是无用的水，在体内流动不居，四处乱窜，能在每个脏器停留，出现千奇百怪的症状。在脑则头晕，在肺则生痰，在胸腹则满闷，在四肢则疼烦等等。同时在治疗心身疾病上，多用到治痰药，如治疗失眠经常用的远志和半夏。说到半夏，在治疗失眠上，其作用仅仅是化痰吗？我们还要深入地去思考和挖掘这些药物的其他作用。

按照佛教说的，药分成两类，一类是法药，一类是物药。物药是有形之药，就是目前我们正在挖掘的方和药。而用语言进行心理暗示和劝导的，属于法药。俗语说：心病还需心药医。我们过去只停留在做思想工作上，现在要从中药中找心药。一直讨论疏泄的目的主要是找到实实在在的物药，找到治疗疏泄类疾病的手段，从而解决患者的问题，这才是我们的初心。

不寐的四大治法

人体失眠的机制是一个世界性难题，因其涉及神经内科、精神科、心理科，同时还与多个脏器、组织与系统相关。睡眠障碍的患病率非常高，带来的影响也不可小觑，许多患者因此导致抑郁、焦虑，甚至出现自杀倾向。

中医早在两千多年前就参与失眠的治疗，有独特的认识，并在临床中摸索出了应对的方药。秦汉时期的医学著作《五十二病方》与《黄帝内经》中均有记载治疗不寐（失眠）的方药，《黄帝内经》还对其做了理论的解释。西汉张仲景《伤寒杂病论》以及后世历代医家都探索过失眠的证治方法。《黄帝内经》言："两精相搏谓之神，随神往来者谓之魂，并精出入者谓之魄。所以任物者谓之心，心之所忆谓之意，意之所存谓之志，因志而存变谓之思，因思而远慕谓之虑，因虑而处物谓之智。""两精"指父母的生殖细胞，人体还是受精卵时就已经有了神，而后"随神往来者谓之魂，并精而出入者谓之魄"。"魂"类似潜意识；"魄"为决断力、意志力，比如魄力、胆魄；"意"为认知和意愿；"志"为记忆力。神为魂、魄、意、志之主，虽然五者相互影响，但是神的影响力最大。神与睡眠休戚相关，互相影响。不仅神不安则不寐，而且不寐则神不安，进而影响魂、魄、意、志，人的决断力、意志力、记忆力、认知能力、思考能力均会受到影响。

我对不寐有四大治法。

第一，是清。清就是清热、清火、清痰。现代人不仅体内多湿，还气机不畅，则易致疏泄功能失常，进而气郁化热，湿热内蕴，甚至痰热互结，此类情况最宜温胆汤。温胆汤既能调畅气机，又能清热化痰。《医宗金鉴·删补名医方论》言："若谓胆家真畏寒而怯而温之，不但方中无温胆之品，且更有凉胃之药也命名温者，乃谓温和之温，非谓温凉之温也。"胆为中正之官、清静之府，喜宁谧，恶烦扰，喜柔和，恶壅郁。若气机阻滞，痰热互结，必伤胆气，若肝风或胃气挟痰热上逆，必胸中烦热，心气不宁，难以入睡。温胆汤方中二陈汤为安胃祛痰之剂，加生姜以温散痰湿、平降胃气，加竹茹以清胆、肺之热，加枳实不仅除三焦之痰壅，更行气解郁、促进疏泄正常，热除痰清而胆自宁和。

如果患者失眠伴有焦虑，光用温胆汤还不行，还需加大"清"的力度。加黄连成黄连温胆汤，再加黄芩成芩连温胆汤。如果把热分等级，一般的情况就用黄芩，如果再热点加上芩连，如果再热点可以加栀子，更热可以加连翘。连翘有点像柴胡，不仅清热，更能发散。因为很多热都是郁而化热，所以必须将其发散出去。散热用风药或者解表药。调节气机升降出入或者说打通身体内外，如果要将体内热量散发出去的话，就要用柴胡、连翘这类药。老中医岳美中先生，常常在温胆汤中加入柴胡、黄芩，清热效果更好，因为柴胡不仅可以散热，更能疏肝解郁，畅达气机，促进疏泄功能恢复。连翘虽然不如黄连苦，但既清热又发散，所以口感和效果都更好。

第二，是养。这是面对慢性障碍、虚性这类人的。这类人的睡眠障碍病程比较长，我们在临床看过最久的失眠患者病史长达50年，是一位70多岁的老太太，她高中的时候就睡眠不好，一直到老年。久病则瘀，久病则虚，这样的话就要养虚，补养气血。还要根据具体情况适当添加活血类药物，如川芎等。

第三，是镇。这个道理西医很早就明白了，临床上叫镇静，但中医在几千年前就已经想到了。我们经常用的柴胡加龙骨牡蛎汤、朱砂安神丸、安神定志丸一类，都是重镇的方子。这个治法就是特异性治疗，对于治和养效果不明显的可以用此方法。

第四，是和。我们临床常用的逍遥散、柴胡疏肝散，其实都是从张仲景的四逆散、小柴胡汤演变来的。虽然小柴胡汤在六经辨证中是和解剂，和解少阳与表里，但在脏腑辨证中，它是促进气与血、脏与腑、脏与脏、腑与腑之间平衡的方剂。平衡是靠什么来维系的？靠气机。气机的表现形式是什么呢？升、降、出、入。小柴胡汤、逍遥散、柴胡疏肝散都可以调理气机，促进气血、脏腑之间的平衡。

酸枣仁汤与失眠

我们要重视失眠问题。

为何要重视失眠问题？当今社会，至少40%的人有过抑郁或者焦虑的症状，糖尿病、肿瘤患者中的比例更大，这些患者时常伴随着难以入睡，或眠浅易醒，或失眠多梦等问题。而睡眠障碍又常常反过来加重抑郁、焦虑以及各种病情，对于患者的身心健康都极为不利。

中医药在解决失眠问题或缓解失眠程度上能取得很好的治疗

效果。酸枣仁汤是《金匮要略》中的经方，临床上治疗失眠，效果令人较为满意。以养血安神为主要功效，不论虚实皆可用之。此方由酸枣仁、炙甘草、知母、茯苓、川芎组成。方中重用酸枣仁为君，以其甘酸质润，入心、肝之经，养血补肝。茯苓宁心安神，知母苦寒质润、滋阴润燥、清热除烦，共为臣药，与君药相伍，以助安神除烦之功。佐以川芎之辛散，调肝血而疏肝气，与酸枣仁相伍，辛散与酸收并用，补血与行血结合，具有养血调肝之妙。甘草为使，和中缓急，调和诸药。诸药相伍，标本兼治，养中兼清，补中有行，共奏养血安神、清热除烦之效。对于有郁热或者虚火重的情况，需加黄芩、黄连。

"柴加龙牡汤"和"桂加龙牡汤"的异同

柴胡加龙骨牡蛎汤、桂枝加龙骨牡蛎汤这两个方有何异同点？

柴胡加龙骨牡蛎汤："伤寒八九日，下之，胸满烦惊，小便不利，谵语，一身尽重，不可转侧者，柴胡加龙骨牡蛎汤主之。"组成：半夏二合半，大枣六枚，柴胡四两，龙骨、生姜、黄芩、人参、牡蛎、桂枝、茯苓、铅丹各一两半，大黄二两，上十二味，以水八升，煮取四升，切如棋子，更煮一两沸，去渍，温服一升。

桂枝加龙骨牡蛎汤："夫失精家，少腹弦急，阴头寒，目眩，发落，脉极虚芤迟，为清谷、亡血、失精。脉得诸芤动微紧，男子失精，女子梦交，桂枝加龙骨牡蛎汤主之"。组成：桂枝、芍药、生姜各三两，甘草二两，大枣十二枚，龙骨、牡蛎各三两。上七味，以水七升，煮取三升，分温三服。

第一，两方都加了龙骨、牡蛎。二者都是矿物质，具有重镇、安神、收敛的作用。"阳不入阴"是《黄帝内经》提出的，主要阐述不寐病机。阳是指活动的状态，阴是指静止的状态，白天由

"阳"管理，入夜后，"阴"来接管。所谓阳，就是中医说的情志，情是怒、喜、思、悲、恐、惊、忧七情，志为神、魂、意、志、魄五志，西医指的是情绪、心理。比如梦游，中医认为，入睡后神与魂应附着在一起，可魂仍在活动，二者分离，故而有句成语叫魂不附体。龙骨与牡蛎就可以把越出体外的浮阳收回体内，故而有重镇、安神和收敛的作用。

第二，两方的方症都有神智方面的症状。柴胡加龙骨牡蛎汤的方症有烦、惊、谵语，小柴胡汤的方症是和解少阳的肝胆病，尤其是围绝经期妇女，其往来寒热的表现更为明显，就是忽冷忽热的现象。这类患者的症状是脉细，眠浅易醒，脱发，往来寒热。中医多用养血柔肝的方法，方中的桂枝、茯苓可交通心肾，起到安神的作用。临床上有肝郁症状加上烦、惊就可以用柴胡加龙骨牡蛎汤，抓住胸满、烦惊两个特点。桂枝加龙骨牡蛎汤的方症有惊悸、梦遗，现代主要用于治疗癔症、失眠。桂枝汤在内科病就是振奋心阳的作用，男子失精，女子梦交都归于心肾不交，是由阴虚所引起，西医指神经衰弱、神经症等。如果患者有心阳虚症状，再加上"惊"的症状就可以用桂枝加龙骨牡蛎汤。

去研究每天遇到的情志疾病，这些疾病就有解了。希望大家在临床工作中多多研究此类情志疾病的方药，有助于拓展疏泄道路。

小青龙汤与咳喘

要从多方面去学习经方、时方。

小青龙汤如果单纯用于治咳喘，适用范围就被限制了，可以治疗咳喘，但不单单是治疗咳喘。

第一，小青龙汤治水气。条文首先就说明了病机所在："伤寒表不解，心下有水气"。这个病机的外在表现主要就是咳喘，所以小青龙汤证多用于治咳喘。只要是符合这个病机，都可以用小青龙汤，比如支饮、溢饮、皮饮。溢饮就是皮肤的问题，方中的麻黄、桂枝都是往外、往皮肤走的。

用寒必有热，用升必有降，制造矛盾，是为了解决矛盾。利用药的特性调整升降沉浮，疏畅气机。人体一身之气，升降相互制衡，如肝升肺降。肺若只升不降则喘，用桂枝宣发降肺气以平喘。白芍、五味子酸性主收，芍药还可补阴液，平衡麻黄、细辛等的躁烈。

第二，切忌盲目效仿。经方虽是经过数千年验证而行之有效的方剂，却也要因临床具体情况随证治之。中医派别林立，都有各自的治疗特色，比如扶阳派，以温阳为主，可有的学者并没有认真钻研学习，认为扶阳派就是用大量附子，每每临床则使用大剂量附子治疗，反而适得其反。临床病情不同，均应合理辨证，谨慎用药。

当归芍药散的学习讨论

《金匮要略·妇人杂病》："妇人腹中诸疾痛，当归芍药散主之。"

《金匮要略·妇人妊娠病》："妇人怀娠，腹中痛，当归芍药散主之。"

现代药理研究发现，当归芍药散具有以下功能：①调节下丘脑－垂体－卵巢轴功能。②改变血液流变性，纠正微循环障碍，缓解组织器官缺血缺氧。③抑制血小板聚集，有明显的抗凝血作用。④有明显的抗炎作用，并对泼尼松的免疫抑制具有改善的效果。⑤调整自主神经功能。

当归芍药散由 6 味药组成，其中 3 味是血药，另 3 味为水药。以药测证，该方病机当有血液运行失调及由此引发的水液（湿）停留。《金匮要略》中记载的"血不利则为水，名曰血分"（《金匮要略·水气病脉证并治》），与此种情况相符。妇女因有经、带、胎、产之生理特点，易于下血过多，故以血为本，常致血虚血瘀，进而影响水液代谢，出现血、水相互为患，变生多种病症，故该方在日本被誉为"妇人之圣药"。

本方系古代的养胎方，具有养血、活血、调经、利水、止痛及美容等功效，适用于女性血虚或血虚夹有水湿内停之体质的调理。

老师点评： 如何用自己的语言来解释和理解方药，是我认为是否真正掌握方药的关键。因为中医的理论比较晦涩难懂，很多概念没有普及，比如说肝强脾弱，脉象肝郁而弦。中医的肝与西医的肝其实是两个概念，中医说的肝是管理人体情绪的系统，不是西医上解毒代谢的器官。当我们能够用自己的语言解释方药的时候，说明才是真正的掌握。

这个方是治疗很多疾病核心的方子，也叫祖方。第一组药是养血柔肝的，第二组药是健脾利湿的，血药和水药各 3 味，还可以理解为小四物汤（差熟地黄），白术、猪苓、泽泻健脾祛湿。

《金匮要略》开篇谈道："见肝之病，知肝传脾"，"四季脾旺不受邪，即勿补之"，这属于治未病范畴。如果肝有问题，脾必然会受影响。如果患者胃肠不好，睡眠不行，再问才知道是因为跟家人吵架了，这是情绪出了问题。是肝疏泄失常，影响了胃气，出现呃逆、嗳气、反酸、食欲差、腹胀、便溏或者便秘，这就是肝和脾的关系。所以当归芍药散把脾和肝都照顾到了，把血和气、水湿都兼顾了。以此方为基础，酌情加香附、郁金，茜草、泽兰等药，可以用于治疗子宫肌瘤、甲状腺结节、乳腺结节、肺结节等痰湿、浊瘀引起的疾病，效果很好。

补中益气汤与脾胃

补中益气升阳清，热伤气陷大虚洪。

头痛表热自汗出，心烦口渴畏寒风。

困倦懒言无气动，动则气高喘促声。

保元甘温除大热，血归气术补脾经。

佐橘降浊散滞气，升柴从胃引阳升。

阴火肾躁加地柏，阳热心烦安神宁。

——《医宗金鉴·杂病心法要诀》补中益气汤

补中益气汤最早出自金元四大家李东垣所著的《内外伤辨惑论》，在内伤杂病中应用十分广泛，主治热中所致的中气下陷证。"热中"是指由于情志过激、心火亢盛乘犯脾土，脾土受压制，而出现脾气虚弱、中气下陷等证候。

方以保元汤补气健脾为基础，配合当归养血和营，炒白术健脾益气，陈皮理气降浊，升麻、柴胡升举阳气。全方甘温和中，升降有序，斡旋气机。一起学习讨论后，体会如下：

第一，学习应举一反三，灵活加减。临证诊病处方时应举一反三，根据不同情况灵活加减用药。合并肝肾阴虚火旺时，可加地黄、黄柏、知母等滋阴清热之品；合并心火亢盛失眠者，可加朱砂安神丸镇心安神；闽南地区气候湿热，使用时可去当归，加苍术等增强祛湿之力。

第二，要与时俱进，扩大适应证。过去食物匮乏，人们常常食不果腹，胃下垂、子宫脱垂、脱肛、会阴坠胀、气虚发热等现象频发。现在食物充足，但精神、心理压力逐渐凸显，七情过极引起的脾胃损伤较为多见。治疗时应有所侧重调整。

第三，方药用量，应遵循本意。原方药量极轻，少则 0.6 g，多则 3 g。原因可能有三：一为客观因素，药材缺乏；二为缓缓补养脾胃元气，避免大剂量用药加重脾胃负担；三取其轻清升举之意。现在虽药材不缺，但其缓补与轻升之意可学之。

脾胃是反映躯体健康和心理健康的"晴雨表"和窗口。补中益气汤也是"疏泄方"的代表方之一，值得学习和讨论。

清暑益气汤与暑湿

长夏湿暑交相病，暑多清暑益气功。
汗热烦渴倦少气，恶食尿涩便溏行。
补中去柴加柏泽，麦味苍曲甘葛青。
湿多痿厥清燥地，猪茯柴连减葛青。

——《医宗金鉴》清暑益气汤

每年的 7 月到 9 月，暑邪多发。暑邪的致病特点：一是暑为阳邪，具有炎热的特性；二是易扰心神，易伤津耗气；三是暑多挟湿，中暑的患者，多半挟湿。

清暑益气汤由人参、黄芪、炙甘草、白术、神曲、五味子、青皮、升麻、葛根、麦冬、黄柏、泽泻、陈皮、苍术、当归、生姜、大枣等组成。

清暑益气汤主治：暑湿炎蒸，交相为病。暑多湿少为病，其证则自汗身热，心烦口渴，倦困少气恶食，小便涩少，大便稀溏。炎暑则表气易泄，兼湿则中气不固。用黄芪为君药益气实表；白术、神曲、炙甘草调中为臣药；人参、五味子、麦冬补肺、敛肺、清肺，谓之扶其所不胜；火盛则水衰，黄柏、泽泻滋其化源；当归、葛根生胃液；升麻升清气；苍术祛湿，祛除长夏之湿。

学生：白术、神曲、甘草调中补脾气；人参、麦冬、五味子补肺金；黄柏、泽泻益肾水。主要是运用五行相乘相侮规律，暑性炎热，易扰心神致使心烦，心火旺，则通过补肺金、益肾水来制约心火。本方清暑益气偏于益气，补脾肺气，肾水能制心火，故云"水气足，火淫自却也"。适用于：脾气亏虚，兼有心火上炎、暑气的病患。若有倦怠乏力，伴气短、失眠、心悸、大便稀溏、舌尖红、苔白或白腻等主要症状，主要病机涉及心火旺盛，可应用本方。本方祛湿之中，加有大量补脾药及风药，与升阳益胃汤有异曲同工之妙。

两个清暑益气汤的鉴别。现在应用比较多的是王氏清暑益气汤，王氏清暑益气汤源于《温热经纬》，除了清暑益气之外，侧重养阴生津，比较适用于有暑热伤津耗气之症的人群。《医宗金鉴》中的清暑益气汤清暑生津之力稍逊，但重于健脾燥湿，用治元气本虚、伤于暑湿之证。举一个病例：李某，10岁，学生，2021年6月20日初诊。一天前白天跑步后感倦怠乏力，伴大汗出，口渴，后夜间发热，心烦，辰下：发热，少气懒言，汗出，口渴，食欲差，小便短少，大便稀溏，舌质淡，苔白稍腻，脉浮。血常规+C反应蛋白、急诊全套等常规检查均正常，予中药（党参8g、黄芪10g、炙甘草6g、白术6g、神曲6g、五味子6g、青皮5g、升麻5g、葛根5g、麦冬5g、黄柏5g、泽泻5g、陈皮5g、苍术5g，生姜3g）2剂后患儿乏力明显好转，食欲可，无心烦口渴，大便稀，伴低热，予原方加藿香6g、紫苏叶8g、香薷6g，再进2剂。患儿热退，食欲可，症状基本缓解。

老师点评：夏天有两个特点，一个是热，一个是湿。夏暑降雨量大，所以湿度也大，这是外湿；现代人夏天多进冷饮，易损伤脾胃，致运转呆滞，故生内湿。治疗上主要从几个方面入手：第一，要补脾胃，就是保元，人参、黄芪、甘草是最基本的底方，要先恢复脾胃的运化功能；第二，要适当辅佐清热之药，如黄柏；第三，要配合利湿之品，如泽泻，合而清热利湿；第四，要开清阳，辅以风药。脾胃呆滞，湿气主和于中，清阳不升，用羌活、独活等风药。风药有两个作用：一是升清阳，二是醒脾，助脾胃运转。

补脾胃泻阴火升阳汤与内伤劳役

补中升阳泻阴火，火多湿少困脾阳。

虽同升阳益胃证，然无泻数肺阳伤。

补脾胃气参芪草，升阳柴胡升与羌。

石膏芩连泻阴火，长夏湿令故加苍。

——《医宗金鉴》补脾胃泻阴火升阳汤

阴火的概念是与"甘温除大热"联系在一起的。

我们所知的病因有七情、外伤、六淫，或者内因、外因、不内外因等。所有这些病因在《黄帝内经》中已有阐述。简单来说就两大类：一类是阴，一类是阳。无论是多少病因，按五行来分为五类，如果还不行，就分为两类，这叫以简驭繁。

所有的病因或生之于阴，或生之于阳，《黄帝内经》说"生于阳者，得之风雨寒暑（外感六淫），生于阴者，得之饮食、居处（生存空间，房子，环境）、阴阳（房事）、喜怒"。得之于阳的就是外感病，得之于阴的就是内伤病。

李东垣编著《内外伤辨惑论》时，最强调的就是内伤。因为他发现发热不一定是外感，还有一类是内伤引起的。内伤劳役伤脾气，在当时大环境下，精神压力大，劳役、饮食也可导致发热。这种发热用芩、连、石膏清不下去，而用参、芪、术、草反而下去了，所以他觉得不仅苦寒可以除热，甘温也可以除热。但是值得注意的是：甘温除的是内伤发热，不是外感发热，外感发热用甘温药属于火上浇油。所以李东垣提出阴火的概念是源自《黄帝内经》以及他的老师张元素。这个"阴"我们理解成内伤即可。其实外感发热就是阳火，内伤发热就是阴火，这样就清晰明了了。

内伤从哪得来的？按照李东垣的说法就是"劳"和"役"导致的，"劳"是指身体过度劳累，"役"是指承受巨大的精神和心理压力。劳役所致的内伤发热就是阴火，跟五脏六腑都有关系。比如心火——患者心率很快，又非常焦躁，那肯定不是感冒得来的，是情绪得来的。阴火要用甘温除热的办法，但是不能光用甘温，光用参、芪、术、草还不行，还要用石膏、黄连、黄芩。阴火就是内伤发热，区别于阳火，因为没有阳火这个词，我们都说是实火、虚火，现在叫实热、虚热。

前面谈到，疏泄之病，不独在肝。李东垣的五脏皆有火，亦是同理。疏泄失常有太过跟不及，亢进的为疏泄太过，衰退的是疏泄不及。亢进分几种情况：第一类是心理应激后出现抑郁、郁闷、郁郁寡欢、善太息，《黄帝内经》云"诸气膹郁，皆属于肺"，现代医学通过深呼吸有助于打开胸廓，缓解压力。中医认为肝气需要升发，情绪抑郁时无法帮助肝气升发，所以要通过胸廓运动把肝气带动起来，实际上是胸廓空间增大了，肝气郁滞的情况得到一定缓解。第二类是心理应激后出现急躁、焦虑、胃不舒服、食欲差、口干、大便干燥、尿黄、舌红、苔黄厚，称之为肝气横逆犯胃。逆就是反向，肝气应该往上走的，它却横向走。第三类是发热，先是郁，郁而为逆，再进一步就郁逆而化火。

如果只是到郁的程度，可以用逍遥散、归脾汤、甘麦大枣汤等方药疏肝解郁。进展到逆时，就要用柴胡疏肝行气。再加重化火了，那就要用黄芩、黄连这一类了。就像我们临床疏泄零号方的变革，从温胆汤，到黄芩温胆汤，到芩连温胆汤，现在还加了栀子、连翘等。

由郁而逆，由逆而火，李东垣在拟这个方子时，其实是遇到了很多发热的患者。这个发热属于内伤，与情志相关。第一要补脾胃，用参、芪、术、草。第二要泻阴火，用芩、连、石膏。第三要升清阳，用升、柴、羌。其实选药还要根据药的药性。升、柴、羌可升阳，升阳就是把气机往上引，我们所有的疏泄病，就是气机的升降出入乱了，所以在李东垣的所有方子里，可以理解为该升的没升，所以要用升、柴、羌等升阳药。通过调动气机，让体内的气机舒畅了。像北方烧炉子，烧火时烟往屋里呛，火也烧不着，这时只要拿个东西把烟囱通一下，上下通畅了，火自然就烧起来了，烟也散出去了。二者道理是一样的，中医就是取象比类，通过观察自然环境现象，与身体的内部情况进行比较。我们把阴火学明白了，疏泄的思路也拓宽了一点。

升阳益胃汤与肝郁脾虚

内伤升阳益胃汤，湿多热少抑清阳。
倦怠懒食身重痛，口苦舌干便不常。
洒洒恶寒属肺病，惨惨不乐乃阳伤。
六君白芍连泽泻，羌独黄芪柴与防。
——《医宗金鉴·内伤总括》升阳益胃汤

在《内外伤辨惑论》补中益气汤系列方中，有一个十分符合南方，特别是临海地区的方子——升阳益胃汤。以六君子汤为底，加黄芪健脾，柴胡、防风、羌活、独活等风药升阳疏肝，设计独特，构思严整。

南方临海地区，比如闽南，有一个特点是脾虚的人多。脾虚则生湿，湿气郁而化热，湿热互结阻碍气机，进一步加重脾虚。北方天气寒冷干燥，湿气少一些，到南方后发现患者舌头大多表现为黄厚腻苔。我在厦门快30年，都是在跟湿气作斗争，参苓白术散、三仁汤、胃苓汤、香砂六君子汤，效果都不是很明显，后来学习《内外伤辨惑论》中李东垣对脾虚泄泻用升阳益胃汤的论述后，经常使用此方，效果十分显著。

李东垣作为金元四大家之一，他的医学理论不仅上承《黄帝内经》与《伤寒论》，还借鉴《太平惠民和剂局方》。贴合所处时代，于今亦有极大的临床意义。宋金元时期，中国四分五裂，常年征战，民不聊生。出现被敌军围城数年甚至数十年之久的情况；有的地区因为饥荒甚至出现人吃人现象；还有不少人被强抓去服劳役。人们要么处在巨大的焦虑与惶恐之中，要么就是劳累不堪或者营养不良，更多的人是二者兼之。因此李东垣认为除了补气健脾之外，还必须加入风药燥湿与舒畅气机。

升阳益胃汤证是怎么发生的呢？我们逐句分析。

第一句"内伤升阳益胃汤"。什么是"内伤"，《医宗金鉴》内伤总括第一句已经阐述得很清楚："内伤劳役伤脾气，饮食伤胃伤其形"。要注意，这个"内伤"指的是劳役共同伤脾气，并非只是伤其形的程度。脾胃疾病可以大致分为两大类，一类是单纯的饮食失节造成的，吃得多或吃得少，吃得不及时，属于伤其形。另一类是和情绪、情志、精神有关的疾病。升阳益胃汤谈的就是这部分疾病，现代医学称之为心身疾病，心身疾病当中的消化系统疾病。"劳"是体力活，"役"是被征用，俗语叫抓壮丁、抓苦力，跟囚犯差不多，需要承受巨大精神压力，在有精神压抑的劳动下，这种处于颠沛流离状态、既劳力又伤心的人群，脾很容易受到损害，就是我们说的疏泄出了问题，和伤其形的脾胃疾病是不同的。伤胃是饮食引起的，吃太多、吃太饱，或者不按时吃。伤胃不会直接伤脾。所以，这里面的"胃"指的是脾。

第二句"湿多热少抑清阳"。"湿多热少"，是为了和调中益气汤的"热多湿少"相区别（调中益气汤加了苍术、陈皮、黄柏）。清阳受压抑，无法轻升，出现倦怠、乏力、食欲差的表现。

第三句"倦怠懒食身重痛"。如果抓主证，"懒食"是关键词之一，有的人需要通过进食咸或辣的口味才能闻其香，其实是食欲减退的表现，不思饮食是脾出了问题。

第四句"口苦舌干便不常"。"便不常"是第二个关键词，可以是便秘，或是大便不成形，或者溏便，水样的，或者大便松散，或者大便黏滞不爽，冲不干净。

这四句都涉及倦怠乏力、食欲减退、肢体沉重疼痛、口干口苦、大便不正常等症状，是一派脾虚湿盛的表现。

第五句"洒洒恶寒属肺病"。"洒洒"属于叠词，没有特别意思，和《伤寒论》中的桂枝汤条文相类似。"恶寒"是怕风，并不是阳虚怕冷，跟肺胃不固有关系。

第六句"惨惨不乐乃阳伤"。"不乐"是第三个关键词，即抑郁，抑郁的特点是闷闷不乐，低迷，情绪低落。有一次去北欧，发现北欧大约70多天见不到太阳，叫极夜，那里的人群中抑郁症的患者比较多，这种抑郁症就是缺阳光所致。中医认为见不到太阳，属于阳伤的表现，可以用温阳或者振奋阳气的药物辅助，比如桂枝，如果只是饮食不节用焦三仙就行。因为精神压力引起的脾胃病，刘渡舟老先生称其为"肝胃气"，现代医学称身心疾病，我称之为疏泄脾胃病。情志不疏泄引起的躯体疾病中以胃肠病为最多。"惨惨不乐乃阳伤"属于阳虚。

最后两句是药物组成，"六君白芍连泽泻，羌独黄芪柴与防"。六君是健脾加燥湿，白芍柔肝，黄连、泽泻清热，羌活、独活、柴胡、防风是风药，味薄气轻，往上走，推动气机运行。教科书多把风药放在解表类和祛风湿类中，而李东垣和他的老师把风药运用在健脾祛湿上。因为风能燥湿，风具有灵动、活跃的特性，能够推动气机运动。风药的特性，有利于调畅气机，是我们应该重视和掌握的一类药物。就像我们开窗，如果只开一扇，风进不来，只有把两扇窗都打开了，这样风才能够对流，气机才能运行，有助于改善情绪。所以升阳益胃汤和其他方不一样的一点是它考虑到肝和情志。

这么多症状中哪几个是关键症状呢，我们在什么情况下使用它呢？应用指征是什么？我认为有以下几个：

第一个是惨惨不乐，和情绪相关的症状。升阳益胃汤最重要的一个指征，是内伤，和情绪、情志、心理相关。

第二个是大便不正常。有的是便溏，有的是大便不爽，有的是便秘，都有可能。参苓白术散、六君子汤等方子的核心症状是什么？我认为是便溏。

第三个是懒食，懒食就是食欲减退。

除了上述的关键症状以外，升阳益胃汤或者这个系列方还有几个特点。

特点一：用治情志应激引起的脾胃病。李东垣所处时期战乱连绵，很多人流离失所，不仅饥寒交迫，更是饱受奴役，精神压力大。升阳益胃汤属于治疗由情绪、情志、心理等应激状态引起的脾胃病或消化系统疾病的一个方子。

特点二：善用风药。本方和其他的组方不一样的地方是风药的运用。李东垣受他老师张元素的影响，"风生升"等理论就是张元素提出的。我认为风药在升阳益胃汤中不仅仅可祛风除湿，还有疏肝、推动气机运转的作用。

特点三：用药轻盈。主要有几个原因：一是风药类味薄质轻，以升清阳为主，剂量宜小；二是当年药源珍贵，颠沛流离，民不聊生，药物资源紧缺，故用量少。

尽管我们现在和李东垣那个时代不一样，但共同之处是都有内心焦虑、精神压力大、饮食不节等情况。以前是营养不足，现在是营养过剩，二者都容易使人脾虚；以前是体力劳动过多，现在是脑力劳动过多，都耗伤精气。肝郁与脾虚夹杂，这也是我在临床上常用升阳益胃汤的原因。

升降散与组方思维

年轻时，我在北方遇到两位老师，一位喜欢用升降散，一位喜欢用逍遥散。每天的患者很多，超一半都用升降散和逍遥散。那时我在想：什么病都用升降散或逍遥散是不是不合适？后来我经过临床积累才明白，因为很多女性疾病与肝郁、血虚相关，用逍遥散或者升降散作为底方是没问题的。

升降散就四味药，"蚕蝉黄黄"：僵蚕、蝉蜕、大黄、姜黄。这是一个核心，一个基础病，就像经常用的二陈汤、半夏泻心汤一样，有自己核心的方子。升降散适应证是什么？要抓住病机：郁，就是气机失调。升降出入失衡了，类似交通枢纽堵了，中医叫郁结。打开升降出入之门，使气机重新运转，气血津液才能正常运行。《素问·六微旨大论》说的"升降出入，无器不有"就是这个意思。

升降散中有两种能往天上飞的动物，有灵动的特性；姜黄也是一种作料，吃完会麻，麻后出一身汗，就是升的特性。要抓住"收升降散"这个要领，抓住病机"郁"。紧紧抓住"郁"字，就可以以升降散作为基础方加减化裁。郁会出现很多症状：闷、烦、燥、痞，大便不通，小便不利，无汗，苔厚腻浊，均是气机郁结，气血津液运行不畅所致。郁久会生热化火。稻田里稻草堆放久后会自燃，就是因为它会发热，发热后太阳照射或干燥后就会着火。所以有经验的农民经常用叉子翻一翻，透透气，让气体流通，热气散了，就不容易着火。气机郁滞也是一样。药物选择上，能借鉴《神农本草经》是最好的，但有的药没有记载，就查最早的本草著作，因为里面记载的大多是最本真的东西。现代中药学上的草本功效多是后人总结的，被蒙上了神秘的面纱，遮挡了本草的本真。

《四库全书总目提要》中提到：本草木之寒温，量疾病之浅深。要根据药的升降沉浮、寒热温凉、四气五味，来衡量疾病的深浅。深浅就是表里。借助药物的特点和药势来推动气势，帮助升降出入重新恢复平衡。这是古人组方最原始的、最本真的思维，我们也应该用这种思维去研究古代的方药。

诊余短语精选

（1）"年轻的中医师，一定要信中医、用中药，要给患者用中药，或用针灸、推拿等中医疗法。患者来中医院住院没有享受到中医中药的治疗，还不如去综合性医院！"

（2）"中医师要坚守中医思维。"中医大夫诊疗时，绝不能被现代医学的病名限制了辨证思维。比如遇到"幽门螺杆菌阳性"，如果我们也要跟风去消炎抗菌，那就不是中医了，中医医生要坚守中医思维。

（3）"中医适合复杂疾病，因为中医是从整体进行调理，中医以辨证为主。"

（4）"敏感，容易焦虑，多是聪明人。"遇到焦虑的患者，杨师总是如此宽慰患者，患者听后心情舒张，有助于缓解病情。事实也大都如此，愿意思考的人大多是敏感的性格。

（5）"小孩尽量用药食同源之品。"小孩还在发育中，小病尽量不用药或少用药。一定得用药时，就尽量从国家公布的"药食同源"目录中选取，它们既是药物，也是食物，对小孩很安全。

（6）"糖尿病的发展是温水煮青蛙。"糖尿病患者可能不痛不痒，没有明显不适，能吃能喝，但是高血糖对组织、器官的影响是个渐变的过程，就像温水煮青蛙，一旦出事就是难以挽回的大问题。

（7）"二便消息很重要。"中医师要特别关注患者的大小便情况。有时我们问患者二便如何？即便患者回答都还可以，医生也要再进一步仔细地询问。比如：是不是每天都有？一天几次？大便是坚、是软、还是散？成不成形？粘马桶吗？小便也是如此，比如是否频多，尤其是夜尿，如果有，则反映肾气虚。

（8）"中医治失眠要注意逐步减停西药。"求治失眠的患者中，有很多已经在用安眠药、抗焦虑药物。我们要细问用了什么药？吃多少量？用多久时间？在配合中医治疗时，建议不要马上停药，要等中药发挥作用了，再将安眠药减半，再过 1～2 周稳定后，减为四分之一，这样逐渐减停，最后通过中医的办法把失眠问题解决。

（9）"脾胃异同。"脾胃经常一起谈，其实两者功能不同，脾喜升喜燥，胃喜降喜润。中医讲的胃基本还是解剖学意义上的胃的功能，而脾一般是指解剖学意义上的结肠、大肠的功能。所以，脾虚常表现肠道症状，拉肚子，或者大便不实、软、不成形，或黏滞不爽。但有时还和胃有关，如果还有食欲减退、厌食症状，这时光治脾，效果不好，需要健脾和胃才有效果。

（10）"胃可急治，脾需缓图。"一般降胃、和胃奏效比较快，而健脾则来得比较慢，需缓缓图治。

（11）药能少吃不多吃。

（12）煎药是一个治疗过程，闻着中药香也是很浪漫的过程。

（13）做一个好医生，首先从一些常见病入手。等治疗普通病都没什么问题了，再知难而进，向疑难杂症、癌症、慢性病去挑战，如高血压病、糖尿病等。而且不仅仅要成为"名医"，还要成为明道的"明医"。

（14）反对门户之见，不贬低其他医生，要保护同行，要客观理性。中医和西医各有所长，双方都不要有贬损对方的狭隘心理。

（15）"要见怒不怒，见怪不怪。"当患者急躁时，杨师常告诉患者："我们帮您用药调理，您也要配合我们，要见怒不怒，见怪不怪。因为人生气时气会缠在一起，不利于病情的恢复。"

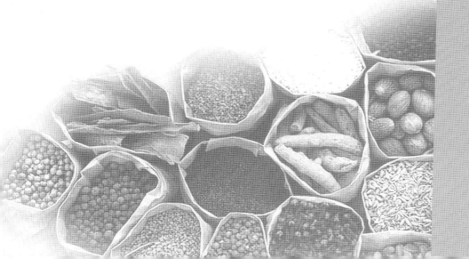

贰

医案举隅

必先岁气，勿伐天和

杨师临证强调人与天地相参，天人相应。常谓：中医学最尊崇"道法自然"。我们看病，时时刻刻勿忘这个"道"。

记得 2015 年 2 月，我随杨老师门诊。

一患者谢某，男，65 岁，因口干、乏力、失眠伴心中烦闷月余就诊。舌质淡暗，苔白，脉弱。既往有糖尿病病史 10 余年。

翻阅前医处方，已迭进益气、安神之剂。似与病机相契，但疗效不彰。

杨师仔细诊察后，说道："春三月，天地俱生，万物以荣，是阳气生发之时。春阳萌动，内热易扰，不宜用补。"

疏代茶饮方：麦冬 10 g、五味子 10 g、竹叶 10 g、连翘 3 g，水煎代茶饮。

一周后，患者复诊，前症皆解，喜笑颜开。

> **按　语**
>
> 一年之计始于春。春季阳升，人体之阳气得自然之阳助，两阳相得，阳热易炽。医者若不明阴阳消长之道，而徒以补气之剂增热则误矣。
>
> 《素问·六微旨大论》："天气始于甲，地气始于子，子甲相合，命曰岁立，谨候其时，气可与期。"无论外感时病，或内伤杂病，其治疗时时都要注意结合四时节气因素。必先岁气，勿伐天和。
>
> 本案方选麦冬、五味子、淡竹叶，酸、甘微寒，清热不伤阴，少用连翘，味苦平，入心、肺、小肠经，既可清心火，又善散郁热，热去郁散，顺应春气之升。
>
> 杨师重视《黄帝内经》的天人相应观。认为四时病不同，在诊治疾病时重视时令变化，顺应自然规律，因时制宜。

文 / 杨光

心病还需心药医，心身疾病这么治

"杨教授，我感觉整个人哪哪都不好，状态很差！"

李女士之前一直在国外工作，因为强度大，精神长期处于紧绷状态，容易焦虑，情绪不稳定。这次回国后出现了嗜睡，疲乏，手足心汗出，皮肤瘙痒，食后腹胀、嗳气，口苦等一系列症状，感觉身体长期积压的毛病都显现了。

"你这是肝气得不到舒展，导致全身气机不通，运行不畅，所以才会有上述的这些症状。属于典型的'疏泄病'，即心身疾病。我们来开药，你呢，要放松身心，多去户外走走，我们相互配合。"杨医师对李女士安慰道。

"心病还要心药医，但'心药'不仅仅是心理咨询，还包含药物治疗。从经典名方'逍遥散''达郁汤'的名称上就可窥见治疗者的用意。治疗上应该以疏肝理气健脾为基础，情绪疏导是重点，用丹栀逍遥散加减。"杨师转身对学生们说道。

复诊时李女士说精神舒畅了许多，但还是嗜睡、疲乏。

"第一步我们已经帮李女士疏通了气机，精神状态提上来了。接下来我们就用'升阳益胃汤加减'，把阳气提起来。"并嘱李女士多增加户外活动，和阳光亲密接触，调形并治神。

经过几个阶段的调理，李女士诸症尽退，面色红润，笑逐颜开。

按　语

杨师提出"心身疏泄"概念。认为现代社会心理应激状态导致诸多障碍和疾病，源自心身疏泄功能紊乱。

随着社会压力的增加，心身疏泄失调引起的慢性疾病，如糖尿病、高血压、恶性肿瘤及失眠、功能性胃肠病等明显增多。

> 杨师多年临证心得，指出"抑、溢、逸"的现代生活方式，影响了人体气机的升降出入，疏泄功能异常，导致上述疾病的高发。从而提出"心身疏泄学说"和"睡眠-脾胃-情志异常症状群"，临床运用，每每可获得良效。

文/蔡妙娜

王先生得了什么病？

"杨医生，我这一阵很难受、很痛苦，快撑不住了，工作都辞了。"王先生满脸愁容地说道。

这半年王先生时常出现"胸闷、心慌、手抖"等症状，多次辗转心血管科、内分泌科、神经科，前后服用各种药物。但胸闷、心慌仍然没有好转。

杨医师了解到患者有入睡困难、早醒、醒后难再入睡、口苦口臭等症状。患者担心自己是不是得了什么大病、重病，焦虑烦躁不安。

"王先生，你不必担心。我们仔细看了前面医生的各种检查结果，你这不是什么大病、重病。是心身疾病。"杨医师耐心说道。

工作、生活压力大，心理应激增多。这些心理、精神及情绪的变化，长期得不到疏解，会影响机体功能发生紊乱。现代医学对"心身疾病"愈加重视。中医学将这类因为情志应激导致的脏腑气血运行紊乱，称为"疏泄障碍"。

"因此，调治'疏泄病'，不能仅靠药物治疗，更重要的是精神调养。"杨师对学生们娓娓说道。

一周后，王先生复诊，睡眠改善明显，情绪也平稳了许多。

杨医生在原方又做了一些加减，嘱其注意多户外运动，放松身心。

文 / 刘无峡

心情、血糖与腹股沟疼痛

59 岁的洪先生是一名即将退休的公务员，平素性格内向，寡言少语，少于运动。遇到不愉悦的事还总闷在心里。

6 年前因血糖升高被确诊为糖尿病后，心情则更加郁闷。

3 个月前，洪先生双侧腹股沟、少腹及阴器出现胀而刺痛。辗转多家医院，刺痛仍没有明显缓解，抱着试一试的心态，前来杨叔禹中医工作室就诊。

"这与糖尿病神经病变有关，是缓慢进展的糖尿病并发症。"杨师了解病情后，向洪先生解释道。

"针灸经络学认为：足厥阴肝经……循股入阴毛中，环阴器，抵少腹，挟胃属肝络胆。综合舌脉，治疗上可从肝入手，用'一贯煎'为底，加荔枝核、橘核等调情理气、疏肝滋阴。"杨师对同学们说。

1 周后复诊，洪先生的腹股沟刺痛较前改善，从每天发作 7～8 次，减少到每天 2～3 次。杨师在原方基础上，加芍药甘草汤以滋阴柔筋，求标本同治，并嘱其继续保持乐观情绪，定期监测血糖。

三诊：病情基本缓解，效不更方，继续巩固疗效。

按 语

职场中类似洪先生这样"久坐，少动，多逸"的人群很多，加之性格内向，久则肝气遏抑、脾气壅滞，导致气机失畅，升降失调。痰湿、瘀血等病理产物随之产生，导致糖尿病及其并发症的发生与进展。

杨师认为糖尿病、高血压等这类和情绪关系密切的慢性疾病，属于"心身疾病"，治疗上从调畅情绪入手，以舒畅气机为法，常可收满意疗效。

小知识

糖尿病神经病变是糖尿病最常见的慢性并发症之一。其发生发展与糖尿病病程、血糖控制状况、肥胖等多种因素相关。主要包括弥漫性神经病变（双侧对称）、单神经病变、神经根神经丛病变等。以肢体痛（疼痛）、麻（麻木）、凉（感觉异常）等主要表现为主。根据患者糖尿病病史、诊断糖尿病时或之后出现的神经病变、临床症状和体征以及神经肌电图检查综合诊断是否为糖尿病神经病变。

文／蔡妙娜

"甘麦大枣汤"改善抑郁症病案一则

妇人脏躁，喜悲伤欲哭，象如神灵所作，数欠伸，甘麦大枣汤主之。

——张仲景《金匮要略》

27岁的胡女士是一名年轻的医师。却被抑郁症困扰了2年多。

胡女士从事医护工作，平时压力不小，加之家庭内部时有矛盾，导致情绪急躁，易激怒。2年多前开始出现焦虑、失眠，伴全身肢体疼痛，还有自杀倾向。曾被诊断患有抑郁症，予舍曲林抗抑郁治疗。服药后虽症状缓解，但因药物副作用大及不规律服用，导致病情反复，严重影响日常工作及家庭生活。

中医学认为抑郁与心、肝两个脏腑相关，当外部事件刺激时，全身气机功能失调，容易引起相应脏腑功能失常，出现相应的躯体症状。

胡女士平素急躁易怒，久则伤肝，使肝的疏泄功能失常；加之临床工作压力大，多思多虑，劳心伤神，使心脾亏虚。可归属于"脏躁"范畴。治疗上应以"养心安神，柔肝缓急"为主。

我们就用仲景名方"甘麦大枣汤"加减，并嘱胡女士多通过爬山登高等与大自然接触的活动放松心情。

经过2个月的治疗，胡女士的睡眠及情绪已渐进平稳，虽仍有反复，但已可自控。

按 语

现代社会的工作压力大，生活节奏快，常常会引发心理疾患。这类与情绪、心理应激相关的疾病，属于"心身疾病"范畴。杨师认为"心身疾病"的治疗，应注重调身、调心、调神。调身应重视疏通全身气机；调心应注重调畅情志；心身舒畅，则形神一体，病必自除。

文 / 许炎鹏

"三联征"是疏泄出现问题的警报

"最近工作很忙，胃胀都一周了，一直没好。"刘女士诉说着病情，也在抱怨着工作，眼中满是焦虑不安。

由于近期事杂，工作、生活琐事增多，刘女士情绪焦虑明显。近一周开始出现胃脘胀满，饭后难消化，口干、口苦，便溏，入睡困难等一系列症状。

"我在临床上发现'情志异常、睡眠障碍、脾胃失和'这三类症状常合并出现，相互影响，我认为这是疏泄失常导致的。当情志失调时，肝失疏泄，气机阻滞，进而影响脾胃功能，出现胃肠症状，如便秘，便溏，腹泻等；脾胃升降失调，就会进一步导致睡眠不安；睡眠不佳又会进一步影响情绪，如此反复，导致病情缠绵不愈。"杨师对同学们说道。

"治疗上除了和胃健脾、安神养血以外，还要注意舒畅情志。"杨师边开出"升脾方＋降胃方＋育神方"联合治疗，边嘱刘女士在服药时要注意放松心情，饮食清淡。

一周后，刘女士自诉胃胀缓解，情绪有所平稳，睡眠也逐渐好转。嘱其继服一周，巩固疗效。

> **按　语**
>
> 　　面对症状复杂的"三联征"现象，杨师常结合中医辨证论治，以心身同治立论。当情绪应激，肝失疏泄，影响人体气机的升降出入，疏泄功能异常，则易出现"睡眠障碍－脾胃失和－情志异常"的"三联征"现象，三者既互为因果，又相互影响，治疗上采用三者同调兼顾的疗法，效果满意。
>
> 　　"疏泄免煎系列方"为厦门大学附属第一医院的协定处方，是杨叔禹医师在经典名方基础上，结合多年临床工作经验，采用传统工艺煎煮浓缩制成。其中升脾方具有升阳健脾、和胃泻浊的功效；降胃方具有健脾和胃、消痞除胀的功效；育神方具有养血、柔肝、安神的功效。

文／何桂凤

"白骨精"们最容易得"疏泄病"

"短暂的激情是不值钱的，只有持久的激情，才是赚钱的。"电商巨头马云的话，煽情励志，激励多少精英奋勇"向钱"！但是，激情退潮，身心又如何了呢？

33岁的李先生，是一名IT行业精英，事业有成、风光无两。而近来却承受了巨大的压力。原来，他无法过正常的性生活已经数月了。除此之外，还受入睡困难、乏力倦怠、汗多、便溏、精神焕散等问题困扰。

在诊桌前，他的脸上写满了沮丧和焦虑。

"您不要太焦虑，我们一起来努力。"杨师安慰道。

在都市里，很多年轻的"白骨精"（白领、骨干、精英）们，有着类似的问题：抑郁、焦虑、睡眠障碍、乏力倦怠、自汗盗汗、头晕、耳鸣、食欲减退、消化功能紊乱、性冷淡或勃起功能障碍、月经不调等等。

我们暂且把它叫作"疏泄病"，因为中医学认为，这类症状都是由疏泄失常引起的。

这也正是白领、骨干、精英们最容易得的病，和这个群体的生活方式有密切的关系——精神压抑、营养满溢、少动多逸。

杨师常常跟同学们讲："精神压抑则肝气郁结不舒，营养满溢则脾胃壅滞，少动多逸则气血运行不畅。抑、溢、逸，都会导致疏泄失常，影响脾之健运、心之神明、肺之宣降、肾之闭藏。经脉不通，宗筋不用，就表现为阳痿（勃起功能障碍）。"

杨师一边耐心疏导李先生，一边写下了处方，通过疏肝气、健脾气的方法来恢复人体正常的疏泄功能。

经过三个月的治疗，李先生的性功能已经恢复到从前了，其他症状也都消失了。

正在电脑前熬夜加班的"白骨精"们，请劳逸结合、规律生活、走向户外，远离"疏泄病"！

文／王咏梅

失眠？胃痛？原来和情绪都有关系

阳明者，胃脉也。胃者，六腑之海，其气亦下行。阳明逆，不得从其道，故不得卧也。《下经》曰：胃不和则卧不安，此之谓也。

——《素问·逆调论》

年近七旬的洪奶奶走入杨叔禹中医工作室，显得焦虑不安，自述被睡眠问题困扰许久。

洪奶奶主要有以下症状：入睡困难，易醒，胃痛，呃逆，反酸。平素怕冷，容易疲劳，口臭，眼睛干涩，二便调。

洪奶奶夜间常常因胃痛而醒来，《黄帝内经》言道："胃不和则卧不安。"仔细询问得知老太太平素因家中事务思虑繁多，中医学认为"思则气结"。气机不畅导致胃气郁结，不得顺降，所以胃痛、呃逆、反酸；气结日久则郁而化火，所以口苦，眼涩，难以入睡。

治疗上除了和胃降逆，清热安神，还应配合调畅情志，可选用"和胃方+清神方"联合治疗。

复诊时老太太述胃痛、不寐已较前改善，长期的不适症状终于有了好转，十分高兴。杨师效不更方，续前处方巩固治疗。

按　语

本案老太太主要以睡眠与胃肠道症状表现为主，但细问之，却与情志关系密切。杨师在临床发现睡眠、情绪、胃肠道症状常常合并出现，且三者之间相互影响，互为因果，称之为"睡眠—胃肠—情志症状群"。杨师认为三联症状群已涉及心与身，应以"心身共治，形神同调"为原则，"调畅情志，疏通气机"为治法。结合临床工作经验，杨师在黄连温胆汤、酸枣仁汤、逍遥散、升阳益胃汤、柴加龙牡汤等经方基础上进行加减，拟有"清神方、育神方、升脾方、降胃方、镇神方"等疏泄方系列。每每联合共用，使情绪、失眠、胃肠道症状同调，常获良效。

文/许莹莹

失眠烦躁的中药"可乐"——甘麦大枣汤

"我经常莫名其妙地就会哭。"——这是一位肿瘤术后患者的主诉。

58岁的张女士，2年前确诊肿瘤后，经历了手术以及多次化疗，身心俱疲。原本开朗善谈的性格也慢慢转化为忧郁沉闷。时常不自主地悲伤，同时伴有失眠多梦、头晕、口苦咽干、心烦急躁、乏力气短、便秘等症状。舌质淡红，苔薄白，脉弦细数。

"由于肿瘤本身，以及手术、化疗等治疗对患者造成的身心创伤，使机体出现应激反应，容易产生焦虑、抑郁等负面情绪，这就是我们常说的疏泄病。张女士因为疾病导致情绪焦虑，从而肝郁化火导致心脾两虚，治疗除了补益心脾，更应疏肝解郁，养心安神。甘麦大枣汤就是所谓的心药。"杨师对同学们说道。

服药一周后，张女士症状减半，嘱其续服一周，巩固疗效。

> **按 语**
>
> 甘麦大枣汤为汉代《金匮要略》方，由甘草、小麦、大枣三味药组成，善治妇人脏躁。组方虽简，用之得当，可愈疑难病。本患久病，脏阴不足，加之忧思过度，疏泄失职，引发一系列躯体症状，即心身病。临床除了药物之外，应积极引导患者调整心态。而甘麦大枣汤正是补养五脏、调和阴阳的经典心药。

文／何桂凤

百病生于气，轻松治疗"肝胃气"

"杨医生，我食欲减退、胃胀、反酸1年多了，吃了好多药都没效！中医有办法吗？"

53岁的章女士，并没有发福的迹象，纤瘦的身材，暗无光泽的肤色，萎黄的面容，一望而知，大概是气血不足、肝郁脾虚之象。

果不其然。章女士从包里掏出一个小笔记本，上面密密麻麻罗列了好多症状：食欲减退、胃胀、胃痛、反酸、烧心、呃逆、嗳气、腹胀、肠鸣、便溏、失眠、疲倦、盗汗等等。各种检查报告单：胃镜检查提示浅表性胃炎，肠镜提示结肠炎……章女士吃过奥美拉唑、铝碳酸镁（达喜）、多潘立酮等一大堆的药。

杨师耐心细致询问章女士的病情，尤其是对她的心理、情绪、睡眠等特别关注。

仔细诊查她的舌脉：舌胖，边有齿痕，舌质淡暗、苔黄腻偏厚，脉弦。

杨师对同学们说这是典型的"肝胃气"。

"百病生于气啊！有什么怨气要说出来，可别憋闷在心里。"遇到这类患者，杨师往往不是埋头开药方，而是用幽默的、温暖的、宽慰的话语疏导患者。

气血冲和，百病不生；怒伤肝，思伤脾。生气、郁闷、纠结、思虑过度，就易肝气郁结，不得舒展，肝气横逆犯胃，脾气当升不升，胃气当降不降，就会出现"肝胃气"一系列症状。

"我们先用逍遥散、左金丸等经方为底，把肝气疏通开了，肝火泄下去了，胃气自然就舒展了！"杨师说道。

一周后，章女士复诊，人已经"逍遥"了，食欲有了，睡眠深了，反酸、呃逆、腹胀等症状也明显改善了。

1个月后，再见章女士时，浑身散发着广场舞阿姨特有的精气神。

按　语

"肝胃气"是当今社会的常见病。在杨叔禹工作室门诊，经常看到这些因为压力、烦恼、忧郁、焦虑引起的心身疾病。杨师称之为"疏泄病"——涉及高血压、糖尿病、癌症、睡眠障碍、消化功能紊乱、勃起功能障碍、月经失调等疾病。

杨师针对这类患者，研制了"疏泄免煎系列方"，方便携带、服用，免去煎药的麻烦，临床收效良好。

文 / 王咏梅

一生气就胃疼，试试疏泄"降胃方"

"杨医生，我胃胀、胃刺痛，手都不敢碰！"55岁的林女士焦急地说道。

"何止啊，还有反酸、嗳气，大便不成形，入睡困难。最重要的是还老跟我发脾气。"一旁陪同的丈夫说道。

"夫妻俩多沟通交流，不愉快的事情解决了，胃痛也就好了一大半了。"杨医师笑着说。

"情志不畅，最容易累及胃肠道和睡眠，出现胃痛、失眠等症状。中医讲'形神一体'，情志不快，身体也不能舒畅。"杨师对同学们说。

我们先用"降胃方 + 升脾方"，缓解胃肠道症状，再考虑如何调畅情志，治病求本。

7天后复诊：林女士的胃痛发作次数已从每天1次减少至每周2～3次，反酸症状也较前减轻，大便已成形，但仍有胃脘及两胁下胀痛，饥饿感，入睡困难，舌红脉细症状。

"这是有胃火的表现，可在'一贯煎'基础上，配合祛风理气药物，以疏畅气机。"杨师告诉同学们。

再次复诊时林女士的胃肠道症状已基本消失，杨师予原方加减，调畅情志，巩固疗效。

按 语

当机体处于压力、紧张、焦虑状态时，容易出现胃痛，或腹泻，或失眠等临床表现。杨师认为这类疾病，是在情绪应激状态下，机体出现功能失调，包括情绪异常、胃肠道功能紊乱、睡眠障碍、生殖系统等疾病和症状，属于身心疾病，称之为"疏泄病"。其病机与气机不畅、疏泄失职关系密切。临床以疏通气机为法，涵盖疏肝理气、清热除烦、升阳健脾、和胃降逆等综合调治，往往能取得良好疗效。

文 / 蔡妙娜

情绪不好，胃也会"闹脾气"

"我总感觉喉咙里有一股酸水涌上来。"43 岁的刘女士焦急地诉说着自己的病情。

刘女士长期出现胸骨后堵闷、烧灼感，时常有酸水上泛于口中，伴胸闷、恶心，情绪不畅和进食辛冷食物后加重等症状。胃镜检查提示"胃食管反流"，刚开始服用抑酸药物有效，但反酸症状反复出现，不仅带来了情绪负担，甚至影响了睡眠。

"中医学认为胃食管反流属于'吐酸、反酸、嘈杂'等范畴。病位在脾胃，同时与肝关系密切。单从脾胃论治，容易导致症状反复，还要注重解决'内忧外患'。"杨师对同学们说。

"内忧主要指情绪疏泄问题。情志不调会影响肝气疏畅，肝气横逆犯胃，导致胃气不降反升，扰乱心神，故而嗳气反酸，睡眠不佳。可选用'降胃方'疏肝和胃，并嘱保持心情舒畅。外患则与生活方式相关，例如不宜进食难消化、脂肪含量过高的食物，适当调整睡姿等。"杨师接着说。

服药2周后，刘女士反酸、食管烧灼感改善明显，杨师嘱其续服1周，巩固疗效。

按　语

杨师常常叮嘱患者，当你情绪不好时，胃也会"闹脾气"！临床上情绪不畅、脾胃不和、失眠的症状常常合并出现，治疗上从疏泄入手，调身治心，常获良好疗效。本案虽以"反酸"为主症，但情绪对脾胃、心神影响明显，把握内在情绪因素、外在生活方式，综合调治，效果明显。

文 / 何桂凤

胃胀烧心可能是情绪引起的

"杨主任啊，我最近被这个胃病折腾得太难受了。自从去年做完无痛胃镜后，就感觉胃不舒服。经常有烧灼感，还容易胃胀、呃逆、嗳气！大便也一直不成形，老爱拉肚子，您说这可咋办呀？"36岁的赵先生还没坐好，就迫不及待地向杨老师诉说。

"别担心！平常工作紧张吗？"杨师问道。

"我这个行业确实压力偏大，要经常熬通宵做项目，最近脾气反复，有时急躁，有时又很焦虑。"赵先生回复说。

"现代人的生活节奏快，工作生活压力大，潜移默化中影响人们的情绪。而这种不良情绪积攒日久，长期得不到发泄疏解，就会导致脏腑功能失调。这就是中医学说的'疏泄失调'。"杨师对同学们说道。

杨师认为赵先生的胃肠问题，虽然是脾胃升降失调所致，但其根本原因是全身气机疏泄不畅引起的。故治疗以调畅气机为主，可用"升脾方+降胃方"以升阳健脾，降逆和胃，疏理气机。

经过2周的治疗，赵先生症状有了明显的好转。胃胀、呃逆和嗳气的频次减少了，大便也逐渐成形。嘱其继续使用前方治疗，同时注意调畅情志。

> **按 语**
>
> 情志致病在古文中早有记载，中医学认为肝主疏泄，主调控情志，脾胃为气机升降出入之枢纽。如果长期处在高压状态下，很容易引起情绪失常，久则出现疏泄失调，继而影响脾胃功能，引发胃肠问题。临床治疗，除了对症处理胃肠症状，情绪的药物与自身调控显得更为重要！杨师临床上运用升脾方、和胃方、清神方、养神方等系列方剂，整合治疗该类疾病，效果令人满意。

文/占娜

爱生气的胃

在杨医生的门诊中，胃病很常见，病因虽不尽相同，但跟情绪关系很大。

林女士反复胃部不适2年多，胃镜检查提示"慢性非萎缩性胃炎"。虽没有什么大问题，但却辗转多家医院，尝试中西医治疗，始终效果不佳。

林女士情绪低落，稍显不耐烦地应答着问诊，言语间不抱有信心。

"胃病不是疑难杂症，心情不好也可能是诱因。"杨师安慰道。

详细问诊后了解到林女士胃脘部常胀闷作痛，发作时连及两胁，嗳气频繁。还有口苦、大便不畅等症状，情绪不佳时明显加重，严重影响睡眠。

结合舌脉征象，杨师考虑先从调畅情志入手来治胃痛。

《黄帝内经》中提到，"百病生于气也"。异常的情志变化可导致机体气机失常，从而引起脾胃等脏腑功能失调。调畅情绪是关键，药物治疗是辅助，自我的情绪调整比药物治疗更为重要。

杨师以柴胡疏肝散及半夏泻心汤为基础方加减，配伍健脾行气药物，嘱患者规律服药，调畅情志，忌食辛辣油腻。

1 周后复诊，服药后胃痛较前改善明显，林女士心情愉悦了很多。杨医师嘱其续原方再服 1 周，观其疗效。

按　语

随着现代经济的快速发展，压力与时代节奏成正比，大部分人没有时间与途径及时倾诉内心的苦闷。诸多情绪难以发泄，持续时间过长，无法正常释放时，可导致脏腑功能失调而致病。杨师从情志入手调理脾胃病、失眠病等心身疾病，效果较好。

文 / 何桂凤

反复失眠怎么办？

《中国成人失眠诊断与治疗指南（2017 版）》的流行病学调查显示，中国超过 45.4% 的被调查者在过去 1 个月内经历过不同程度的失眠。

中医学认为睡眠是人体调节阴阳、适应日夜变化规律的重要生理活动。造成失眠的因素有多种，如饮食不节、情志失常、劳逸失调、病后体虚等。而长期失眠可引起多脏器功能紊乱，生活质量降低，失眠已成为目前人类生命健康的慢性杀手。

35 岁的罗女士，长期睡眠不足，备受困扰，头部抽痛感频发，失眠后加重，伴有心慌、疲乏等诸多不适，已严重影响到工作与生活。

杨师根据罗女士的情况，选用"清神方＋育神方"治疗。服药3天后，患者即来电，欣喜告知睡眠明显好转，其头痛、心慌、疲乏等症状亦有相应改善。经过1个月的治疗，罗女士喜上眉梢，往日的愁苦面容已经不见，并逐步恢复正常的工作生活。

失眠的发病机制尚未完全明确，目前现代医学对失眠的治疗方案多以镇静安眠药为主，虽然短期疗效明显，但长期服用容易产生依赖等副作用。

杨师从医40年，治验丰富。临床诊疗中发现睡眠的问题常常与情绪相关，属于心身疾病，称之为"疏泄病"。杨教授认为"疏泄病"的病机是气机疏泄失常所致，临床从调心养身、疏通气机入手，运用"疏泄方"治疗，常常能达到满意疗效。

文／林姗颖

"神经衰弱"的林先生

63岁的林先生，愁眉锁眼地走进诊室。刚一坐下，就唉声叹气地诉说起自己的诸多不适。

林先生深受失眠困扰10余年，平时依赖口服安眠药物，才能勉强入睡。但随着时间的推移，安眠药的药效越来越弱，睡眠时间逐渐缩短，还伴随着胸闷、肩背僵硬、口干口苦等诸多症状。这些都极大影响了林先生的生活质量，更让林先生觉得自己已经"神经衰弱"了。

"杨医生，我已经好长一段时间没睡过一顿好觉了，现在觉得自己哪里都难受！"林先生愁眉苦脸地说道。

"失眠是一种非常常见的病症，林先生长期备受失眠困扰，结合现在的临床表现与舌脉，属于本虚标实。治疗上以祛实为主，辅以补虚。我们用清神方清热化痰理气，再配合育神方养血安神。在中药治疗过程中，还需要注意静心养神，调畅情绪。如果睡眠时长稳定，安眠药物可逐渐减量。"杨师说道。

"现在，安眠药只吃 1/4 片，睡眠质量和以往相比，明显地改善了，其他的问题也都在逐渐恢复，真是意外之喜！"经 2 个多月的中药调理后，林先生的脸上逐渐布满了笑容。

按　语

失眠属于慢性病，除了配合药物治疗外，心理和生活上的调控也同样重要。

杨师认为失眠可归属于情志等应激反应引起机体气机不畅的身心疾病。身心疾病治疗上应以身心并调、形神共治为主。临床运用清热化痰、养血安神、疏肝理气等治法，可有效减轻临床症状，改善机体状态，提高生活质量。

文 / 林姗颖

釜底抽薪治失眠

【釜底抽薪】抽去锅底下的柴火，比喻从根本上解决问题。

公元 200 年，曹操率军与袁绍在官渡决战。在敌众我寡的严峻形势下，曹操并没有与袁军正面交锋，而是奇袭了袁军的囤粮重地——乌巢，致使袁军军心动摇，全线溃败。曹军从而赢得官渡战役。

分享一则医案：

龚先生，52 岁，长期嗜烟饮酒。近半年来出现严重失眠。除先后用过安神、滋阴、清热等中药外，又服用艾司唑仑治疗，效果都不明显。近 1 周来，艾司唑仑增至 2 片，仍无法入睡。遂求诊于杨叔禹医师处。

患者自诉入睡困难、多梦、早醒，伴心烦、头重，舌体胖、舌质暗、苔黄厚腻，脉弦滑。

杨师考虑患者因长期嗜烟饮酒，导致湿热内蕴，痰热内扰，遂给予黄连、黄芩、竹茹、天竺黄、姜半夏、白术、苍术、薏苡仁、茯苓、灯心草、生大黄等化痰祛湿，清热安神。患者连服 10 剂，睡眠渐渐恢复正常。

按　语

此案杨师一方面以黄连、黄芩、竹茹、天竺黄"清上"，配合温胆汤以及白术、苍术、薏苡仁等健脾燥湿化痰而"畅中"，将湿邪与热邪"分割包围"，使"湿去热孤"；另一方面，考虑到湿热痰浊胶结难解，仅从上、中焦而治，恐邪强药缓，加用生大黄"通下"，意在"不敌其力，而消其势"，泻下再开祛邪通道，以奏釜底抽薪之功。

文 / 苏美梅

8 元小药方，治好了林女士的失眠

2019 年 4 月 8 日，32 岁的林女士因"反复失眠 1 年余"前来杨叔禹中医工作室就诊。患者经多方诊治，睡眠改善仍不明显，十分苦恼。

原来林女士工作压力大，导致入睡困难，眠浅多梦，甚至彻夜不眠。还伴有双眼干涩、口苦、食欲差、反酸、便秘等症状。平素情绪波动明显，易受惊吓，悲伤欲哭。

"林女士失眠的原因是思虑伤脾、心气不足，我们要给林女士调补心气。"杨医师边说边开了 6 味中药组成的小药方，让林女士回去吃药，放松心情。

"杨医生，你这药这么便宜，会不会有效果啊？"林女士急匆匆跑来问道。

"有的！你放心吃！"杨师回答道。

原来杨师开的中药一剂才8.2元！林女士将信将疑地回去了，1周后复诊，困扰林女士1年多的失眠解决了，而且她的情绪也比以前稳定多了。

按 语

这张8元的小药方，是著名的经方——甘麦大枣汤。

甘麦大枣汤，载于汉代张仲景《金匮要略》一书，用于治疗"妇人脏躁，喜悲伤欲哭，象如神灵所作，数欠伸"。处方只有小麦、甘草、大枣三味药。

而甘麦大枣汤中的淮小麦属药食同源药物，系禾本科植物小麦成熟饱满的果实，主产于江淮地区，性味甘凉，归心肝二经。《金匮要略心典》云："小麦为肝之谷，而善养心气"，具有养心补肝、安神除烦之效，是一味既实用又便宜的好药。

杨师临床遣方用药力求简、验、便、廉，多选择价格低廉、效果又好的方药，减轻患者的负担。甘麦大枣汤恰恰就是这样的一类好方。

文 / 李乐

术前术后睡不着，中医治法各不同

4个月前，53岁的王先生因睡眠障碍来诊。

顽固的失眠已经折磨他10多年了。入睡困难、早醒，夜尿频多，夏天怕热多汗，冬天手脚凉等。平日工作繁忙，情绪焦虑急躁……

杨师嘱其口服第一医院的中药制剂胶囊"平堂一号"及"平堂三号"。经过一个疗程的治疗，王先生的睡眠障碍已基本解决，夜尿频多的老毛病也好了。

4个月后，老王又来到杨医师的诊室。

但这次却是因为做了甲状腺结节切除术以后，又出现了睡眠障碍：眠浅、早醒，自汗。

杨师这次开了中药免煎浓缩剂"疏泄一号方"。

学生：同样是睡眠障碍，术前与术后，为什么治疗方法不同呢？

杨师：中医治病，讲究辨证施治，通权达变，千人千面，最忌拘泥。《伤寒论》强调诊治应灵活，"观其脉证，知犯何逆，随证治之"。王先生术前的睡眠问题已历时10余年，久病伤气，久病入肾。证属气阴不足伴有肾虚。故予平堂一号、三号胶囊以补气养阴益肾。手术后损伤气血，血虚神失所养。所以，用养血安神的"疏泄一号方"。

> 平堂胶囊系列为厦门大学附属第一医院院内制剂，是根据杨叔禹医师经验方，采用现代制药工艺制成的胶囊。共有5种。其中平堂一号胶囊具有养阴益气安神的功效；平堂三号胶囊具有温阳益肾、活血通脉的功效。

文/刘无峡

中药解除了困扰她22年的顽固失眠

48岁的陈女士反复失眠22年了。

"杨医生，多少年了！睡不着，躺在床上滚来滚去，好不容易睡着了，一下子又惊醒，心慌，心烦得不得了！"陈女士即使吃安眠药（氯硝西泮）也睡不着。

杨师对跟师临诊的同学们说："患病20多年以来，一定尝试过中西医各种治疗。失眠是常见病，但千人千面，各有不同。我们要抓住特点，进行辨证论治。就是我常说的'抓主症'！陈女士的失眠特点是：惊、悸、烦，这是肝胆郁热的特点，是由疏泄不畅，肝郁日久化火引起。"杨师边说边开了7帖中药水煎剂，并嘱咐陈女士调畅情绪。

　　两周后陈女士的睡眠明显改善，可以"一觉睡到天亮了"。

　　经过6周连续治疗，陈女士的睡眠已恢复正常，而且不需要再依赖催眠药物。

按　语

　　杨师给陈女士开的方子，是汉代张仲景《伤寒论》中的柴胡加龙骨牡蛎汤，是一首临床上屡试不爽的名方。杨老师在原方基础上略为加减，收到良好疗效。现代研究发现，柴胡加龙骨牡蛎汤在治疗睡眠障碍、焦虑症、抑郁症、神经症等方面疗效显著，特别适用于难治性、病程长的患者，但临床应用时应在专业医师指导下使用。

　　【温馨提示】根据杨老师的临床经验，用中医药治疗失眠时，原本长期服用的辅助睡眠的药物如地西泮等，不宜"断崖式"停药，应随着中药起效而"阶梯式"递减药量，以免出现药物戒断反弹症状。

文 / 李乐

梦游症验案：从心出发

　　南普陀中医院门诊，一位12岁的小姑娘，由父母带着来看"梦游"症。

　　小姑娘从小受惊吓后经常做噩梦。4年前，又因"气管内肿瘤"

先后做了 18 次全麻手术。从这以后，睡眠障碍更加严重：多梦、噩梦、梦呓，睡梦中惊坐而起，甚至出现了梦游。

这些年，父母寻医问药，四处奔波。

杨师带领学生们认真诊查，详细询问病史，性情、饮食、二便、舌脉等。杨师认为：按中医理论这是先天禀赋不足，惊恐伤肾；加之长期睡眠不足，肝失血养，为心气不足之证。治以健脾益气，养血柔肝，安神定志，开了中药方 5 剂。

一周后，父母高兴地反馈：孩子服药后，睡眠大大改善！睡梦中自行坐起的次数明显减少，杨师嘱原方续服 3 剂。

又过了 3 天复诊，情况令人欣喜：患者服药后梦呓频率已减少到每三四天才发生一次；梦中惊坐、无意识睁眼等症状已基本消失。

杨师继续原方加减，嘱再服 7 剂巩固疗效。

按 语

本案系因经受多次手术麻醉后出现惊悸、梦呓，甚至梦游。杨师认为这与小儿形神未备，脏腑娇嫩，易受惊恐扰神有关。心气不足，心血亏虚，治以养心安神，辅以健脾，助气血化生以养心。

文 / 关少华　林琳

6 剂中药，解除严重失眠的困扰

2020 年 6 月 10 日，25 岁的小林来诊，他已经被严重的失眠整整折磨了 2 个多月了。

小林是应届毕业生。疫情防控期间，他承受着毕业、择业和考研的多重压力，开始出现入睡困难症状，甚至彻夜难眠，还伴有口干、口苦及焦虑烦躁等症状。痛苦不堪！

"不必苦恼，失眠会治好的。我们来帮助你！"杨师语气坚定地安抚小林。

杨师还耐心教导小林，要学会如何放松、释放和转移压力。

杨师认为，小林同学的失眠跟心理压力和情绪有关。情志无法正常舒展，郁而化火，郁热扰神，导致失眠。我们就用"疏泄零号"来给他疏肝气、降肝火。

服药1周后，小林同学的睡眠明显改善，不用半小时就能入睡，口不苦了，也不烦躁了，轻松了许多。效不更方，续服1周巩固疗效。

按 语

杨师认为失眠属于"心身疾病""情志疾病"。临床治疗时除了关注病情本身外，还应注重调整患者的心理状态。提倡"形神一体""心身共治"的治疗理念，从"调心、调神、调疏泄"入手，并研制了疏泄系列方，在临床中辨证运用，往往收效明显。

文 / 李乐

未用一味安神药，10 年失眠 7 剂愈

56岁的郑女士，因"入睡困难10余年"，前来杨叔禹中医工作室就诊。平时入眠需要1～2小时，还伴有心烦，便溏，舌体宽、边有齿痕、舌质暗红、苔微黄腻，脉弦细等症状。

杨师临床治疗失眠，并非一味运用安神药，而是辨证论治，随证治之。郑女士入睡困难、心烦、脉弦，可辨为肝郁；便溏，舌宽有齿痕，脉细，是肝郁疏泄失常而致的脾虚表现。予经典名方"逍遥散"加减治疗。

连服 7 剂后，现入睡多在半小时内，余症也较前缓解。

杨师告诉同学们："本案选用逍遥散加味，虽未使用一味安神之药，亦能获良效。方中以柴胡、薄荷疏肝，用炒白术、茯苓健脾祛湿，湿去脾健，少佐当归以养肝，使疏泄复常，则阴阳得以相交而改善睡眠。"

> **按　语**
> 临床中，不可拘泥于一方或一种治法，须注意灵活变通、随诊治之，方可效如桴鼓、覆杯而愈。

文 / 陈弼沧

失眠之治——安神与调气同步

44 岁的林女士，因为长期"倒夜班"而备受失眠的困扰。症见：入睡困难，眠浅易醒，醒后难入睡，多梦等。随着时间的推移，甚至逐渐出现心慌心悸、胆战心惊、乏力等情况。

"有时候睡着睡着就会突然被吓到惊醒过来，以前只有夜间会发作，现在有时候白天也会出现！人越来越没有精神，真是急死我了！"诊室里，林女士焦虑地说道。

杨师经详细问诊后发现，除了失眠的症状外，林女士平时还有大便溏结不调、胃口不佳等不适。

"你别担心，我们把你的脾胃、睡眠调养好，你的精神就上来了。"杨师安慰道，并开出"升脾方 + 镇神方"的合方治疗方案，并嘱林女士要注意调畅情志，清淡饮食，作息规律。

经半个月的调理后，林女士的失眠的症状已经明显改善，容易受惊和大便不成形等症状也随之缓解。

针对林女士的失眠，杨师将养脾胃、调中气与重镇安神相配合，对伴有惊悸惊恐的症状有极好的疗效。一方面调理脾胃以助气血运行以治其本，一方面养心收敛安神以治其标，标本兼治，则事半功倍，一箭双雕。

"升平方"和"柴龙方"都是疏泄免煎系列方中方剂，其中"升平方"是升阳益胃汤加减，通过益气升阳、清热除湿之功以调理中焦脾胃气机，使全身气机调达，气血通畅，从而振奋人体正气以助病邪外除，又称升脾方。"柴龙方"是柴胡加龙骨牡蛎汤，攻补兼施，寒热并调，并有重镇安神、收敛潜阳之功，又称镇神方。

文／林姗颖

"益气养血，健脾安神"治失眠

53岁的唐女士，闷闷不乐、略显抑郁地诉说着自己的病情，原来唐女士有20多年的失眠史，特别渴望能够美美地睡上一场好觉。

最开始是因为情绪波动过大出现入睡困难，有时彻夜未眠。随后开始服用安眠药，并且逐渐加大剂量，虽然入睡困难有所改善，但仍眠浅易醒、早醒，醒后仍难以入睡，还有大便不成形、舌头胖大、舌边齿痕等症。

"这是典型的虚证，可以用养血安神、益气健脾的方法来治疗，就用升脾方＋养神方。"杨师说。

"你不要担心，我们一起努力，这个药方就是为了治疗你的失眠和便溏的问题，但是你的病和情绪也有很大的关系，平时一定要保持心情的愉悦。"杨师耐心地和唐女士解释道。

复诊时，唐女士的睡眠有了明显的好转，大便也基本成形了，自诉心情比之前好了很多。

> **按 语**
>
> 阴阳平衡是人体正常活动的关键。唐女士主要是因为久病体虚，心血不足不能充养心神，使阴阳失衡，所以才有这些不适表现。杨师让患者通过早上服用升脾方来提振阳气，晚上服用养神方来养血安神，使睡眠安稳。如此一升一降，使阴阳重回平衡，诸症则解。

文 / 袁琪

柴胡加龙骨牡蛎汤医案一则

现代生活节奏快，精神压力大，失眠似乎变成了常有之事。

林女士诉说着自己睡眠差，入睡困难，辗转反侧，噩梦繁多，服安眠药效果不佳。

林女士面色萎黄，两目少神，询问后得知，因长期工作压力大、家庭失和等，睡眠问题逐年加重，还伴有口干、口苦，食欲减退，眼睛发胀，易怒等不适。

"严重的失眠显然与情志不调密切相关，肝气不疏，郁而化火，气火相交，心神被扰，因此产生入睡难、多梦胆怯等表现，治疗上以疏肝解郁、重镇安神为主，选用经典名方柴胡加龙骨牡蛎汤加减。同时注意调畅情志，清淡饮食。"杨师说道。

1 周后复诊，睡眠显著好转。林女士面色红润，高兴地说："多熟睡了好几个小时，整个人都不一样了！"杨医师仍以上方加减，继服 7 剂。

文/何桂凤

反复胃痛 18 年案

徐女士，52 岁，以反复上腹痛 18 年，加重 3 周为主诉就诊于杨叔禹中医工作室。

患者 18 年前因为"胃溃疡穿孔"行"胃大部切除术＋十二指肠修补术"，后胃脘常反复隐痛，进食后可缓解。3 周前无明显诱因开始出现胃脘剑突下胀痛，伴左侧肋部胀痛，全身不固定部位阵发性刺痛，纳少，无反酸、嗳气，大便正常，寐可。舌暗红，苔黄腻，脉弦。

这是属于脾虚肝乘证的胃痛，治以疏肝健脾，行气止痛。

处方：炙黄芪，桂枝，生白芍，延胡索，川楝子，茯苓，炒白术，麦芽，厚朴，枳壳，槟榔，炙甘草。7 剂，水煎内服，三餐饭后温服。

二诊随访：7 服药后未再出现腹痛，纳寐可，二便调。

按 语

杨师治疗胃痛，临床注重"辨虚实、辨脏腑、辨急缓"。本例患者患胃病 18 年，长期药食损伤，辨证以脾胃本虚为主，治以黄芪建中汤；再辨病位，土虚木乘，肝气横逆，病位涉及脾、胃、肝，在健脾胃同时，配伍川楝子、麦芽疏肝，旨在疏肝气以防，健脾气以固本；胃痛治当分标本急缓，本患者疼痛考虑和脾虚、气滞等有关，故在健脾理气同时，采用芍药甘草汤缓解止痛；久病多积，察患者舌苔黄腻，且有纳少的表现，考虑食积化热，故加用炒麦芽、槟榔运脾化积。全方和合，肝气得舒，脾气以健，胃气和降，标本兼顾，即获良效。

围魏救赵之疏肝理气治胃痛

【围魏救赵】公元前353年，魏将庞涓率重兵围攻赵都邯郸。赵国向齐国求援。齐军统帅孙膑，并没有直驱邯郸城下与魏军决战，而是直扑兵力空虚的魏国首都大梁，从而迫使魏军主力回援。而齐军又在中途设伏，大败魏军，赵围遂解。

《孙子兵法·三十六计》曰："阴阳燮理，机在其中。"临证如临阵，用药如用兵。临证之时，引入并灵活运用兵法思维，可于纷繁复杂之中抓住主要病机，从而提高疗效。

让我们一起看看杨师是如何在临证中"围魏救赵"的。

一患者被诊断为胃癌，行胃大部切除术。术后出现反复上腹痛伴腹泻。前医辨证为"脾胃气虚"，予党参、黄芪、山药、白术、茯苓、芡实等中药健脾止泻，并配合服用止泻西药，服药月余，疗效不显。遂求诊。

杨师认为：从表面看，腹痛、腹泻症状是胃大部切除术伤及脾胃之气所致。但详细分析症状和脉象后发现：腹痛部位游走，无明显压痛点；痛后即泻，泻后痛减，并伴有肠鸣矢气；症状每因焦虑、抑郁加剧；脉弦。故判断腹痛、腹泻实由患者罹患胃癌，精神压力大，导致肝气不舒，肝郁犯脾，脾失健运所致。治疗时应针对肝气郁结这一病因，以中药疏肝理气，同时积极配合心理疏导进行"围魏"，从而达到恢复脾胃健运这一"救赵"的目的。

方拟疏肝健脾的痛泻要方加减，药用白术、白芍、陈皮、防风、柴胡、郁金、香附、川楝子、延胡索等，并配合积极的心理疏导。患者服药15剂后愈。

按　语

"围魏救赵"启发我们，要善于抓住疾病的"主症"，即根本矛盾。例如通过补肾气以敛肺气治喘，通过滋肾水以降心火治失眠，通过补肾阴以平肝阳治头痛眩晕，通过清肝火以降肺气治咳嗽等等，都类似于"围魏救赵"之策。

文 / 陈弼沧

寒热异其气，并行不相悖——慢性腹泻案赏析

杨女士，37岁，初诊时间2016年9月21日。

主诉：反复大便不成形4年。

现病史：杨女士近4年来常大便溏泄，便前腹痛，便后痛缓。遇冷及进食油腻复作，每日2～5次，每至秋冬症状加重，伴畏寒肢凉，口干欲饮，偶发头晕。舌边尖红，苔黄厚腻，脉沉细。

杨医师望闻问切后，分析道：便溏，腹痛，遇冷、进食油腻辄作，证属脾虚湿阻；畏寒肢凉，秋冬加重，脉沉细，属脾肾阳虚。治宜健脾温肾，应首选附子理中丸。

但因兼见口干欲饮，便前腹痛，窘迫难忍，舌边尖红，苔黄厚腻等，显然是兼有湿热，湿阻气机。

由此辨证为脾肾阳虚，湿热内困。治应先清湿热，健脾气。

处方：党参、茯苓、炒白术、白扁豆、陈皮、山药、莲子、干姜、桂枝、姜半夏、黄连、栀子、炙甘草。7剂，水煎服，日1

剂，温服。

二诊：腹泻次数减少到每日 2～3 次，热象已减，湿气渐退。但因病久，脾胃虚寒为本，故以理中丸加减治疗。2 周后大便成形，诸症俱消。嘱以附子理中丸续服至开春。

学生：患者脾肾阳虚，而一诊方中，用黄连、栀子，大苦大寒之品，为什么非但未见伤阳，反而病情明显缓解？

杨师：一诊标本兼顾，方选参苓白术散合清中汤，以健脾、化湿为主，佐栀、连苦寒清热燥湿，使"湿去热孤"。同时还可克制桂枝、干姜等温热药。

黄连、栀子性寒味苦，清热燥湿，厚肠胃；桂枝、干姜性温味辛，温阳化气，健脾胃。寒药与热药，各行其道，各司其职，各异其气，各奏其效，并无碍胃伤脾之虑。

《伤寒论》所载 113 方中，寒热并用者多达 53 首，如乌梅丸、半夏泻心汤等。经方中寒热并用已成特色。

如尤在泾《伤寒贯珠集》所说："寒热异其气，生熟异其性，药虽同行，而功则各奏，乃先圣之妙用也"。热药不妨碍热邪，寒药不妨碍寒邪，分途施治，同时奏功，和解寒热，调和阴阳，仲景用药之妙，独具匠心。

东汉至今已数千载，人类生活环境屡经变迁，病因、病机也愈加复杂。临床上许多病症，往往是寒热并见，法据证立，寒热并用，攻补兼施，正是中医学辨证灵活之体现。

文 / 杨光

经方调升降治胃脘痛

王女士，48 岁，初诊时间 2018 年 9 月 10 日。

主诉：反复胃脘胀痛 3 年。

现病史：患者3年来反复出现胃脘胀痛，以餐后明显，伴反酸、恶心欲呕；喜太息、易抑郁，下肢乏力，纳少，寐可，大便1～3次/日、偶不成形，小便调。舌体胖、质淡、边有齿痕，苔白厚，脉弦滑。

处以四君子汤合半夏泻心汤加减（生晒参6g、茯苓10g、炒白术6g、炙甘草10g、姜半夏12g、黄连3g、黄芩10g、干姜10g、白扁豆6g、大枣10g、陈皮6g、生姜10g、吴茱萸6g、生白芍6g）7剂，水煎服，日一剂，温服。

随后3次复诊，在首诊处方基础上稍作调整，28剂后症状十去其八。

分析：胃脘胀痛3年，久病多虚，气机升降失调，不荣及不通则痛；饱餐后气机壅滞更甚、中气亦耗，故胃脘胀痛更甚；中气亏虚，胃失和降，致胃气上逆，故恶心、欲呕；中气下陷，脾病多湿，运化失常，则便多、不成形；是谓清气不升，浊气不降；舌苔白厚、脉弦滑皆为中气亏虚，痰湿内阻之征象。本病以中气亏虚为本，痰湿为标，气机升降失常为机，方拟半夏泻心汤合四君子汤加减，治以升清降浊，调畅气机。诸方合用，使中气复健，气机升降复常。

> **按 语**
>
> 杨师重视中焦脾胃，推崇李东垣"内伤脾胃，百病由生"理论。结合《圆运动的古中医学》中所述"中焦如轴，四维如轮，轴运轮行，轴运轮灵"，临证强调扶中气、调气机，复升降。而临床中胃脘胀痛多以邪实阻滞多见，常以理气和胃止痛为治法。本案却始终抓住中虚的本源，胀不忌补，以补中气为主，佐以调气机升降，使中气复运，脾升胃降、肝气疏泄转常，而病退。

文/徐翔斌

"疏泄方"治好了 20 年的老胃病

跟随杨老师门诊。纪先生满脸愁容地诉说："我这老胃病，反反复复快 20 年了！吃了几箩筐的药也没好！怎么办？"

杨师带着我们细致诊查患者。

纪先生胃痛反复发作 20 年，做过多种检查，胃镜提示"慢性非萎缩性胃炎"，用过多种中西药物，时好时坏，反反复复。

最近，因为烦心事多，胃疼加重，伴有胃胀、反酸、烧心、便溏等症状。

"这里疼吗？"杨师让纪先生躺好，搓热了双手，边触诊边问。

"对！就是这里，按了更疼！"纪先生回应道。

"这是'虚实夹杂'之证，我们治疗应当标本兼顾。既要和胃止痛，急则治标，同时，还要柔肝健脾温阳以治其本。"杨师一边讲，一边开了"疏泄二号方"和"疏泄五号方"。

服药 1 周后，纪先生胃胀痛、便溏明显缓解，但仍有点儿反酸。

"中医学认为，反酸与肝火有关。情绪郁结能影响肝的疏泄。"杨师跟同学们说。

杨师叮嘱纪先生：平时除了注意食饮有节、起居有常、不妄劳作外，尤其重要的是要保持精神愉快、情绪舒畅。中医学认为，情志与脾胃功能关系密切。疏泄功能正常，消化运行无虞！

心情舒畅，就是最好的"养胃药"！

文／蔡妙娜

是脾病，还是胃病？

2019 年 9 月 23 日，在杨叔禹中医工作室，郭女士诉近两月胃脘胀闷不舒服，吃点豆子、地瓜就反酸水，换成瓜果、凉茶就更难受，还伴有咽喉异物感、咽干症状，口含话梅才会缓解，非常苦恼。

"有食欲吗？想不想吃饭？"杨师问道。

"有食欲，想吃！很容易饿！但吃后就胃胀。"郭女士说。

"排便顺畅吗？"杨师接着问。

"顺畅，但大便总是不成形。"郭女士回答道。

杨师望舌把脉后，对学生们讲：中医学认为是否能食是胃气强弱的表现，机体消化吸收功能的好坏是脾气强弱的表现。郭女士有食欲，容易饥饿是"胃强"；食后腹胀、大便不成形是"脾弱"，典型的"胃强脾弱"。我们就用升阳益胃汤加减，扶脾阳，泄胃火。

1周后，郭女士来复诊，说服药后胃胀、反酸、便溏等都明显改善。杨师又在原方基础上加减，嘱其续服巩固，随访数月，病情未再发。

按 语

杨师门诊，经常通过询问患者"想不想吃饭、胃口好不好"来观察脾胃的强弱。脾胃是后天之本，脾胃功能的好坏，是影响患者营养状况的关键。中医学认为胃具有接受和容纳饮食水谷，以及消化食物的功能；脾具有对食物进行消化、吸收，以及输布水谷精微以营养全身的功能。临床上需要辨清是"胃强"还是"脾弱"，遣方用药时才能对号入座。郭女士胃的腐熟功能过于亢进，表现为反酸、容易饿；脾的运化功能羸弱，表现为食后胃胀，大便不成形，是典型的"胃强脾弱"表现。治疗上除了和胃泻火之外，还要注重补气健脾，才能避免复发，以绝后患。

文／蔡妙娜

十年便秘，一招解除

"医生，我总是便秘，排便很困难，怎么办？"

原来李女士便秘病史已长达 10 年。大便干结如羊屎状，3～4 日 1 次，不仅排便困难，还容易上火，经常扁桃体发炎。

"便秘在临床是十分常见的症状，李女士便秘病史长，结合她的症状表现，属于虚实夹杂，除了通便以外，还要增液以行舟。"杨师对同学们说。

"我们就用经典名方增液汤加减，再加熟地黄填精益髓，肉苁蓉、当归活血养血、润肠通便，枳壳、厚朴理气。"

1 周后，李女士诉大便通畅了，每天都能排便，感觉通体舒畅、神清气爽。

按 语

久病多虚，患者便秘病史十年，所现诸症，是阴虚引起的虚火上炎。若用清热解毒之法，必会苦寒伤阴，加重病情。其治疗重在养阴增液，佐以理气导滞。增液汤出自《温病条辨》，玄参启肾水以滋肠燥，麦冬、生地黄养阴润燥，使肠燥得润，大便自下，为增水行舟之计。

文 / 张凉凉

胸闷胃胀伴腹泻，"降胃方"药到病除

"医生，我胸口闷闷的，有点痛，会不会是心脏出问题了？"55 岁的徐女士满脸担忧。

根据徐女士提供的检查报告以及西医的诊断，可暂时排除心脏疾病引起的胸闷。

"那我为什么最近老是胸口闷痛呢？"徐女士松了一口气后问道。

杨师仔细询问后发现，徐女士还有胃胀、大便不成形的症状。

"徐女士，你别太担心，我们给你开药治疗，你喝喝看，很快胃就不胀了，胸口也不憋闷、疼痛了。"杨师开了6剂"降胃方"。

一周后，徐女士回来复诊，惊喜地说道："我现在胸口不憋闷了，胃胀也有了明显的缓解！"

杨师又开了6剂"降胃方"，巩固疗效。

> **按　语**
>
> 徐女士虽然胸闷，但还有胃胀、大便不成形等症状，现代医学认为分属心血管、消化等不同系统，但是发生在同一个患者身上，中医可采用"整体观"进行分析和辨证治疗。杨师结合多年临床经验，提出"疏泄综合征"概念，采用"疏泄系列方"，取得良好效果。

文／张凉凉

头晕乏力肚子胀，试试升脾方

70岁的倪女士，迈着蹒跚的步伐，走进了杨叔禹中医工作室。

倪女士10余年来，一直备受高血压病的困扰，伴有头晕、视物模糊、胃胀、消化不良、排便异常、困倦疲乏等诸多不适，不仅严重降低生活质量，对其精神情绪也产生了极大影响。

"平时食欲怎么样？会胃胀、反酸、嗳气吗？"杨师问道。

"这段时间没有胃口，吃点东西就觉得胃里堵得心慌，老觉得吃下的东西不消化。"倪女士答复道。

"大便情况呢？"杨师问道。

"有时候拉肚子，有时候便秘，这消化一不好，就感觉头晕头痛了，一测血压又得升高，烦得很！"倪女士皱着眉头说。

杨师经详细问诊及望诊把脉后，予以"升脾方"。1周后倪女士前来复诊，说她服药后食欲、胃胀、排便异常、头晕等问题均有所改善，更为惊喜的是，这一周的血压比起以往更加平稳。

按 语

中医学认为，脾胃乃后天之本，气血生化之源。若脾胃虚弱，一方面无法从饮食水谷中获得人体必需的精微物质，另一方面容易导致湿浊内生，影响脏腑气机疏畅，不利于机体各脏腑的协调运转。本患虽因高血压就诊，综合年龄、主诉以及舌脉，其血压高乃是脾虚失于疏泄所致。因此在治疗上，唯有重视脾胃气机枢纽的作用，方能标本兼顾，诸症得除。

文／林姗颖

反复胃胀胃痛怎么办？

50岁的吴女士因为胃胀胃痛困扰，多次于当地医院寻医问药。近1年来，随着潮热、盗汗、失眠、腹泻等"更年期症状"的出现，使得吴女士情绪越加烦躁，胃胀胃痛的症状也更为明显，这对吴女士的生活和工作产生了极大的影响。

"这个病对我的影响实在太大了，现在我每天在家都唉声叹气的，吃也吃不下，睡也睡不好，干活都没有以前积极了。"吴女士愁眉苦脸地叹气道。

"你的病和情绪有着很大的关系。你放心！我们一起想办法，但也需要你的配合，平时要保持情绪舒畅，多锻炼。"杨师安慰道。

经详细地望闻问切后，杨师选用"升脾方"来治疗。经 1 月余的中药调理，吴女士不仅消化道症状有所缓解，其潮热盗汗、失眠等问题也较前减轻，气色逐渐好转，笑容也渐渐丰富起来。

按　语

升脾方是杨师根据临床工作经验，在升阳益胃汤的基础上加减化裁而成。升阳益胃汤出自李东垣的《脾胃论》，其创造性地提出"内伤脾胃，百病由生"的理论。

杨师认为，脾胃为人体气机升降之枢纽，唯有解决好脾胃的问题，才能使全身气机畅达于周身，从而气血调达，邪不可干。现代社会生活压力大，极易影响人体情志调节，虽肝主情志，但其他脏腑也会受到情志的影响，加重气机的紊乱。

杨师结合临床实践认为现代人的诸多脾胃症状与"抑、溢、逸"的生活方式密切相关。临床上运用升平方加减化裁，以调治中焦脾胃为切手，有利于疏通全身气机，调畅情志，使气机升降恢复正常，临床每用多效。

文 / 林姗颖

脾胃安，腹泻除

巫女士因既往饮食不洁导致急性肠炎，疏忽调治，迁延日久成慢性腹泻 10 余年，现已严重影响到巫女士的正常生活，其颇为苦恼，故前来就诊。

杨师详细询问后了解到：巫女士每日晨起腹痛欲泻，泻后痛减，大便每日 2 ～ 3 次，质稀不成形。每每饮食不慎或情绪波动，腹泻就会加重。除了腹泻外，还有腹胀肠鸣、食欲减退，多梦易醒，醒后难以入睡等症状，舌质淡红，边有齿痕，苔黄腻，脉弦细。既往查大便常规及胃肠镜检查均未见明显异常。

根据以上情况，杨医师给患者开了 6 剂"升脾方"。

一周后复诊，巫女士面带笑容地诉说自己腹泻情况明显改善，由每天 2～3 次减至 1 次，大便偶见成形，食欲增加，睡眠也较前改善。为巩固疗效，杨师继续守方调整。

按　语

本案患者辨证为脾虚湿盛，且久病肝郁乘脾导致的腹泻。《素问·阴阳应象大论》云："清气在下，则生飧泄；浊气在上，则生䐜胀。"患者脾胃纳运失司，升降失调，清浊不分，而见大便异常。本案病情迁延日久，情绪波动较大，导致肝失疏泄，气机郁滞，乘脾犯胃，故脾胃虚弱，则腹泻易现。

现代人的生活节奏加快，饮食多欠规律，脾胃易受损伤。脾胃为元气之本，故以"升脾方"升发阳气，振奋脾胃运化功能，从而使脾气升而胃气降，以维持正常的升降运动。脾胃得安，腹泻自除。

文／袁琪

泻心方治疗胸背痛验案一则

年过七旬的王先生已经是中医工作室的"熟客"了，这一年来因"失眠、消化不良"的问题多次在我院中医工作室调理治疗。

"以前长期困扰我的失眠、大便不成形问题已经基本好了，这次我又出现了其他问题。"王先生叹气道。

原来王先生一直以来都有胸背部闷痛的问题，但是由于病情较轻，加之平素腹泻、失眠的症状更加突出，所以一直未在意。自从胃肠、睡眠问题解决后，原先不甚在意的症状便逐渐显现。

"我胸背部疼痛已经有 6 年了。在心血管科和消化科都看过了，做了很多检查，医生们排除了心脏疾病，说可能和胃炎有关。"王先生接着说道，"后来医生开了些护胃的药物，间断吃了一段时间后症状有好转一点，但是仍然反反复复，这段时间又加重了，所以我就想着再过来找中医调理下。"

王先生的胸背部疼痛发作时多伴随着食后胃胀、排气增多，还有口干口苦等症状。杨师认为胸背部疼痛与"胃失和降"有关，予"泻心方"治疗。经2周的治疗，王先生的胸背部症状有所好转，发作频率也较前减少。

> **按　语**
>
> 泻心方即半夏泻心汤加减，出自经典医籍《伤寒杂病论》，该方具有补虚泻实、寒热平调、辛开苦降的功效。胃以降为顺，主受纳饮食水谷。若胃失和降，胃气上逆，则易气机不畅，脾胃升清降浊功能失调，谷气不化，元气匮乏，机体便出现病变。
>
> 王先生的胸背痛症状发作时间多与进食后出现的胃肠症状相关，而脾胃为后天之本，气机升降之枢纽。脾胃功能紊乱，则气机不调，血运不畅，加之久病多虚、多瘀，气血无法通达周身，故可见胸背疼痛。泻心方具有调畅气机的作用，气机调达则诸病和解。然其病程较长，气机通畅后，还应补虚通养，方能治本。

文／林姗颖

大便稀溏升脾方

32岁的王先生，因"反复大便稀溏10年"来中医工作室就诊。

王先生因工作关系和强度问题，常常饮食不规律、情绪波动大，身体也日渐消瘦。这10年来，大便反复稀溏的问题一直困扰王先生。他服用过多种调节肠道菌群的药物，但腹泻仍有反复，对生活产生了极大的影响。

　　王先生除了大便溏薄，还有口干、口黏，头晕，疲乏，食欲减退，干呕，平素易起皮疹等情况。结合舌脉征象、体形及生活环境等情况，杨师认为这与王先生平素多思多虑有关，加上饮食不规律，导致脾胃虚弱，可用"升平方"健脾益气，升阳止泻。并嘱其放松心态、加强锻炼。

　　王先生服用 1 周后大便已较前成形，杨师予原方续服巩固，嘱其虽已有初效，但不可掉以轻心，擅自停药。

按　语

　　《黄帝内经》曰："人无胃气曰逆，逆者死。"中医学认为胃气为后天之本。随着生活节奏的加快，饮食不规律和工作压力大逐渐成为常态。长期的饮食不节，会损伤脾胃，导致清阳不升，浊阴不降，容易出现便秘便溏、反酸嗳气、胃胀胃痛等诸多不适症状。情绪是影响气机疏畅的关键，工作压力大引发的急躁易怒、抑郁焦虑、思虑叹息等情形，与脾胃、睡眠等关系密切。结合本案发病特点，治疗上选用经方"升阳益胃汤"加减化裁，温补脾胃，升阳举陷，疏通气机。脾气升则健，浊阴降则顺，一升一降，气机通畅，病必自消。

文 / 许炎鹏

升清降浊治疗长期便秘

　　36 岁的刘女士，1 年多来反复便秘，多摄入水果、蔬菜、蜂蜜等，虽可见效一时，但难除便秘之根。苦闷多时决定寻求中医调理。

　　刘女士面色萎黄，身体困倦乏力，大便 2～3 日一行，性质干燥如球，久未排便亦见腹胀。月经量少，色暗，伴有少量血块。舌体胖，边有齿痕，质暗苔黄，脉弦滑。一派本虚标实之象。

杨师结合病情辨证分析后，予"升脾方+行脾方"，早晚饭后分服，并嘱清淡饮食。刘女士疑惑地问道："我朋友腹泻用的是升脾方，效果很好，我便秘也可以用这个方吗？"

杨师解释道："你和你朋友的症状虽然表现不同，但原因相同，都是脾胃功能失常导致。中医学认为脾具有升清的功能，胃具有降浊的功效。你目前所表现出的症状说明你的脾胃功能受损，治疗上一味强用攻消之法，反而会加重便秘。所以我们以补益健脾为主，配合润下通便之药。"

服药1周后刘女士腹胀减轻，大便较前通畅，纳食有增。嘱其继服1周，巩固疗效。

按 语

中医学认为"清气在下，则生飧泄；浊气在上，则生䐜胀。"脾主升清，胃主降浊，两者对立统一，维持着脾胃功能的正常运行。"升清"则食食物精华上输营养全身，"降浊"则食物残渣可消化排出体外。当气机升降失常，疏泄失调，胃内残渣留滞，腑气不通，气滞湿困，形成腹胀、便秘。当便秘已久，不可一味通腑泄肠，反伤脾胃，而根本在于恢复脾胃升清降浊功能。"升阳益胃汤"加减治疗此类疾病，临床效果令人满意。

文／何桂凤

食欲不好怎么办？疏通脾胃是关键

"他最近两年体重老是上不去，长得这么瘦，饭量又特别小。"一位母亲拉着他的孩子焦虑地说道。

这是一位15岁在校住宿的男生，最近两年感觉胃口比较差，饭量不到同龄人的一半，稍微吃一点饭就感觉肚子胀。

患者最近 3 个月因为经常喝冷饮、奶茶，症状加重，伴有反酸，舌胖边齿痕，舌尖红，苔黄腻，脉滑数。

"患者正处于长身体阶段，脾胃功能尚未成熟，长期的饮食不节，导致湿邪内阻，气机不畅，脾胃运化障碍。加上近期喜冷饮、奶茶等甜腻之品，湿邪郁而化热，所以出现纳呆、腹胀、反酸、舌胖边齿痕、脉滑数的表现。"杨师对同学们说道。

治疗上用"升脾方 + 清神方"，健脾益气的同时，还要清热除湿，并嘱咐患者不喝冷饮、奶茶。

2 周后患者母亲高兴地带着孩子来复诊：腹胀、食欲减退、反酸都有好转，体重还增加了一些，就是大便黏腻。

"这是湿热渐出的表现。"杨师解释道，效不更方，续用 2 周。

1 个月后，电话回访，患者母亲感谢地说道，胃口明显改善，未再发腹胀、反酸，体重较前增加约 1.5 kg。

按　语

现如今，饮食不节的现象十分明显，由其引起的胃病屡见不鲜。杨师认为闽南地区湿热明显，加上饮食不节，易导致湿浊困阻中焦，脾胃运化不开。

临床治疗，不能单纯健脾，还需要配合清热、祛湿、化浊等法。正如清理河道，光增加水量是不行的，还需要去除河道内的污垢，才能让河道畅通，并保持水流清澈。

本例应用升脾方、清神方，用意不单在健脾，梳理脾胃是关键。养疏结合，效如桴鼓。

文 / 林远冰

吃得多还容易饿——原来是胃火在作怪

27岁的何先生，以"消谷善饥10余年"为主诉就诊。

何先生每日需要进餐5～6次，早中晚3餐必须进食干饭方可果腹，且餐间饥饿感明显。就诊前已进行甲状腺功能、血糖等方面检查，均未见异常。

除了多食易饥，尚有口腔溃疡，舌红苔黄等体征。

杨师认为患者为胃火旺盛证，应治以清热泻火，益气养阴，药选石膏、知母、沙参、麦冬、黄连、黄芪等品。

二诊患者惊叹自己多食易饥的症状已经改善七八分，但稍见大便不成形。

中病即止，改用"升脾方"健脾和胃。随访多食易饥基本消失，大便成形。

按　语

胃为水谷精微之仓，具有受纳腐熟水谷的功能，是整个消化功能的基础。本案青年男性，吃得多还容易饿，综合脉证，辨为胃火亢盛，腐熟水谷能力过强，治以清胃泻火，同时配合沙参、麦冬等滋阴悦胃。症状改善后以升脾方健脾和胃，疏通中焦善后。

文／蔡妙娜

补脾益气法治疗糖尿病经验

根据杨师对糖尿病病因病机的特点主要为脾气虚弱的认识，将本病分为糖耐量减低期、糖尿病期、糖尿病并发症期3期，治疗时注意调理饮食、调畅情志，对3期运用不同方药进行治疗。

一、对病因病机的认识

（一）饮食情志失调　导致脾虚

杨师认为，如过食肥甘厚味或偏嗜饮酒，超过脾胃正常的运化能力，便会造成饮食停滞，酿生湿热，日久必致脾气虚弱。现代医学也证实，能量的过多摄入和较少消耗，与糖尿病发病率密切相关。另外，患者精神紧张、情绪波动造成肝气郁结，日久犯脾，也势必导致脾气虚弱。现代医学也证实，精神紧张和情绪波动会引起生长激素、肾上腺素、去甲肾上腺素、甲状腺素的大量分泌，导致血糖升高。正如《素问·奇病论》所说：（消渴）"发病有三：一曰过食肥甘，二曰情志失调，三曰脏腑柔弱"。

（二）病分三期　脾虚为主

杨师认为可将糖尿病的自然病程分为3期：早期为糖耐量减低期（IGT），中期为糖尿病期，晚期为糖尿病并发症期。脾气虚是贯穿3期始终的主要病机。

糖耐量减低期：主要表现为餐后血糖异常升高。此时虽然没有明显的临床症状，但目前普遍将该期视为糖尿病前期，并作为发生心血管病的危险标志。若在此期即予以积极干预，可显著降低患者发生糖尿病和心血管病的风险。杨师认为此期的主要病机为脾气亏虚，饮食入胃后不能正常地"游溢精气……水精四布"，导致餐后血糖异常升高。

糖尿病期：患者主要表现为"三多一少"及其他气虚的症状。杨师认为此期的主要病机为脾气亏虚日久及肾。正如《素问·经脉别论》说："饮入于胃，游溢精气，上输于脾，脾气散精，上归于肺，通调水道，下输膀胱，水精四布，五经并行。"脾气虚弱，不能布津达肺，故见口干舌燥，引水自救，故见多饮；清气不升，水谷精微下趋小肠，渗入膀胱，肾虚失约，故见小便频数，量多味甜；气血生化无源，故见神疲乏力，身体消瘦；食谷自救，故善饥多食；运化无权，故食后腹胀。同时杨师发现许多患者在其血糖不太高时，往往没有"三多一少"的症状，而更多则是以神疲乏力等脾气虚症状为其主要临床表现，这正如施今墨先生所说："三消之表现，仅为糖尿病的一个方面，不容忽视的是糖尿病患者大多具有气短神疲、不耐劳累、虚胖无力或日渐消瘦等正气虚弱的征象，气虚之证的出现系因脾失健运，精气不升，生化无源之故耳。"气虚日久必致阴虚阳虚，不但在临床兼见潮热心烦、夜寐不安、舌红少苔等阴虚的症状和（或）神疲乏力明显、手足不温，或兼水肿、舌淡苔白、脉沉等阳虚的症状，而且导致多种慢性并发症的出现。

糖尿病并发症期：主要表现为出现肾、神经和视网膜等的慢性病变。杨师认为脾肾亏虚日久，无力行水，导致津液停滞，变生痰湿；脾气虚，无力运血，导致瘀血阻滞，无力摄血，导致血行脉外，留而成瘀。从而导致了多种慢性并发症的出现。现代医学研究表明，糖尿病的动脉硬化和微血管病变是各种慢性并发症的基本病理改变，患者普遍存在血流动力学和血液流变学异常，这符合中医"血瘀痰阻"的基本病理表现，大量研究也表明上述病理改变通过化痰活血治疗能得到改善。

二、对辨证论治的探讨

（一）调理饮食　调畅情志

杨师将调理饮食、调畅情志作为治疗糖尿病的基础措施，以求从根本上祛除导致脾虚的原因。对患者饮食总热量、成分、餐次均作详细安排，调理其饮食；对患者进行健康教育，调畅其情志。如患者肝郁明显则采用柴胡、郁金、绿萼梅、川楝子疏肝理气。

（二）治分三期　补脾为主

杨师根据糖尿病的 3 个不同时期，分别制定相应的治疗方法，补脾益气贯穿始终。

早期以补脾益气为主：杨师针对此期脾气亏虚的主要病机制定了以补脾益气为主的基本治法。此期由于没有明显的临床症状，选用补脾药物应遵循"法重补脾气，药用甘柔平"的原则。常用黄芪、白术、茯苓、山药、薏苡仁等，这些中药不仅可以长期服用，并可制成药膳。

中期补脾之时兼顾胃肾：杨师针对此期脾气亏虚日久及肾的主要病机制定了以补脾益气为主配合补肾的基本治法。针对脾肾亏虚有气虚、阴虚、阳虚的不同，分别采用不同治法。对于脾肾气虚的患者，常用黄芪、白术、茯苓、山药、枸杞、芡实、莲子等"轻灵活泼流通之品"平补脾肾；对于脾肾阴虚治疗应遵循"药用轻润尤为贵，但求滋补不为功"的原则，常用生地、麦冬、葛根、天花粉、知母、石斛、山茱萸、五味子等补益脾肾之阴；对于脾肾阳虚，常用熟地、肉苁蓉、菟丝子、补骨脂等温而不燥之品温补脾肾。许多患者常合并有胃脘饱胀、食欲减退、恶心呕吐等症状，杨师认为此系胃失和降的表现，胃失和降不能很好地"游溢精气，上输于脾"，导致"脾气散精"失度，水谷精微运化失常，并影响到机体对药物的吸收，直接导致许多患者久药无效。所以临证之时杨师很重视对患者胃气的调理，常用鸡内金、山楂、枳壳、神曲、麦芽等。

后期强调活血化痰：杨师针对此期脾肾亏虚、血瘀痰阻的主要病机制定了以补脾肾为主加强活血化痰药物的基本治法。活血药常用红花、牡丹皮、赤芍、桃仁、当归、川芎等，中药药理研究表明，这类药能扩张血管、增加血流量、改善微循环、抑制血小板聚集及血栓素生成；化痰利湿药常用半夏、莱菔子、白扁豆、白豆蔻、泽泻、僵蚕等。

（三）整体和局部辨证相结合

杨师在临证之时强调进行整体辨证论治，力求全面地改善患者的临床症状和各项异常的理化指标，提高患者的生存质量。对于某些学者片面地追求降低血糖指标，临证之时大量地使用天花粉、麦冬、知母等有降糖作用的中药，杨师认为这不但违背了中医辨证论治的原则，而且这些中药性多寒凉，量大用久易伤脾胃阳气，于患者病情不利，用药时刻顾护脾胃也是杨师重视脾胃学术思想的又一体现。临床若片面地追求对某几个异常指标的改善也不符合中医的整体观念。

在整体辨治的基础上，杨师还很注意对局部突出的症状进行辨治。

辨水肿：水肿是糖尿病肾病的主要临床表现之一，杨师认为其病机主要为脾肾亏虚，治疗时应从补脾益肾入手，不可偏执淡渗利尿，常重用黄芪、白术、茯苓、薏苡仁。用量常达 30 g，以求量大力专。水肿严重时才配合选用滑石。

辨四肢疼痛：四肢疼痛是糖尿病周围神经病变的主要临床表现，杨师认为其病机有气滞和血瘀之别。气滞疼痛痛处不定，以麻木疼痛、蚁行感为主，常重用乌药、延胡索、川楝子、赤芍、白芍行气止痛；血瘀疼痛痛处固定，以刺痛、夜间疼痛为主，常用五灵脂、蒲黄等活血止痛。

辨视物不清：视物不清是糖尿病视网膜病变的主要临床表现之一，杨师结合眼底检查认为其病机主要为瘀血所致，根据气虚无力行血导致的瘀血和气虚无力摄血导致血行脉外、留而成瘀的不同分别选用红花、牡丹皮、赤芍、桃仁等活血化瘀和当归、茜草、三七等止血行血。

（本文摘选自 2005 年在《辽宁中医杂志》发表的《杨叔禹运用补脾益气法治疗糖尿病经验》，作者陈弼沧）

糖尿病伴口臭怎么办？

糖尿病性口臭的原因：

（1）糖尿病伴牙周疾病。糖尿病患者有较高的牙周疾病易感性。

（2）糖尿病伴胃轻瘫。胃轻瘫使食物在胃肠中潴留时间过长，经胃肠道细菌分解产生有臭味的气体。

（3）糖尿病酮症酸中毒。当患者血糖控制不良时，体内的脂肪分解产生酮体，其中的 α – 酮戊二酸会散发出酸酸的烂苹果味道。

中医对糖尿病性口臭的认识：

糖尿病患者若平素嗜食辛热香燥，导致胃火炽盛；或过食肥甘，导致脾失健运，湿热交阻；或暴饮暴食，饮食停滞，腑气不通；或情志不畅，肝郁化火；或年老久病，房事不节，肾阴亏虚，虚火上炎。上述均可导致口臭。

中医外治法治疗口臭：

（1）紫草油。用植物油 500 g，当归、紫草各 100 g，浸油一昼夜，文火煎至焦枯，离火去渣，凉后加冰片 2 g。外用治疗牙周病。

（2）冰硼散。冰硼散气芳香，味辛凉，有良好的清热解毒、消肿止痛作用，用其吹敷患处治疗牙龈肿痛、口舌生疮。

中药代茶饮治疗口臭：

（1）生芦根汤。鲜芦根 30 g，洗净加入适量清水煮 15 分钟，去渣留汁。适用于胃火炽盛型牙龈肿烂、牙龈炎、牙周炎所致口臭。

（2）藿香茶。藿香 5 g，佩兰 5 g，薄荷 5 g，用水煎煮，每天 1 剂代茶饮。主治脾胃湿热型口臭，尤其适用于口臭较重、口中黏腻的患者。

（3）菊花茶。菊花 5 g，沸水冲泡饮用。菊花善清上焦热证，适用于胃热上蒸型口臭患者，有芳香清胃之效。

（4）陈皮甘草茶。陈皮 10 g，甘草 3 g，茶叶 3 g，加水煎煮，去渣饮服。有理气化痰、健胃消食的功能，适用于胃轻瘫消化功能减弱或食积腑实者。

（5）麦冬枸杞汤。麦冬、枸杞各 10 ～ 15 g，洗净加水煎煮饮用。有滋阴清热、补益肝肾的功效，可用于阴虚火旺型患者。

已病防变——糖尿病周围神经病变肢体麻木案

"麻、凉、痛"是糖尿病神经病变的主要表现。有糖尿病病史 6 年的谢先生，因未规律降糖，1 年前开始出现双下肢麻木、发凉、疼痛，虽然及时介入降糖方案，但症状却未见改善，前来工作室就诊。

谢先生双下肢的主要表现是"麻、凉、痛"。具体为：足底麻木，感觉异常，触摸迟钝，似隔袜套。局部发凉。趾尖疼痛感明显，双小腿皮肤瘙痒。还伴有：大便干硬呈羊屎状，脾气急躁，舌质晦暗，少苔，脉弦滑。

"双下肢麻凉痛是糖尿病神经病变的表现，首先要调控血糖！

中医学认为这是痰瘀阻滞、络脉痹阻，不能濡养四肢的表现，治疗可以活血化瘀、疏经通脉为主，配合平堂四号胶囊及复合维生素 B 治疗。"杨师对同学们说道，并嘱谢先生注意监测血糖，同时强调洗脚水温不宜过高、不过分浸泡双脚和保持脚趾间干燥等事项。

3 周后复诊，谢先生诉双下肢麻凉痛痒出现的频率、程度均有所改善。效不更方，再服 1 月后，双足底麻木感未再发，双小腿皮肤瘙痒感较前减轻 5 分，杨医生嘱其继续服用，定期随访。

按 语

本案患者病程长，因未规律降糖，导致周围神经病变等慢性并发症的出现。糖尿病周围神经病变是糖尿病最常见的慢性并发症之一，目前现代医学主要的治疗方式包括抗氧化应激、营养神经、改善微循环等。如使用"甲钴胺（弥可保）"营养神经、"硫辛酸"抗氧化应激、"前列腺素 E_2"改善微循环以及"依帕司他"改善代谢等。糖友们在血糖监测的同时，应注意是否有麻木、疼痛、蚁走感、烧灼感、针刺感等阳性症状和痛觉缺失、温度觉缺失等阴性症状，做到早发现，早介入，早治疗！

《中国 2 型糖尿病防治指南（2020 版）》"糖尿病的中医药治疗"章节中提到：糖尿病周围神经病变可通过配合中成药、针灸、中药熏蒸的多种中医内、外治法，改善麻、凉、痛等症状和感觉异常，提高生活质量。杨师根据患者的症状与舌脉，辨为"痰瘀痹阻证"，予以"平堂四号胶囊"疏经通络、活血化瘀。

平堂胶囊系列为厦门大学附属第一医院院内制剂，是根据杨叔禹医师经验方，采用现代制药工艺制成的胶囊，共有五种，其中平堂四号胶囊具有活血化瘀、疏经通络的功效。

文 / 蔡妙娜

心身同治糖尿病合并失眠症验案一则

有十几年糖尿病病史的林女士，这次因为睡眠困扰来到杨叔禹中医工作室。近1年来林女士入睡困难，梦多，有时半夜易醒，就再难以入睡，甚则彻夜难眠。这对林女士的日常生活造成了很大困扰。林女士目前是口服"恩格列净＋二甲双胍片"降糖，血糖控制一般。

说着说着，林女士眼眶湿润泛红，原来林女士的丈夫1年前因肺癌去世，家中大儿子离婚，小儿子未婚，这些事件时常萦绕在林女士心头，挥之不去，每每想到就悲伤欲哭。

杨医师试着用言语抚慰林女士后，她的情绪才渐渐稳定。

"急则治其标，清热化痰，气机通畅，对于情志畅达助益很大。"杨师认为林女士在遇到外部事件刺激后，情志失调，疏泄功能失常，全身气机不畅，郁而化热，所以才会影响睡眠，进而使血糖波动。治疗上可先用清神方清热化痰，疏通气机。

1周后林女士复诊，诉入睡时间缩短，后半夜醒后可再入睡。杨师在原方基础上加服"甘麦大枣汤"加减，以图治其本。

再次复诊，林女士入睡正常，多梦减轻，半夜醒来也可再入睡，还惊奇地发现血糖也比以前好了很多！杨医师嘱咐林女士可适当配合慢跑、散步等运动，并让其继续口服甘麦大枣汤1月。

电话随访：停药1月后睡眠改善，效果仍保持良好。

按　语

林女士的症状是典型的身心病的表现。在情志应激状态下，疏泄功能未能正常发挥，导致气机郁滞不畅，故而影响睡眠。治疗上杨师除了运用中药治疗外，还配合心理疏导，才能达到"心身共治，形神共调"的效果。

文／蔡妙娜

糖尿病遇上失眠症，怎么办？

85 岁的郭奶奶颤颤巍巍地走到工作室，念叨着要找杨叔禹主任看病。

郭奶奶有糖尿病病史 10 多年，被失眠困扰了 4 年，入睡常常需要 1 ~ 3 小时，甚至整夜无法入睡，还伴有眠浅易醒、醒后难再入睡、盗汗、喉中有痰等不适。眼看安眠药的剂量越来越大，但睡眠问题一直困扰着她，血糖控制得也很不满意。

杨师告诉同学们，郭奶奶的糖尿病病程久，失眠时间长，根据症状表现，既有肝郁脾虚，也有痰热内扰，是典型的虚实夹杂证，可配合"养神方和清神方"治疗。

二诊时睡眠质量好转，入睡时间缩短，但醒后仍难入睡。继续巩固治疗 3 周后，睡眠安稳，血糖控制良好。最后以养神方养血益气安神善后。

杨师常说：作为中医内分泌科医师，除了关注糖友的血糖指标之外，还要注意患者的症状、心理状态，这些对生活质量的影响很大。中医药在改善症状方面具有天然优势，要充分发挥这一优势，临床上不乏糖友存在失眠等症，直接影响了糖友的生存幸福指数，综合调理，才能更好地提高糖友的生活质量。

文 / 蔡妙娜

糖尿病经典名方——白虎加人参汤

"白虎"是古代传说中西方的金神，主气在秋。秋风一吹，酷暑的热气就会散去。

杨女士虽然刚过六旬，却是已有 20 余年糖尿病病史的老糖友了。

目前使用多种降糖药，血糖仍控制不佳，还伴随多种症状：口渴、乏力、头晕、怕热、多汗、烦躁、便秘等。

杨师仔细地摸了脉象，不是洪数，而是沉细无力。《温病条辨》中关于白虎四大禁忌早已表明：脉浮弦而细者，不可与也；脉沉者，不可与也。

"杨女士患病日久，正气必亏虚，虽有白虎实证，若直接用白虎汤，恐怕会加速正气亏损，加重病情。《伤寒论》还有一方也可治疗白虎汤证——白虎加人参汤，我们就以它为基础方加减，先开 3 剂。"杨师对学生说。

二诊时杨女士笑逐颜开地说到，服药后，口渴、心烦、多汗基本消失，小便不利已明显改善。

杨医师改以益气养阴等药物为主善后，以扶助正气。

按 语

辨别脉象是一位临床中医师必备的技能。本案虽白虎汤证明显，但其脉象却不支持，此时若舍脉从症，必加重病情。白虎加人参汤中的人参可谓点睛之笔，既能防止损伤正气，又能补虚生津，起到补虚泻实的双重效果。

杨师临床常提醒我们，治疗疾病时应首辨阴阳虚实，正如《景岳全书》所云"凡治消之法，最当先辨虚实"，吾辈当谨记。

文／林淑珍

肿瘤患者发生顽固性疲倦乏力怎么办？

对健康人而言，偶尔的身体疲乏倦怠，休息调整后就可以恢复。

但对肺癌患者吴先生来说，疲乏却成了严重影响生活质量和接续治疗的"一道坎"。60 岁的吴先生，两个月前确诊为肺癌，行手术及两次化疗治疗。近来自觉体力明显下降，常感倦怠乏力，活动后多汗，头晕，食后腹胀，耳鸣，睡眠差。因为身体虚弱，很难承受再次化疗的风险。

在家人的陪同下，吴先生来到门诊求治，服用中药调理半月后，疲倦乏力等症状明显减轻，精神体力增强了，可以继续接受化疗。

"癌因性疲乏（cancer-related fatigue，CRF）"是肿瘤患者普遍存在的症状，大约 70% 肿瘤患者会出现。不同于一般的疲乏，它具有发生快、症状重、持续时间长、无法通过休息得以缓解等特点，严重影响患者的生活质量。

导致癌因性疲乏的原因，主要和肿瘤本身及肿瘤治疗有关。肿瘤本身的消耗容易造成患者恶病质；某些肿瘤治疗手段的副作用也会造成机体损伤。据文献报道，65% 以上的化疗患者、82% ～ 96% 的放疗患者会出现癌因性疲乏。

中医药作为肿瘤综合治疗的手段之一，在肿瘤治疗的各个阶段，都发挥着重要作用，而且潜力巨大，日益引起人们重视。

对于放疗、化疗患者，配合使用中医药，有助于减轻副作用，改善和预防癌因性疲乏，提高放、化疗的疗效；对于危重或晚期的患者，能够减轻患者的痛苦，提高生活质量，延长生存时间；对于康复期的患者，中医药可以提高患者的免疫力和抵抗力。

癌因性疲乏如何饮食调理？

肿瘤患者伴有乏力症状，可以适量选择瘦肉、大枣、芝麻、炒薏米、菠菜等食物。忌烈酒、肥腻、浓茶等。

推荐给病友两则食疗方，可根据情况选用：

（1）归芪瘦肉汤：当归 10 g，黄芪 30 g，焦山楂 100 g，水煎取汁，加入瘦肉片 200 g，煮至肉烂，食肉饮汤，治疗气血不足引起的精神不振，疲乏无力，面色苍白等。

（2）枣糯山药粥：糯米 200 g，大枣 10 枚，山药 100 g，洗净加入适量水熬粥，调味食之。具有健脾和胃补虚之功，可治疗脾胃虚弱、气短乏力、腰腹坠胀、食欲减退、腹泻等。

辨证施治为本，切勿"一泻了之"

58 岁的蔡女士，2 年前行直肠癌根治术后，大便秘结如羊屎，偶有肛门烧灼感，每天都要在泻下药物的帮助下才能排便。然而泻下药物用量越来越大，便秘症状却越来越重，还伴随疲乏无力、动则汗出、口干、心悸、失眠等诸多不适，遂来求诊。

杨医师看过患者后，判断患者属于气阴两虚型便秘，需要"增水行舟"，再过度使用泻下药物只会利水伤阴，会适得其反。杨师采用"益气养阴、润肠通便"的治疗方法，以增液承气汤加减。服用 10 剂中药后，患者大便通畅，乏力缓解，汗出亦有所减少。随后改用食疗方调理，帮助体力恢复和巩固，生活质量得到明显提高。

肿瘤便秘解读

便秘是临床常见病症之一，也是恶性肿瘤患者的常见并发症。晚期肿瘤患者的发病率更是高达 70%。多因久病体虚，长期卧床，服用阿片类镇痛药而发。便秘使肿瘤患者的生活质量明显下降，还可诱发心脑肺肾等器官的疾病。

中医学认为，癌症大多为本虚标实，而各种泻下药物，治标不治本。久用反而使肠道蠕动减慢，肠肌松弛变形，导致患者对排便反应减弱。不但会加重便秘，还会进一步损伤正气，易犯中医"虚虚之戒"，使得脾气更弱。临床或见肠道阴液枯竭，"河道"干枯，无法"行船"；或气虚推动乏力，"船行"缺乏动力。以上两种情况都会导致粪便在肠道中停留过久，水分被吸收，大便坚硬难排。

杨师认为：肿瘤患者的便秘，并不是单纯使用泻下药物可完全以解决的。中医学认为癌症患者正气虚弱，又经过手术化疗等攻伐，脾肾等脏腑功能低下，气血阴阳不足为本。辨证治疗应以补气养血为主，佐以行气润肠，既要增加动力，使船行有力，又要改善河道情况，增水养阴。只有治病求本，方能有效改善便秘症状，减轻患者痛苦，还有利于原发病的康复。介绍几个便秘调理小窍门：

（1）腹部按摩。用右手绕脐周做环形按摩，手掌按压的力量以能耐受为度，由轻到重，每次 15 分钟，早、晚各 1 次。适当的腹部按摩可以刺激肠壁蠕动，加快粪便通过肠道。

（2）中医食疗法。对于肿瘤便秘患者来说，可交替食用润肠通便的食物，如地瓜粥、姜丝菠菜等，忌食辛香类及刺激性食品，如辣椒、芥末、浓茶、咖啡等食品。推荐三款食疗方，可酌情使用。

①芪参白术芝麻糊：黄芪 20 g、党参 20 g、生白术 30 g。上药煎浓汁，取芝麻糊粉冲服，分两次服完，每天 1 剂。治疗气虚无力排便、四肢倦怠、动则自汗等。

②当归红枣粥：当归 10 g、桃仁 10 g、杏仁 10 g、枳壳 6 g、红枣 10 个煮粥。治疗血虚便秘、面色萎黄、头晕心悸、口淡无味等。

③核桃芝麻饮：核桃仁 10 g、芝麻 30 g 捣碎如泥，肉苁蓉 30 g煮水冲服。治疗腰酸怕冷、健忘头晕、腹凉便秘等。

结肠癌术后慢性腹泻验案

对于老叶来说，一年来在外奔波求医，出发和回家的概念也就逐渐模糊起来。

去年，老叶于某医学中心行"乙状结肠癌"根治术，病理提示：中分化腺癌，侵及浆膜外脂肪组织，分期：PT3N0M0，ⅡB期。术后行6周期的化疗。术后出现排便不尽感，常于便后数分钟内有再便感，需连续排便3～4次方觉无便意，质稀溏。身心俱疲的老叶最终辗转求诊于杨师处。

杨师根据临床表现，结合舌体胖，质暗红，苔薄黄，脉沉弦略滑，辨为"中气下陷兼湿热"。处以李东垣的名方"升阳益胃汤"加减。连服数剂之后，大便成形，便意舒畅，3～4次/日。

"国庆回家休息一阶段，一切都会好起来的。"杨师和蔼地安慰老叶。

不用在外奔波，便能深刻感受到家的方向和温暖。

> **按 语**
> 《黄帝内经》曰："清气在下，则生飧泄；浊气在上，则生䐜胀。"杨师挖掘和总结"疏泄"理论，以补中益气，升清降浊立法。稍佐生大黄，味苦性寒，通降湿热浊气，使邪有出路，为"通因通用"的治法。﹨

文/陈弼沧

经方治疗肿瘤性"厌食"

谢女士，65 岁，初诊时间 2018 年 9 月 19 日。

主诉：食欲减退 2 个月。

现病史：患者缘于 3 个月前因肺部恶性肿瘤行"手术切除＋化疗"后出现食欲不佳，不欲进食，伴恶心呕吐，后改口服靶向药物治疗。近 2 个月以来，恶心呕吐症状稍有缓解。

现症见：食欲减退，纳谷不香，涎多，口苦，常觉双下肢酸、麻，大便软，1 次／日，小便可，寐尚安。面色萎黄，形态瘦弱（术后体重下降 6 kg），舌胖，舌质暗，苔黄稍腻，脉象虚弦。

处方：香砂六君子汤加减（陈皮 10 g、姜半夏 6 g、木香 6 g、茯苓 15 g、白术 15 g、党参 10 g、炙甘草 10 g、砂仁 3 g、玉竹 15 g），7 剂，水煎温服，早晚饭后温服。

2018 年 10 月 17 日 复诊：服后食欲逐渐恢复，现时有头晕，畏寒明显。寐尚安，二便调。舌体胖，舌质暗，苔黄稍腻，脉虚弦。

处方：升阳益胃汤加减（生黄芪 15 g、党参 15 g、炒白术 10 g、茯苓 10 g、炙甘草 10 g、白扁豆 10 g、白豆仁 6 g、木香 6 g、砂仁 3 g、白豆蔻 6 g、麦冬 10 g、防风 6 g、羌活 6 g、独活 6 g、枳壳 6 g、厚朴 6 g、神曲 20 g、黄连 3 g、大枣 10 g），7 剂，水煎温服，早晚饭后温服。

电话随访，患者病情较稳定，头晕未再发。

按 语

患者因肿瘤手术及化疗，身体疲惫。从患者表现出食欲减退、面黄消瘦、口淡无味等症状来看，当属脾胃虚弱。杨师一诊选用香砂六君子汤加味；二诊予升阳益胃汤加减，旨在补脾胃，升清阳，且标本兼顾，升降斡旋，疏泄气机。

食欲，关乎患者的生活质量。《黄帝内经》《伤寒杂病论》等历代医家都极其重视"胃气"。所谓"有胃气者生，失胃气者殆"。患者只要食欲好，则气血生化有源，预后较好。

杨师经常提示我们：肿瘤患者"厌食"最为常见。而肿瘤患者的"胃口"和"胃气"的好与差，对后期康复至关重要。我们医生的一个重要任务，就是关心照顾肿瘤患者的"胃口"，顾护胃气！

文 / 刘无峡

中药改善食管癌术后吞咽困难病案一则

患者陈先生，以吞咽困难为主诉就诊，杨师详细诊查后，考虑食管癌可能，建议转诊胸外科，最终确诊为食管癌，及时做了手术。

手术顺利，复查各项指标也基本正常。但吞咽困难依旧困扰着陈先生，1个月后，陈先生再次来到杨老师门诊。

杨老师结合这个案例，向同学们讲解中医学对食管癌的认识。

"中医学将食管癌归属于'噎膈'范畴，是痰、气、瘀梗阻于食管所致；而痰、气、瘀的产生，与脾胃功能及气机升降关系密切。手术对机体是一种创伤性治疗，或多或少打破人体原有的平衡和秩序，使气机紊乱。"

陈先生除了吞咽困难，还有口干、食欲减退、腹泻、小便黄等不适，舌质淡，苔黄厚，脉弦缓。

"这是寒热错杂，气机升降失调导致的。治疗上应寒热平调，通畅气机，就用疏泄五号方治疗。"杨师说道。

服药1周后，吞咽困难较前好转；续服7剂，症状已改善八九分。

食管癌的中医学病因包括有形之邪和无形之邪。有形之邪指肉眼可见之邪，此指肿瘤压迫食管，治疗上首选手术以解除压迫；无形之邪指痰、气、瘀等肉眼不可见之病邪阻于食管，治疗上可运用中药升降沉浮、寒热温凉的药性，使气机得以调畅，梗阻得以解除。

文 / 黄文芳

肿瘤术后疲倦乏力，中医药显效力

2019 年 11 月 4 日，工作室来了一位满脸疲惫的住院患者，73 岁的何先生。

一周前，何先生刚刚因肝癌做了介入手术治疗。术后自觉全身疲惫乏力，食欲下降，饭后胃脘闷胀，反酸，烧心，嗳气，大便不成形，小便短赤等症状。

心情烦躁的何先生听好多病友说起杨叔禹医师治疗肿瘤术后的症状疗效不错后，就赶紧请主管医生联系会诊。

"何先生这是疏泄障碍引起的脾胃功能紊乱，气机升降出了问题。以调畅气机为主，使气血运行重新恢复正常。就用'降胃方 + 升平方'来治疗。"杨师对同学们说。

1 周后，何先生满面笑容来到杨医生的诊室，他服药后全身症状大大改善。疲乏无力减轻，食欲改善，胃胀消失，感觉换了个人。

杨师嘱其守方再续服 1 周。

这位何先生是知名的文化学者。他感慨中医之奥秘，赞叹中医疗效之神奇。亲身经历让他惊喜万分，服药前后的生活质量改善简直天壤之别。何先生说，他希望写一本关于中医历史文化的书籍，让神奇的疗效为中医代言。

文 / 蔡妙娜

肿瘤术后疲倦乏力验案一则

李女士在乳腺肿瘤术后一直感到劳累，不想说话，头晕，没有食欲，情绪降到"冰点"。用了很多办法和药物，都没能解决。

在诊室里，师生一起望闻问切，详细诊查。杨师认为这是脾胃气虚引起的，应采用健脾益气升阳的治法，开了"疏泄二号方"浓缩液。

服药3周后，李女士的疲倦无力基本缓解，胃口也比以前好多了。随后，杨老师以"平堂一号胶囊"和中药代茶饮巩固。

在杨师的门诊里，能看到很多手术后、放疗后、化疗后的肿瘤患者。

杨师十分重视中西医结合，强调"扶助正气"！

所谓"正气"，就是人体自身的免疫力、自我调节和自我修复的能力。

在肿瘤发生进展以及手术、放化疗等治疗过程中，正气逐渐消耗。而只有正气充足，才能与肿瘤抗争。

正气，主要来源于中气，即脾胃之气。《黄帝内经·素问》："得胃气则生，失胃气则亡。"

正气不足的主要症状有面色萎黄；疲倦；气短懒言，活动后加重；食欲不佳；胃脘腹胀，食后尤甚；头晕；或便溏；或浮肿；或消瘦等。

文／蔡妙娜

肿瘤术后失眠，怎么办？

陈女士 20 年前因左乳腺癌行"全切术"后开始出现入睡困难、多梦、易醒、醒后难入睡的问题。1 年前又因胃癌行"胃大部切除术"，术后入睡困难加重，辗转反侧 3 ～ 4 小时，还要配合助眠药"右佐匹克隆"才能入睡。

同时还伴有心烦、胃胀反酸、恶心欲呕、口干口苦、大便黏腻不爽、乏力、手足怕冷等问题，让陈女士苦不堪言。

杨师认为陈女士出现的一系列症状群的关键在于情志因素，是"疏泄三联征"的典型代表，即同时出现情志异常、睡眠障碍、功能性胃肠病的症状。

杨师用"序贯疗法"，嘱陈女士早中晚分别服用"和胃方、升脾方和清神方"，以降逆和胃，升阳健脾，清热化痰。并嘱调畅情志、膳食均衡、适当规律运动。

复诊的陈女士情绪好转，入睡困难和多梦减轻，大便也逐渐成形，胃胀、反酸缓解。继续服用原方 2 周后，入睡困难由 3 ～ 4 小时缩短至半小时，"右佐匹可隆"已从每周 7 次减少到每周 1 ～ 2 次，反酸也未再复发。

按　语

《黄帝内经》谓失眠为"不寐""不得卧"。与痰火上扰、营卫阴阳不调、气血两虚等相关。本案患者情志不畅为首，兼有入睡困难、胃肠道等症状，乃脾虚为本，痰热为标，虚实夹杂。中医学讲究"整体观"，不应孤立看待疾病与症状，而忽略患者是一位"生了病的人"。

文 / 蔡妙娜

肿瘤术后腹泻，中药来帮忙

　　53 岁的吴先生因"直肠癌术后大便异常半年"就诊。排便问题已严重影响了吴先生的生活，情绪十分焦虑。

　　杨师详细问诊后了解到：吴先生每天排便 6～7 次，大便不成形，量少，伴有黏液，肛门疼痛，瘙痒。除了大便异常以外，还有口中麻涩、口干、眠浅、舌红、苔少、中有裂纹、关脉浮弦等体征。

　　根据上述情况，杨师考虑是肠道湿热证，用"葛根芩连汤合白头翁汤"加减治疗。

　　1 周后复诊，吴先生诉服后大便情况有所改善，每日减至 3～4 次，成形，但便后仍有黏液，舌红苔少，脉弦。杨医生继续守方加减，顾护正气。

　　服药后吴先生情绪好了很多，整个人也轻松了，对自己的病情也更有信心了。

按　语

　　本病以"大便异常"为主诉，主要表现为排便次数多，不成形，有黏液，肛门疼痒。《素问·阴阳应象大论》云："湿盛则濡泻"，肠道湿热，水谷清浊不分，混杂泻下，大肠传导失司，故下利臭秽。《素问·至真要大论》云："暴注下迫，皆属于热"。湿邪与热相合，下注大肠，影响了水液代谢。患者因为大便异常影响生活，加上肿瘤术后等因素，有明显的焦虑、紧张等情志问题，导致肝气乘脾，中焦虚弱，从而加重腹泻。

葛根芩连汤和白头翁汤均出自《伤寒论》，是治疗湿热所致的腹泻和痢疾的经典名方。白头翁汤具有清热解毒、燥湿止痢之功，葛根芩连汤具有清热燥湿、厚肠止利之效，两方相合，共解肠道湿热，故可见良效。但本方药多苦寒，患者又为肿瘤术后，故应中病即止，以免损伤正气。

文／关少华

肿瘤患者靶向治疗期间腹泻治验一例

钟女士因"乳腺肿瘤"行手术切除后，配合服用靶向药物继续治疗。服药后自觉大便黏腻、不成形，肿瘤科医生告知这与靶向药的副作用有关。虽然加服了调节肠道菌群的药物，但腹泻时有反复。

除了大便次数多，粪质黏腻外，还有口干，耳鸣，痤疮，皮疹，抓挠则出血等情况。结合舌脉征象，杨师认为这是正气受损，脾胃亏虚导致，可用"升脾方"健脾益气祛风止泻。

钟女士服用2周后大便已成形，可继续配合靶向药物治疗。

按 语

肿瘤的放、化疗等治疗手段，除了杀伤肿瘤细胞外，同时还会损害正常细胞，故而会产生各种各样的不良反应，包括食欲减退、腹泻、恶心呕吐、手足麻木等。

中医学认为这类治疗方式容易伤及人体正气，中医药的适当介入，通过扶正、祛邪等治法，有助于减轻或缓解不良反应，帮助肿瘤患者渡过这一难关。

《黄帝内经》曰"正气存内，邪不可干"。杨师常问患者胃口及睡眠的情况，以帮助评判正气是否受损。杨师强调，治病要关注生病的人，注重正气的存在。尤其对于肿瘤患者，特别以顾护胃气为要。

文／许莹莹

升脾方治疗结肠癌术后慢性腹泻病案一则

陈先生，61岁，以"反复排便异常 10 个月余"为主诉就诊。

陈先生平素嗜烟酒，喜肥甘，于 10 个月前行"乙状结肠癌根治术"，术后每日排 10～20 次糊状便，伴上腹胀闷，神疲乏力，入睡困难。他医曾予"参苓白术散"治疗，未见好转，患者颇为苦恼，故前来求诊。

杨师告诉同学们："烟酒肥甘易伤及脾胃，脾胃运化无权，痰浊瘀血积聚于肠道，久则壅滞成毒，有可能与变生肿瘤相关；手术化疗更耗伤脾胃之气，致升清降浊失司。《黄帝内经》曰'清气在下，则生飧泄；浊气在上，则生䐜胀。'土虚木乘，病后焦虑，思则气结，故见腹泻、寐差。单纯健脾化湿止泻恐难取效，故以'疏泄'立法，开肝脾之气结，复清升浊降之机，以李东垣名方'升阳益胃汤'加减。"

患者连服 21 剂，大便成形，余症皆平。

按 语

中医学讲究因时、因地、因人制宜。李东垣以梳理气机为法，从肝脾入手，拟"升阳益胃汤"，颇为适合闽南地区气候湿热、生活节奏紧张所致的脾虚湿热气郁患者使用。

文／陈弼沧

肿瘤患者吃不香、睡不好，中医来支招

王先生在妇女节这天前来工作室为母求医。

1个月前，王先生的母亲被确诊为"右半结肠癌（中分化腺癌伴肝转移）"，目前刚结束第一期化疗。化疗过程中出现了吃不下、睡不好，大便稀溏，排便不畅等症状，十分疲乏，情绪波动很大。王先生十分苦恼：这样下去何来力量与病魔斗争。

杨师先根据王先生提供的病史，结合患者的临床表现，考虑其母是化疗损伤了脾胃之气。治疗上可以升阳健脾为主，配合清热安神，选用"升脾方和清神方"。

药后复诊，王先生反馈其母服后食欲及睡眠质量改善，但大便还不够成形，目前准备进行第二期化疗。

杨师根据提供的舌象照片，结合上述症状，考虑到患者本气血不足，又即将继续接受化疗，遂增加"养神方"养血益气扶正，以耐受化疗强度。

再次复诊，王先生高兴地说道母亲食欲明显改善，大便已然成形，睡觉也比较安稳，但情绪仍悲观。

杨师嘱王先生令其母亲早晨服用升脾方，顺应大自然平旦阳气升之势，中午、晚饭后服养神方，加强疏肝养血之力。

继续巩固1周，其悲观情绪缓解。

文／蔡妙娜

肿瘤术后疲乏？升阳健脾是关键

50余岁的刘先生因"咳嗽"就诊于当地医院，被确诊为肺部肿瘤，并进行了手术切除治疗。术后咳嗽改善，但消瘦、乏力明显，且多次复查白细胞偏低，在主管医生的建议下，前来门诊配合中医药调理。

来诊时刘先生情绪低落，态度消极，形体虚羸，面目浮胖，自诉乏力明显，时有干咳，食欲差，睡眠质量不佳，其舌胖大，边有齿痕，舌淡苔白，脉细弱。

杨师根据上述表现，认为刘先生是"气血受损，湿浊困阻"，治疗上宜补气养血，健脾除湿。同时告诫学生：对于肿瘤术后及放化疗后的患者，要重在扶正固本，增强体质，以抵抗手术消耗及放化疗的毒副反应。方药上选用"升阳益胃汤"加减，并嘱其家人适当结伴外出活动，多晒阳光，以缓解压力，释放心理负担。

连续服药1个月后复诊：刘先生的乏力症状改善明显，干咳基本消失，情绪平稳。继续予"益气养血"等药巩固。

按 语

现如今，肿瘤已成为生活中常见的一种慢性病。不论是肿瘤本身还是包含手术、放疗、化疗、免疫等治疗肿瘤的过程，或多或少地损害了人体的正常细胞，使机体免疫力下降，出现倦怠乏力、恶心呕吐、食欲下降等等症状。治疗期间配合中医药调理，有助于改善症状，提高免疫功能。

杨师常常对患者说："只有吃得下，才能好起来。"中医学认为脾胃是后天之本，只有脾胃功能正常，才能给机体源源不断的能量补给。而升阳益胃汤为"补土派"鼻祖李东垣的经典名方，重在补养脾胃功能，扶正固本，有助于患者增强体质，提高免疫功能，利于疾病康复。

文/何桂凤

复发性口腔溃疡验案一则

陈先生常陪妻子前来工作室就诊，对自己反复出现的口腔溃疡本已失去治疗信心，看着妻子症状逐渐改善后，也想找杨师看看。

原来陈先生6年前确诊食管癌，经放化疗后便反复出现口腔溃疡。溃疡以唇部黏膜为主，饮水进食均感疼痛，多在睡眠不佳、疲劳时加重。先后使用过西瓜霜、口腔溃疡贴、碘甘油、"蓝鲨君"等药物，均是稍有改善，随即又复发。

除了口腔溃疡以外，陈先生还有眠浅易醒，醒后难入睡，神疲懒言，情绪低落，大便不成形，皮肤瘙痒，舌胖，边有齿痕，舌红苔白腻，脉弦细等体征。

杨师告诉同学们："陈先生受到癌病和放化疗的双重打击，气血亏虚，脾阳受损，气阴不足，治疗上应以升阳健脾为主，可选用'升脾方'治疗。"

复诊时陈先生口唇处黏膜疼痛已减轻，溃疡面积缩小，皮肤瘙痒也减轻。效不更方，继进2周。三诊时口腔溃疡全部消失，大便成形，皮肤未再瘙痒。为巩固疗效，再续用1月，随访口腔溃疡未再发。

按　语

肿瘤放、化疗常使人体机能受损，脾胃气血亏虚，无法充养全身，故而出现睡眠问题；脾阳受损，清阳不升，则易出现疲倦、情绪低落的异常情绪表现。治疗上除了益气养血，鼓舞阳气之外，还需调畅气机，调动全身气血运行。杨师临床使用发现升阳益胃汤除了升阳健脾益气之外，还具有调畅气机的功效。"升脾方"就是升阳益胃汤的基础上加减化裁而成，用于陈先生这类病症，常获良效。

文／蔡妙娜

补中益气汤治咳嗽

张女士，51岁，初诊时间2018年8月29日。

主诉：反复咳嗽半月余。

现病史：患者半月余前因"肺部结节（良性）"行手术切除后出现咳嗽，咳痰，以干咳为主，多吹风或受凉后加重。伴咽痒明显，活动后气喘，无明显恶寒发热，无鼻塞流涕，纳寐一般，二便调，舌质暗，苔白稍腻，脉弦数。其形体消瘦，平素急躁易怒，月经量少色淡。

处方：补中益气汤加减（生黄芪30 g、党参15 g、生白术15 g、陈皮10 g、升麻10 g、柴胡6 g、当归10 g、防风10 g、杏仁6 g、茯苓15 g、山药15 g、姜半夏6 g、桂枝6 g），7剂，水煎内服，早晚饭后温服。

2018年9月5日复诊：服药后干咳好转，咽痒减轻，目前感活动后气喘。舌质淡红，苔薄黄，脉象沉弦。

处方：补中益气汤加减（生黄芪20 g、党参15 g、炒白术10 g、当归10 g、防风6 g、柴胡6 g、羌活6 g、独活6 g、枇杷叶6 g、紫苏叶6 g、杏仁6 g、桂枝6 g、射干6 g、麦冬15 g），5剂，水煎内服，早晚饭后温服。

电话随访，干咳咽痒十去其八，气促改善，嘱平素慎起居，避风寒。

按　语

咳嗽首辨外感与内伤。本例患者无明显受凉史，无恶寒发热等外感表现，故辨为内伤咳嗽。患者年过半百，正气渐不足，加之肺部手术后，人体正气再受损，肺气亏虚，宣降功能失司，故咳嗽。肺居胸腔，主一身之气，肺气宣发，布达肌表，起护卫肌表的功能，是为卫气；肺卫之气不足，易感外邪，故吹风或受凉后咳嗽加重；肺气虚则活动后气喘。其首诊咽痒明显，考虑为正气不足，感受外邪所致。杨师强调应以培补正气为主，佐以祛邪，方选补中益气汤加减。

补中益气汤出自李东垣的《内外伤辨惑论》，文中指出若因正气不足，皮肤不任风寒，而生风寒者，应细辨外感与内伤，否则易犯"实实虚虚"之误。本患者咳嗽之本在于肺气不足，而杨师结合患者消瘦，平素急躁易怒，月经量少，考虑其素体肝脾不调，则脾胃易虚，进而补中益气汤健脾补肺为主，合用玉屏风固表祛风。复诊干咳咽痒好转，仍有活动后气喘，继续予补中益气汤加减治疗，收获满意疗效。

文／刘无峡

网诊：治咳嗽，不可一味"止咳"

因为新冠疫情，杨叔禹中医工作室的医师们通过网络、微信为患者诊疗。

居家依然守护您的健康！

薛先生，男，36岁。反复咳嗽1个月。已反复大量服用止咳镇咳的中西药物，仍咳嗽不愈。

杨师注意到：患者自述平素性情易郁闷不舒，除了咳嗽外，还有咽部异物感，咳之不出，咽之不下。观其舌象照片：舌淡稍有齿痕，苔白腻。

杨师认为：薛先生的咳嗽与肝气郁结、疏泄失常密切相关，不能见咳就一味止咳。拟方：半夏厚朴汤合小青龙汤加减，3剂，水煎内服。

患者诉服药 1 剂，咳嗽次数就明显减少。3 剂服完，咳嗽基本消失，咽部不适也明显减轻，自觉说话有力气了。

原方加减，巩固疗效。

文 / 关少华

经方治咳嗽，疗效就是好

杨女士面带倦容地走进工作室，却又着急地说道："杨医生，自从感冒后，我已经咳嗽咳痰 1 个多月了，吃了很多西药都没有好。白天咳，夜里也咳，痰很多，白色的，稀稀的，还睡不好，想来看看中医有没有办法解决。"

"不着急，坐下慢慢说。"杨师安慰道，"除了咳嗽咳痰，还觉得哪里不舒服？"

"我觉得整个人都很没精神，您看我穿的比别人都多，怕风也怕冷，也没什么胃口，大便也是稀稀的。"

"好的，情况大概了解了，我开 3 剂药，回去自己煎药，吃完了应该就好了。"杨师说。

杨女士半信半疑地拿了药回家去了。

1 周后复诊，杨女士一进诊室就等不及地说道："杨医生您真的太厉害了，说吃完 3 剂药就好，果然如此！"

按　语

现代医学认为感冒属于自限性疾病，多可自行缓解。中医学认为体质不同，感冒存在的时间及程度也会发生变化。杨女士的体质相对较弱，故在外邪侵袭后，病程就相对较长，缠绵难愈。杨师根据患者的四诊情况，考虑其外有表邪，内有痰饮，予经典名方"小青龙汤"加减化裁。因其禀赋不足，且表邪尚在，故予 3 剂，中病即止。随后予升脾方升阳健脾，顾护正气，以防病复。

文 / 王婷

小便憋不住？中医有办法

"医生，我憋不住尿……"

48 岁的林女士，10 年前因宫外孕做了手术，从那以后，就经常出现尿频、遗尿的症状。起夜次数多，造成睡眠严重不足。

现在的她，不敢多喝水、不敢去逛街、不敢到朋友家做客。面容憔悴，情绪焦虑，身心俱疲。

"林女士的这个问题，除了考虑肾气亏损外，情绪也起了很关键的作用。中医学认为：排尿功能与肾气密切相关，膀胱与肾属于相表里关系，肾气不足，就会影响膀胱约束功能。但肝的疏泄功能同样重要！林女士的情绪焦虑，导致疏泄失常，是反复出现尿频、憋不住尿的另一大因素。"杨师对同学们说。

"除了补一补肾气，还要舒一舒肝气，小便就憋得住了。"杨师边说边开了"疏泄三号方"。

"医生，这个方太有效了！我现在小便次数明显减少了，睡眠也变好了，真是太感谢了！"服药 1 周后，林女士一进门就兴奋地说道。

杨师嘱咐林女士，还需要继续巩固调理。1月后随访，林女士的症状已基本消失了。

> 【疏泄免煎系列方】为厦门大学附属第一医院的协定处方，是杨叔禹医师在经典名方基础上，结合多年临床工作经验，采用传统工艺煎煮浓缩制成。其中疏泄三号具有补肾疏肝的功效，又称补肾柔肝方。

文 / 林淑珍

逍遥散治尿频验案

一、什么是尿频

正常人白天排尿4～6次，夜晚0～2次，每次尿量约200～400 mL。超出此范围的就属于尿频。

二、尿频是什么病

从现代医学角度，尿频往往是某一种疾病的伴随症状，例如尿道炎、膀胱炎、前列腺炎、尿路结石、肿瘤、糖尿病、焦虑等等。

从中医学角度，尿频是肾、膀胱气化不利所致，亦与肝、脾密切相关。

三、中医通常如何治尿频

中医学认为大小便功能由肾与膀胱所主，故治尿频多从肾与膀胱着手。膀胱湿热者（见尿频、尿急、尿黄、尿灼热伴舌红苔黄腻），可选用清热通淋之方；肾虚不固（见尿频、尿清长、尿失禁伴舌淡胖苔白），多用温肾涩尿之方。

四、调疏泄也可治尿频

肝气舒达，疏泄有度，膀胱气化功能正常，则小便通畅。若疏泄太过，易尿频、尿急；疏泄不及，易排尿不畅、小便不利。因此调疏泄也是治疗尿频之法。

刘先生，62 岁，半月余前因家中琐事情志不遂，开始出现尿频尿急。每 1～2 小时解小便 1 次，夜尿 3～4 次，色清，时有腰酸，冬日手足冰冷。平素性急易怒，舌体胖大，质淡红，苔薄白，脉弦细。

完善相关检查均未见异常，杨师分析患者因肝气郁结，疏泄失常，导致膀胱功能失调，故而尿频、尿急。治疗上以柔肝调疏泄为法，选用逍遥散加减，服药 7 剂后诉小便白天减至 5～6 次，夜间 2 次。

中医治病，不应拘于一法，更不应恪守一方。

文 / 黄文芳

"烦人的耳鸣" 终于没有了

"杨主任，这半年来我一直耳鸣，像是有烦人的知了在耳边叫个不停。" 吴先生就诊时说道。

34 岁的吴先生半年前因感冒出现耳鸣如蝉。吃了很多中西药物，效果难以巩固，常反复发作，且没有规律。还伴有疲乏，目赤，易醒、醒后难入睡，反酸，小便频，会阴部瘙痒，口干，脾气急躁等一系列症状。吴先生不好意思地补充道，自己在性生活方面，体力也大不如前。

"耳鸣常常跟肾虚有关系。吴先生正值青壮年，虽然性功能减退，但没有夜尿多、怕冷、腰膝酸软等症状。从口干、急躁、会阴部瘙痒、目赤、夜寐醒后不易复睡等症状，以及舌脉来看，属于痰湿内热胶着，内扰气机，郁滞不通。治疗上应该以清热利湿化痰的治法为主，就用疏泄五号和疏泄零号方。"杨师对同学们说道，同时嘱咐吴先生增加户外活动，调畅情志。

服药1周后吴先生耳鸣较前缓解，反酸和睡眠也改善明显。睡眠和胃口的好坏是影响生活质量的重要部分，睡得好、吃得香、心情好，都能帮助改善病情。继续原方服用1周。

经过2周的治疗后，吴先生耳鸣明显好转，如果以10分为度，吴先生自觉已缓解7分，反酸改善8分。继续前方加减治疗巩固。

按　语

耳鸣在临床多发，严重影响日常生活。杨师告诫我们，不能见到耳鸣就认为是肾虚，还需要辨证分析。导致耳鸣的因素除了肾气不足，还包括精神、情志或思虑等原因，耳鸣患者多伴有失眠、焦虑、抑郁等症状，临床应注意调畅情志，疏泄气机，形神共治。

文／蔡妙娜

会唱歌的耳朵——耳鸣

听过蝉鸣鸟叫，蚊声蝇嗡，但耳朵也会唱歌，不信？请接着往下看。

2019年7月8日，杨叔禹中医工作室接诊了一名21岁男学生，因课业压力大出现耳内异常声响，如"余音绕梁"，经久不散。

因在校不便未就诊，错过了 2 周的最佳治疗时间。随后检查时发现听力下降，服用多种药物均未见效。耳鸣持续了半年，同时伴有双耳堵塞感，易疲乏困倦，舌体宽有齿痕，舌质红，苔薄黄，脉滑。

杨老师细心为患者诊察的同时，也提醒患者，错过了最佳治疗时间，会影响治疗效果。

结合患者症状及舌脉，考虑是脾胃虚弱，气血不足，不能濡养耳窍所致，治疗上从健脾和胃入手，滋养气血，濡养髓窍。

经治 1 月后虽然患者的双耳堵塞感消失，疲乏困倦症状减轻，但这双耳朵并没有安静下来。

会唱歌的耳朵，其实就是"耳鸣"。耳内出现异常声音，或如蝉鸣，或如蚊响，有的如同一段音律。

若是短暂性、一过性的耳鸣，无伴有听力下降等不适，多为生理性的耳鸣，一般是不需要治疗的。

若耳鸣反复发作，持续不解，或伴听力下降等，就要引起重视了。常见的有神经性耳鸣、中枢性耳鸣、客观性耳鸣、传导性耳鸣等。

临床上，有一类突然发生的耳鸣伴听力下降的症状，现代医学称为"突发性耳聋"，治疗方法主要有糖皮质激素加血液流变学治疗、营养神经、抗氧化、高压氧等。

中医学称为"暴聋"，治疗除中药辨证论治外，常配合针灸疗法。对于急性期病变，针灸联合西药治疗效果显著，应用广泛。

此病发作突然，越早介入，效果越好。但是，如果发展成慢性耳鸣，也不要过于焦虑，这双爱唱歌的耳朵其实是遇强则强，遇弱则弱，注意以下几点，也可与它友好相处：①保持平常心，不焦虑，不忧心；②转移注意力，从事感兴趣的活动；③劳逸结合，保证充足睡眠；④加强锻炼，提高身体素质；⑤耳鸣影响睡眠时，可适当听一些轻柔音乐；⑥可在专业中医师指导下配合耳穴、穴位按摩、刮痧等治疗。

文／林淑珍

声音嘶哑，为什么从肝脾论治？

张女士，46 岁，职员。初诊时间 2018 年 9 月 19 日。

主诉：反复声音嘶哑，伴吞咽困难 2 年。

现病史：2 年来反复声音嘶哑伴吞咽困难，进食易呛咳，干咳无痰，口干不苦，平素情绪易抑，易疲劳乏力，畏风怕冷，多梦，食欲减退，二便调。舌淡红，苔白厚腻，脉弦滑。

诊疗思路：对于声音嘶哑，一般常用养阴润燥，清咽利喉。

杨师分析：《素问·奇病论》说："夫肝者，中之将也，取决于胆，咽为之使"。肝血充足，肝气条达，则音出舒利。张女士平素抑郁，提示我们应考虑肝气郁滞，疏泄不畅，升降失和。

患者易感疲劳、食欲减退，提示医生应考虑脾气不足，概源自肝郁日久而致。脾胃虚弱则清阳不升，水谷精微无法上奉清窍，充养四肢，卫外不固，故咽喉不利，畏风怕冷。

处方：升阳益胃汤加减（黄芪 15 g、党参 15 g、防风 10 g、荆芥 10 g、独活 10 g、羌活 10 g、升麻 6 g、柴胡 6 g、茯苓 15 g、陈皮 10 g、黄连 3 g、麦冬 15 g、桂枝 6 g、红花 3 g、神曲 20 g、阿胶 10 g、紫苏梗 10 g、香附 10 g、郁金 10 g、地骨皮 10 g、生地黄 10 g），7 剂，水煎内服，早晚饭后温服。

复诊：诉服药 1 周后，诸症均已缓解。嘱原方再服 7 剂，巩固疗效。

感悟：中医之美，美在整体辨证，而非咽病治咽；注意情志影响，不忘调畅疏泄与升降出入。

文 / 林紫彤

疏通气机治疗声音嘶哑不能言

陈女士，51 岁，福建南安人，初诊时间 2021 年 9 月 9 日。

主诉：突发性失音 40 余天。

现病史：患者于 40 余天前出现声音嘶哑，伴头胀不适等，后又因吹空调而声嘶加剧，基本不能发声。先后求诊多家三甲医院，行"头颅 CT、肺部 CT、喉镜"等检查，诊断"左声带麻痹、慢性咽喉炎"，期间口服西药（罗红霉素、泼尼松等）、中成药（通宣理肺颗粒、参芪五味子颗粒、瘀血痹颗粒等）及燕窝炖冰糖等，声嘶无改善。

辰下：患者神清，声音嘶哑，极低微，稍言几句，就难再发声；伴睡眠欠佳，入睡难，易醒，饮食尚可，二便无异常，舌淡，齿痕，苔薄黄，脉弦细。

杨师了解到患者此次失音，起于与人争吵，且患者平素易抑郁。杨师认为其病机为肝气郁滞，疏泄不畅；又兼脾虚湿蕴，清阳不升。

用半夏厚朴汤合补中益气汤加减（姜半夏、厚朴、茯苓、紫苏梗、生黄芪、香附、桔梗、炒白术、陈皮、升麻、柴胡、合欢皮、木蝴蝶、生甘草），2 剂。

9 月 11 日复诊：患者嘶哑失音明显减轻，已可正常发音。但昨日饮冷后出现自汗，手足热，口干渴，睡眠欠佳，易醒，上腹胀满且易呃逆，舌淡，苔薄黄，脉弦细。考虑为肝郁化热，肝气犯胃。予上方加枳实、竹茹、白豆蔻，3 剂。

9 月 14 日复诊。声音嘶哑已基本解除。较正常发音略低，睡眠、肠胃症状改善。原方续服 3 剂。

文 / 叶艺东　张锦彬

口腔溃疡又犯了，怎么办?

前段时间，有歌手因口腔 70 多处溃疡，但仍坚持完成演唱会的举动，获赞无数，难以想象这么多的溃疡有多痛！

口腔溃疡容易反复发作，吃饭疼，喝水疼，讲话也疼，不仅严重影响心情，也给工作和生活带来很多不便。

47 岁的余先生 2 年前因工作忙碌，日常饮食不规律，口腔出现多处溃疡，虽长期服用消炎药，仍反复发作，经常一处溃疡未愈，一处又发。辰下溃疡处可见黏膜破溃、疮面不红，舌尖破溃及刺痛感，伴头重如裹、肩背酸痛、大便黏滞不爽等症状，杨师予疏泄二号方 6 剂，并嘱咐劳逸结合，规律饮食。

余先生在服用 6 剂后 1 个月，未再发生口腔溃疡。多年的恶疾不再发作，脸上露出了久违的笑容。

按　语

复发性口腔溃疡，是一种最常见的发生于口腔黏膜的溃疡性损伤疾病，在人群中发生率达 20% 左右，易反复，难根治。病因尚未明确，现代医学考虑与病毒或细菌的感染、遗传、营养不良、免疫力降低等相关，治疗上通常以抗生素或消炎药为主，配合补充维生素，疗效不稳定，且常常因为抗生素使用过久，出现耐药、菌群紊乱等副作用。

中医学将复发性口腔溃疡归于"口疮"范畴。中医学注重整体与局部相结合，采用个体化治疗。余先生因长期饥饱失常，损伤脾胃，久则运化失司，湿热内生，使阳气不得伸，而发为本病。升阳益胃汤出自金代李东垣的《内外伤辨惑论》，尤其适用于脾胃疾病，杨师以该方加减形成疏泄二号方，治以升阳益气，化湿除热。使脾胃得健，阳气得升，浊阴得降。是气足阳升，则正旺而邪服矣。

口腔溃疡容易反复，平时应饮食有节，注重调养脾胃，不可过食辛辣、刺激等食物。

文 / 刘无峡

口腔溃疡反复发作？小心！

40 岁的黄女士是一名职场精英，十多年来难缠的口腔溃疡让她很烦心。由于黄女士的口腔溃疡面积并不大，疼痛时就习惯性服用"复合维生素"，症状也会有所缓解。这么多年来也一直未在意口腔溃疡的进一步诊治。

2020 年 9 月底，黄女士例行妇科检查时，发现宫颈有一溃疡面，综合考虑其有十多年的口腔溃疡病史，医生建议黄女士到风湿免疫科就诊。直到 2021 年 2 月，黄女士突感右眼酸胀不适、干涩疲劳、畏光，遂就诊于风湿免疫科，确诊为"白塞综合征"。经过住院治疗，黄女士的病情有所控制，但仍反复。

2021 年 6 月，黄女士慕名前来杨叔禹主任门诊就诊，虽然近日口腔溃疡未发作，但右眼酸胀不适、干涩疲劳、畏光，很是苦恼！黄女士还伴有怕冷、入睡困难、便秘、胃胀、月经量少等诸多不适，严重影响了生活质量。查其舌脉：舌质暗，苔薄黄，脉弦。

"肝开窍于目，脉如按琴弦"，一语道破黄女士的病机，开出一张出自《医学六要》，具有补肝、养筋、明目的经典名方——"补肝汤"加减。

黄女士服用2周后，右眼酸胀、疲劳、畏光基本消失，偶尔干涩，便秘、胃胀、入睡困难也明显好转。效不更方，嘱续服2周巩固治疗。黄女士终于露出了舒心的笑容。

按　语

早在东汉时期，医圣张仲景在《金匮要略》中就已认识到"狐惑病"，相当于现代医学的白塞综合征。白塞综合征又称贝赫切特综合征或口–眼–生殖器三联征，是一种慢性全身性血管炎症性疾病，主要表现为复发性口腔溃疡、生殖器溃疡、眼炎及皮肤损害，也可累及血管、神经系统、消化道、关节、肺、肾、附睾等器官，大部分患者预后良好，眼、中枢神经系统及大血管受累者预后不佳。

文／李乐

治头晕——杨叔禹用升阳益胃方

张女士，68岁。初诊时间2018年11月7日。

主诉：头晕1周。

现病史：患者近1周无诱因出现头晕，伴视物模糊，耳鸣如蝉，腰骶酸胀，双下肢软而无力，易烦躁，口干口苦，纳寐可，大便先硬后溏、质黏，肛门坠胀灼热，尿道灼热感。舌质淡，苔薄黄，脉细弦。乙状结肠癌术后1年。

杨师分析：头晕属清气不升，头目清窍失养所致。

乙状结肠癌术后，耗损脾胃之气，脾失健运，清气不升，故见头晕、视物模糊、耳鸣诸症，腰骶酸胀，双下肢软而无力亦皆是一派"虚"象；土虚则木旺，故烦躁，口干口苦；病久湿热流注下焦则见肛门灼热坠胀、大便溏、尿道灼热。

治以健脾补气升清为主，兼以清热利温。

方选升阳益胃汤加减（生黄芪6g、党参6g、生白术10g、升麻6g、柴胡6g、羌活6g、独活6g、防风6g、泽泻10g、车前子10g、黄芩10g、黄连3g、大枣10g、炙甘草10g、秦皮10g），7剂，水煎内服，早晚饭后温服。

1周后随访，诸症解除。

文／林淑珍

疏泄方治好了陈阿姨的头晕顽疾

"杨医生，我头晕的老毛病已经10多年了。犯病时感觉天旋地转，还会恶心呕吐、拉肚子。去看过很多地方，也住院了，可还是晕！这能治好吗？"陈阿姨愁眉不展地说道。

69岁的陈阿姨体态丰满，有高血压病史多年。平时常感身体疲乏、四肢沉重、口干口苦、食欲及睡眠差、小便短少、大便不成形。舌边尖红，舌体宽，边有齿痕，舌质暗，苔薄黄，脉象滑数。

"陈女士的头晕是典型的痰火上扰。痰火是由脾虚和肝热交织发展来的，治疗上不能只是清化痰火，还要健脾燥湿。这样才能从根源上解决！"杨师一边安慰焦虑不安的陈阿姨，一边与同学们分析道。

经过4周"清神方＋升脾方"的治疗，陈阿姨的头晕缓解了许多，身体疲乏沉重也得到改善。胃口变好了，睡眠也沉稳了。随访三个月，头晕未再发作。

文／李乐

中药治愈颌下囊肿

跟随杨师临床学习发现，除了应用中药内服以外，中医还经常采用外治法，内外兼攻，双管齐下。

患者童先生被右颌下肿痛折磨了 5 个多月，看了几家医院，都没什么改善。

童先生的右颌下有一个大"肿包"，表面泛红肿胀、按压疼痛难忍。杨师考虑这是一个颌下大囊肿，彩超的结果也验证了这一诊断。

除了囊肿以外，童先生平时生活压力大，容易焦躁，经常有反酸、呃逆、胃部灼热疼痛等症状。

杨师对同学们说患者之前用了很多消炎止痛的办法，效果都不是很理想。从中医角度看，这与情绪有关，应当疏肝理气。除了中药内服外，还可以配合外治消肿止痛，双管齐下，内外兼攻可直达病灶。

杨师以"丹栀逍遥散加减"作为内服方，疏肝清热，舒畅气机；外用皂角刺、龟甲、乳香、没药等中药，嘱咐患者煎煮后，用厚纱布浸渍药液，外敷患处。

这种外治方法称为"溻法"，是一种便捷有效的外治手段。

童先生的问题，出在足少阳胆经上。"颌下"这个部位，就是少阳经脉循行之处。

《黄帝内经·灵枢》中就有提到，足少阳胆经出了"故障"，就会出现"颌痛"的病症。

童先生平素紧张焦虑，容易肝气郁结，气血运行不畅，就会形成结节、肿块。治疗上，一方面通过中药内服疏利肝胆郁滞，另一方面根据经脉循行，配合外治活血化瘀、软坚散结。

2 周后童先生再次复诊，果然右下颌的囊肿较前缩小了大半，红肿疼痛也大大减轻了。

经过 2 个疗程的中药外溻加内服，童先生痊愈了！

溻法是指将含浸有药液的纱布或棉絮敷于患处的一种中医外治法，常用于治疗跌打损伤或久病内伤引起的肿块，具有消肿散结、活血化瘀止痛的功效，因常与渍法同时使用，故合称溻渍法。

文 / 张凉凉

中药战"痘"治痤疮

2020 年 8 月 3 日，前来复诊的余小姐高兴地说，"杨主任，你开的药我服用了 1 周后，脸上的痘痘好多了！"

1 月前，25 岁的余小姐初诊时，脸上满是密集的痤疮，尤其是下巴，有些都化脓了。

痤疮困扰了余小姐两年。详细询问后得知余小姐有熬夜习惯，除了痤疮问题，大便不规律、常黏滞不成形，小便色黄，带下色黄，经期胸胁胀痛等不适也令余小姐情绪郁闷。

"现在的年轻人，压力也很大，表面上是痤疮问题，实际上多数是心中郁闷，气机不畅造成的。"杨师边说边开了丹栀逍遥散加减。

同时叮嘱"睡前少看手机，多参加户外运动，适量出汗，配合中药治疗，痤疮就能很快被消灭了"。

按 语

脸上长"痘痘"看似不起眼，在生活节奏快、工作压力大的今天，也可能是精神心理因素躯体化的表现。脸上的痤疮如同"火山口"，随时可能"爆发"。杨师在"灭火"时非一味清热解毒，而是通过疏肝解郁、祛风透热等方法疏通气机，气机疏泄有度，自然百病不生。

文 / 刘无峡

湿疹瘙痒难耐？疏通气机是关键！

68岁的何先生是老病号，患糖尿病多年，这次带来了新的困扰。

近1月来，何先生下肢湿疹反复发作，瘙痒难耐，严重影响了睡眠。药膏、中草药外敷，效果都不理想。

杨师看到何先生双下肢湿疹严重：局部肿胀，表面溃疡，有液体渗出。

"最近情绪怎么样？血糖好吗？口干吗？大便稀吗？"杨师一连问了几个问题。

"心情和血糖还行，口很干，大便正常。"何先生回答道。

"湿疹是临床比较常见的疾病，多缠绵难愈。中医学认为与湿邪有关，治疗上可运用燥湿祛风之法，我们就用疏泄二号方。"

"何先生的湿从哪里来？我认为跟气机不通有关。本方中'升麻、柴胡、独活、防风'等风药的使用，除了具有祛风化湿功效外，还能帮助疏通全身气机。气机疏畅，湿自难留。"杨师对同学们说道，并叮嘱何先生保持情绪舒畅，控制好血糖。

1周后复诊，何先生的溃疡面较前缩小，已无液体渗出，瘙痒减轻，睡眠也改善了很多。杨师继续原方加减，以巩固疗效。

按　语

现代社会发展快，杨师认为糖尿病、高血压、湿疹等慢性病，属于心身疾病。精神压力、心理压力已成为心身疾病的重大诱因之一，临床治疗本类疾病，从疏通气机、调畅情志入手，效果令人满意。

文 / 何桂凤

多汗症验案一则

门诊来了一位小伙子，别看他年纪轻，却已经被"大汗淋漓"困扰许久。

韩先生"多汗"的毛病已有2个多月。主要为动则汗出，喘不上气。还伴有精神差、容易累、口干口苦、睡前燥热等症状。

"韩先生舌淡红，苔黄腻，少津，脉象沉弱。结合症状表现，病机考虑是正气亏虚。正气亏虚，卫表不固，邪气就有'可乘之机'，致开泄失常而多汗。我们就用玉屏风散作为基础方益气固表止汗，兼顾养阴生津。这样，面对外来的致病邪气便像有了一道御风屏障。"杨师对学生们说道。

服药1周后，韩先生诉出汗明显减少。

"别看这方子药味少，但它起到四两拨千斤的功效。"杨师对韩先生说，并嘱咐其续服1周，巩固疗效。

按　语

多汗症在临床中较为常见，虽然没有对身体造成直接的伤害，但容易加重或者造成身体虚弱，影响患者的心理和社交活动。

玉屏风散出自中医古籍《世医得效方》，药味少而精。虽只有黄芪、防风、白术3味药物，平淡无奇，但组合之后，补散兼施，相得益彰。其理甚深，既能益气固表止汗，又能宣通表里不留邪。此患者口干口苦，苔黄少津，属多汗伤阴，遣方时配伍养阴生津药物，也充分体现了"方为人所用，方须人所宜"的辨证论治思想。

文／何桂凤

不可一见自汗就敛汗

"杨医生快帮我看看，我这出汗到底是怎么一回事。"48岁的郭女士，还没来得及坐下，就边说边展开拿着的一摞病历材料。

郭女士1年前开始出现出汗，以颈部、后背汗出为主，一活动就容易出汗，汗出后怕风怕冷。曾服过"防己黄芪汤、玉屏风散、五苓散"等治疗汗出的名方，效果不是很明显。

除了汗出以外，还有胃胀、畏凉食、月经量多、经行腹痛、双膝怕冷等不适。舌淡胖，边有齿痕，质晦暗，苔黄微腻，脉象沉弦细。

"郭女士的出汗以及汗出后怕风怕冷，是营卫不和的表现；畏凉食，月经量多，结合舌胖、齿痕，脉沉细，是脾胃阳虚，气虚不能固摄津液的表现。治疗上要'调和营卫、温阳健脾'，如果只是一味收敛止汗，没有兼顾标本，难获良效。可以'桂枝汤'为基础，酌加健脾温阳、敛汗之品，以求标本兼顾。"杨师对同学们说道。

1周后复诊，郭女士喜悦的表情已然说明疗效。效不更方，杨师在原方基础上加减调整，嘱患者续服1周。

三诊诉自汗改善8分左右，精神状态已明显好转。

按　语

桂枝汤是《伤寒论》经方中的典型代表，营卫不和与自汗关系密切，但收敛止汗治标的同时应寻找根本原因，结合患者的主症表现及间症，在桂枝汤基础上加减健脾温阳之品，以求标本兼治。杨师强调临床上患者单一病症较少，多是虚实、寒热夹杂之症，治疗中应该注意兼顾标本虚实，才能釜底抽薪。

文 / 蔡妙娜

白塞综合征合并卵巢功能早衰验案

朱女士，21岁。一年前在某大学附属医院确诊为"白塞综合征"，予"泼尼松""羟氯喹"等治疗。半年前，又确诊为"卵巢早衰"，予"芬吗通"维持月经周期。

就诊时症见：口腔溃疡、睑腺炎、外阴溃疡反复发作，闭经，神疲乏力，少气懒言，动则汗出，形体消瘦，食欲减退，舌胖大，质淡红，苔薄黄，脉细弱。检查提示雌二醇35.84 pmol/L，孕酮0.33 nmol/L，促卵泡激素149.5 IU/L，黄体生成素81.9 IU/L，C反应蛋白55 mg/L。

杨师认为：患者虽然多处溃疡，治疗亦不宜骤用清热解毒之剂。气血不足、正气内虚，是免疫功能紊乱的根本。正虚为本，湿毒为标。治则以益气养血为主，兼清湿热。药用太子参、黄芪、茯苓、白术、生地、当归、白芍、川芎、防风、佩兰、泽泻、石菖蒲等治疗。

服药2周，患者口腔溃疡、睑腺炎、外阴溃疡、神疲乏力等症状均明显减轻。后以原方随证加减，持续调理。半年后随访，已停用前述各种中西药物，症状未再复发，复查性激素六项和 C 反应蛋白均正常。患者告知已怀孕月余。

> **按 语**
>
> 杨师强调，诊病应首辨虚实，施治应分标本缓急。扶正即祛邪、攻邪不伤正。

经前烦躁怎么办？

36 岁的王女士，愁容满面地走进工作室。

原来王女士这 6 年多来，每次在月经来之前，就容易出现烦躁欲哭、不能自主的情况。还常常容易叹气，有时呵欠频作，精神不振，乏力疲倦。此外，入睡困难、多梦易惊醒、食欲减退、大便不成形等症状也困扰着王女士。

"王女士的这种情况，属于中医'脏躁'的范畴。根据其他症状，我们可以选用'升脾汤合豁然饮'来治疗。"杨师告诉同学们。

2 周后复诊，王女士诉服后 1 周余月经来潮，此次月经来潮前无明显烦躁感觉，睡眠也较前好转，食欲增加。

"感觉整个人比以前轻松了很多！"王女士笑着说。

效不更方，杨师守方加减巩固。

> **按 语**
>
> "脏躁"一词最早见于《金匮要略》："妇人脏躁，喜悲伤，欲哭，象如神灵所作，数欠伸。"一般多发于妇女，以月经前及产后多见，多由心神失养、心无所依、神无所归、虑无所定而发。脾胃为后天之本，气血化生之源，脾胃虚弱则化源不足、脏腑失养。《黄帝内经》云"心主血，血养神"，从本案来看，王女士的脾胃虚弱，阴血亏虚，心神失养，故容易出现经前烦躁欲哭、不能自主、入睡困难、多梦易惊醒的表现。

　　杨师发现临床上情绪、失眠和脾胃症状常常合并出现，且三者之间往往是互为因果、叠加放大，对患者的生活质量影响很大。杨医师给这种情形起了个名字，叫"睡眠-胃肠-情志症状群"。治疗上以升阳健脾，养血柔肝，安神益气等法，选用升脾方、养神方、清神方、降胃方、豁然饮等疏泄系列方药，临床效果良好。

　　本案杨医师选用升脾方升阳健脾，顾护中焦，调节脾胃气机升降，让气血化生有源以充养心神；再用豁然饮养心安神，和中缓急，以达调畅气机，心身共治，故而取得比较满意的疗效。

　　"豁然饮"是以甘麦大枣汤为基础化裁而成，是杨叔禹医师在临床用于治疗糖尿病前期或糖尿病期合并抑郁焦虑的有效验方，主要由甘草、大枣、淮小麦、淡竹叶、黑豆、炒谷芽、炒麦芽等组成。

文／袁琪

治阳痿，不拘补肾常法

　　在跟师侍诊中，见杨老师治疗男子勃起功能障碍，不循常法，另辟蹊径，却有意外疗效。现举一案，以飨同道。

　　患者男性，34 岁，已婚未育，科研工作者。初诊时间 2019 年 2 月 26 日。

　　主诉：反复勃起功能障碍 3 年。

　　现病史：平素易紧张焦虑，3 年来勃起时间短，多梦，手足冷，二便正常，舌质红，苔黄腻，脉沉。既往有银屑病史。

　　处方：柴胡加龙骨牡蛎汤合当归四逆汤加减［北柴胡 15 g、桂枝 10 g、黄芩 10 g、姜半夏 6 g、生龙骨（先煎）30 g、生牡蛎（先煎）30 g、党参 6 g、赤芍 15 g、枳实 10 g、醋香附 10 g、细辛 3 g、通草 6 g、当归 10 g]，7 剂，水煎内服，早晚饭后温服。

2019 年 3 月 5 日二诊：睡眠、手足冷、勃起功能均较前好转。大便艰涩难出，排不尽感，1～2 次/日，舌质红，苔黄腻，脉沉。

处方：上方 + 酒大黄 3 g、黄柏 6 g、木瓜 20 g，7 剂。

2019 年 3 月 19 日三诊：睡眠、勃起功能、手足冷等症较二诊又有进步。排便较轻松；舌质红，苔黄腻，脉沉。

处方：上方加黄芪、升麻、葛根，7 剂。

2019 年 3 月 26 日四诊：诸症消失。舌质红，苔薄黄腻，脉沉。

处方：原方再服 7 剂。

按　语

勃起功能障碍（erectile dysfunction，ED）是指阴茎持续不能达到或维持足够的勃起以完成满意的性生活达 6 个月以上。属中医学"阳痿"范畴。

《灵枢·经脉》："肝足厥阴之脉，起于大指丛毛之际……循股阴，入毛中，环阴器，抵小腹……"，认为阴器与肝有关系。患者平素情绪紧张焦虑，故易肝气郁滞；肝气疏泄失畅，经络所行处无气血温煦，阳气困郁于内，不能外达宗筋，故而勃起时间短、手足冷；久之宗筋失和，故萎软不起。

方选《伤寒论》柴胡加龙骨牡蛎汤合当归四逆汤加减，治以疏肝解郁，温经通脉，佐以养血安神。7 剂后诸症好转。患者大便难，苔黄腻，如《素问·生气通天论》云："因于湿……大筋软短，小筋弛长，软短为拘，弛长为痿"。加酒大黄、黄柏、木瓜通腑泄热，祛湿透邪；三诊加黄芪、升麻、葛根，助补气疏肝升阳，以敷布阳和之气；四诊效不更方，巩固疗效。

阳痿一般从阳虚论，补肾阳居多。杨师论治阳痿，多从肝入手，以"疏通"为度，着眼治病求本。筋之用在肝，肝气条达舒畅，升降出入平衡，虽不专于治痿，而痿亦自愈。

文/俞晓旸

会阴部坠胀：林老伯的难言之隐

满脸愁容的林老伯来到诊桌旁。

66岁的林先生，看上去情绪低落，疲惫不堪。自述有腹胀、胸闷、腰酸、怕冷、尿频等诸多不适。

其实，林老伯还有一个特殊的症状，已经困扰他二十余年了：会阴部下坠、松弛、胀闷，常常发生在大小便之后。

这引起了杨师的注意。

"这是典型的中气下陷，我们就用'升阳举陷'的办法。"杨师对学生们说道。

"你不必太担心！这是可以解决的。放松心情很重要。"杨师微笑着对林老伯说。杨师和学生们一起拟定了以补中益气汤为主的中药处方。

1周后，林老伯复诊时，已是笑容满面。服药后不但下坠感明显好转，胸闷、心悸也基本缓解了，感觉整个人都轻松了很多。

按　语

林老伯所述的会阴下坠、松弛感，一般归属现代医学的"盆底松弛综合征"。是指因各种原因导致骨盆和盆腔脏器支持结构松弛下降，主要表现为排便困难、会阴部坠胀、尿失禁、直肠松弛等。

杨师在带教时，常跟同学们强调"抓主症"。即抓住主要矛盾，解决主要矛盾。所谓"擒贼先擒王"，临床上患者叙述的症状纷繁复杂，医生需要从患者的叙述中，敏锐地抓住其主要问题，进而遣方用药。

杨师根据患者的症状，考虑是中气亏虚、无力托举所致，选用李东垣的补中益气汤。这首经典名方出自《脾胃论》，是治疗脾胃气虚疾病的好方子，临床效果显著。

文 / 张惠萍

心悸用苓桂术甘汤

刘先生，36 岁，初诊时间 2018 年 7 月 30 日。

主诉：反复心悸 2 月余，加重 1 周。

现病史：患者于 2 月前无明显诱因出现心悸，近日程度加重，伴胸闷，头晕，耳鸣。平素易受惊，口淡，食后呃逆，大便 3 次 / 日，偏黏滞，舌边有齿痕，舌质暗，苔白腻，脉沉细弱。

处方：苓桂术甘汤加味（茯苓 15 g、桂枝 10 g、炒白术 15 g、炙甘草 10 g、泽泻 15 g、姜半夏 6 g、柏子仁 10 g），7 剂，水煎内服，早晚饭后温服。

2018 年 8 月 13 日二诊：患者诉心悸、耳鸣已明显好转。自行停药后，略有反复，伴入睡困难，多梦，舌脉同前。

处方：苓桂术甘汤合酸枣仁汤加减（茯苓 15 g、桂枝 10 g、炒白术 15 g、炙甘草 10 g、泽泻 15 g、姜半夏 6 g、柏子仁 10 g、知母 10 g、川芎 6 g、酸枣仁 10 g），7 剂，水煎内服，早晚饭后温服。

2018 年 8 月 20 日三诊：心悸失，睡眠改善，大便黏，舌质暗，苔薄白。

处方：原方减酸枣仁、知母，加党参 10 g。继服 7 剂。

按　语

本患以心悸为主，食后呃逆，口淡，舌边齿痕，苔腻，证属脾阳不足，饮邪内生，损及心阳，饮停不化而上泛，清阳失养，故见心悸，伴胸闷，头晕。"诸脉得沉，当责有水"，患者脉沉、舌齿痕、苔腻，为辨治之明证。

"病痰饮者，当以温药和之。"方选《伤寒论》茯苓桂枝白术甘草汤，以温通阳气，健脾化饮。方中桂枝、甘草温补心阳，茯苓、白术健脾化湿，正如刘渡舟所言：茯苓作用有四，一是利水以消阴，二是宁心安神而定悸，三是行肺之制节之令而通利三焦，四是补脾固堤以防水泛。桂枝作用有三，一是通阳以消阴，二是下气以降逆，三是补心以制水。加泽泻以增利水渗湿之功，加姜半夏制胃气上逆。方证相应，效如桴鼓。二诊眠差，素多思虑，合用酸枣仁汤，养心安神除烦。三诊苓桂术甘汤合四君子汤，健运脾胃，治病求本，以巩固疗效。

文 / 刘无峡

经方治咽炎

咽炎，有急慢性之分。为咽部黏膜及黏膜下组织的急、慢性炎症。急性咽炎表现为咽部疼痛、灼热、干燥，吞咽时明显；查体可见咽部充血肿胀。慢性咽炎多表现为咽部异物感、烧灼感、痒感、刺激感等，多见于成人，症状顽固，迁延不愈。可归属于中医学"喉痹""梅核气"等范畴。

附上几则应用经方治疗急、慢性咽炎案例。

半夏厚朴汤验案

张先生，48 岁，诉咽中异物感 10 余年。患者平素性情急躁易怒、喜叹息；10 余年前开始出现咽中异物感，自觉喉间有痰，咯之不出，吞之不下，口臭，无咽痛及吞咽困难，纳寐可，小便偶偏黄，大便日 1 行，质时黏时不成形。舌体宽大，边有齿痕，舌中有裂纹，舌尖红，苔薄黄腻，脉沉。

杨师处方"半夏厚朴汤"加减。并嘱调畅情志。经治疗，咽中异物感、喉中痰等症状明显减轻。

半夏厚朴汤源自《金匮要略》卷下："妇人咽中如有炙脔，半夏厚朴汤主之"，是治疗梅核气（主要表现为咽中异物感）的经典方剂。全方共奏疏郁散结、降逆化痰之功。

半夏泻心汤验案

杨先生，72 岁，因反复咽痛 3 个月就诊。症见：咽痛，夜间咽干、灼热感，纳少寐安，二便调；舌体胖，舌质暗红，苔黄，脉沉细数。

杨师处方"半夏泻心汤"加减，调理 1 周，咽痛减轻，灼热感消失。

半夏泻心汤源自《伤寒杂病论》，乃是调和肠胃的经方，为何对慢性咽炎有效呢？《素问·阴阳类论》论述"喉咽干燥，病在土脾"，咽喉的滋养濡润有赖于脾胃对水谷精微的运化及津液的输布。半夏泻心汤正是降逆和中、调和脾胃、打通水谷要道的经方，故用之收效。

桔梗汤验案

吴女士，30 岁，诉咽痛 2 天。缘于感冒后，处置不当，出现咽痛，症见：咽痛，鼻塞，口干不欲饮，纳可寐差，怕冷，怕热，大便 2 日一行，舌体宽，边有齿印，舌质暗红，苔黄厚腻，脉细。查体见：咽部充血明显，双侧扁桃体 I 度肿大。

杨师处方"桔梗汤"加疏风散热药，2 剂，咽痛消失。

桔梗汤源自《伤寒杂病论》311 条："少阴病，二三日，咽痛者，可与甘草汤；不差者，与桔梗汤。"少阴经脉循喉咙、挟咽，邪热客于少阴，循经上扰可致咽痛。本患者脉细、口干不欲饮、怕冷，均为少阴病表现，复因感受风热外邪，循经上扰而出现咽痛。故用之效显。

《伤寒杂病论》所载的经典方剂，是经历代医家实践证明有效的方中瑰宝。只要辨证准确、运用灵活，可收桴鼓之效。

文 / 林淑珍

参苓白术散治疗睡中流涎案

何先生，36岁，初诊时间2019年1月23日。

主诉：反复睡中流涎伴易醒4年余。

现病史：睡中流涎，味臭，质地清稀，常浸湿枕巾，吐之则快，醒后可入睡，夜尿2～3次。白天嗜睡，腰酸，尿频，自觉口中时有涩感，稍饮水可缓。纳可，大便日3次，时不成形。舌质红，舌体宽大，苔白腻，脉弦细。

处方：参苓白术散加减（姜半夏10g、陈皮10g、茯苓15g、炒白术10g、党参10g、白扁豆15g、怀山药15g、莲子15g、五味子10g、知母10g、泽泻10g、沙参10g、黄连3g），5剂，水煎内服，早晚饭后温服。

复诊：服药后，患者诉睡梦中流涎症状基本缓解，每夜醒来次数由2～3次减少为0～1次。杨师嘱续用原方巩固。

按　语

《素问·宣明五气》有云："脾在液为涎"，故有涎出于脾而溢于胃之说。常人涎液上行于口，然不溢于口外。睡梦中流清涎，属脾胃阳虚，因气不化津，水液上泛所致。水湿困脾，清阳不升，口中真津不足，口唇不荣，发为口涩；浊阴不降，湿浊聚于口则流涎。脾虚失运，发为便溏。舌体宽大，苔白腻皆为脾虚湿盛之象。

杨师予参苓白术散为主健脾祛湿；加半夏燥化中焦痰湿，以助脾胃运化；泽泻利水渗湿，使湿有出路；五味子酸涩收敛；黄连、知母、沙参清热养阴生津为佐。脾为易聚痰湿之所，方中用大量健脾药，则湿无所聚。脾健则运，水谷精微得以运化，则水液不上溢于口。

文/张凉凉

养阴利湿法治口干

　　谢先生，57岁，初诊时间2017年3月8日。

　　主诉：反复口干3月余。

　　现病史：患者3个月来反复感口中干燥，喜冷饮，夜间常渴醒，伴口苦，自觉全身发热，头部汗出，时有全身游走性针刺感，纳可，入睡困难，二便调。舌体胖大，舌暗红，苔黄厚腻，脉沉弦细。

　　诊断：口干病（胃阴亏虚，湿热蕴中证）。

　　治则：养阴生津，清热利湿。

　　处方：玉女煎合茵陈蒿汤加减（生地黄15 g、牛膝6 g、生石膏50 g先煎、知母15 g、麦冬15 g、五味子10 g、青蒿10 g、茵陈10 g、生大黄10 g、生甘草10 g、太子参10 g、泽泻10 g、苍术10 g），7剂，水煎内服，早晚饭后温服。

　　2017年3月15日复诊：口干、口苦症状较前缓解大半，入睡较前改善，余无殊，舌体胖大，舌暗红，苔黄厚腻，脉弦。

　　处方：原方+香薷10 g、藿香10 g，7剂，水煎内服，早晚饭后温服。

　　1周后电话随诊，未诉明显口干，余症皆缓。

　　口渴之症，虽症状单一，然病机纷繁复杂。采集病史时需注意对口渴程度、喜不喜饮、喜热饮还是冷饮的询问，也需考虑年龄、地域、情志、饮食等因素对疾病发生、发展的影响，综合判定病机。治疗之时，勿要偏执一法，需平衡祛邪与养阴之间的关系，做到祛邪不伤正，养正不留邪。

按　语

　　本例患者年过半百，阴气自半。本次因口干就诊，脉沉弦而细，考虑素体胃阴不足、津不上承；又渴喜冷饮，伴自觉发热，但头汗出，舌苔黄厚腻。既有湿热蕴结，又有肺胃阴虚。

　　治疗湿热兼阴伤，若一味养阴，则滋腻助湿；若只顾清利湿热，则阴更伤。杨师以甘苦寒之玉女煎为主方，甘寒以养阴，苦寒泄热不助湿；以茵陈蒿汤清利蕴结中焦之湿热，使湿热从二便而除。二诊加香薷、藿香芳香疏透，使湿热之邪从表而去。

文／林紫彤　王咏梅

舌尖上的火！怎么灭？

　　"痛"！这是患者马先生诊桌前坐下来说的第一句话。"两个月了，吃不下，睡不着，跑了好多医院了。杨医生，这能治好吗？"说完他伸出了舌头。

　　"舌尖边红，舌苔薄黄而燥。这是火热的舌象。那么，这是虚火，还是实火？火从哪里来呢？"

　　杨师跟学生们说着，又端详着眼前这个 48 岁的男子。

　　马先生，皮肤黝黑，身材精干，看上去是一位体力劳动者。虚火可能性不大。他额头、眉间深深的皱纹格外引人注意，有着超出这个年龄的苍老感。

　　马先生自诉体力、心力交瘁，家里上有老，下有小，负担很重！眼下家庭关系还有点紧张。

　　脉弦数。肝火应是有的。

"口气重吗？口干吗？大小便怎么样？"杨老师接着问道。

"口臭，中午睡觉时经常口干，大便也干，好几天才解一次，小便还好。"

"这是典型的'肝胃郁热证'，而且已经伤了阴津。但患者主要是中午阳盛时口干，看来津伤的程度并不重。"杨师心中已经有了答案。

七情五志皆能化火。抑郁、紧张、焦虑等不良的情绪皆可导致气机紊乱，郁久化火伤阴，进而导致头晕、舌痛、口腔溃疡、口干、咽痛等"上火"的症状。

"火太旺了，怎么办？除了往锅里加水——滋阴；还要把锅灶底的柴火撤一撤，釜底抽薪——清热。"杨老师向学生们讲解。

"用清胃散合玉女煎加减，把肝胃郁热清一清，再用滋阴生津药物润一润，火自然就灭了！"

服药 7 天后，回访马先生，舌头已经不痛了，人也清爽了。

文／王咏梅

你也是这样"降火"吗？

说到"上火"，大家可能觉得可以泡点菊花、金银花、胖大海、番泻叶等清热药就可以"降火"。但其实这种方法并非人人适用。

"杨医生，我上火半个多月了还没好，您帮我看看！"29 岁的郭女士火急火燎地说着。

"不急，坐下慢慢说，怎么上火了？有什么症状吗？"见她面色萎黄，满脸透露着疲惫，杨师边安抚边问道。

"我半个多月前感冒了，当时喉咙和牙龈就肿痛。现在感冒好了，但咽喉痛和牙痛还没好，连耳朵都痛。"郭女士说着就拿起保温杯喝水。

"保温杯装的是什么？"杨师又问道。

"是菊花。以前我熬夜上火泡点菊花茶就能好，但这次喝了很多还是没有效果。"郭女士回答说。

杨师又问了饮食睡眠和二便等情况，看了舌脉之后，对同学们说：郭女士舌胖，舌质淡红，舌苔薄白，脉细，大便又是稀软的，这是典型的脾虚导致的上火，不是实火。光喝菊花茶是没有用的，还得健脾胃，养正气，从根源上解决，我们就用清神方和行脾方。

1周后随访，郭女士的肿痛消了许多，嘱咐其注意饮食。

按 语

中医学将上火分为虚、实两大类。郭女士以前之所以喝菊花茶有用，是因为原来得的是实火，除了牙龈肿痛外，一定还有口干、口苦、口臭、大便干等症状，所以喝了之后很快肿痛就消了。

但清热药物往往是苦寒之品，吃多了容易伤脾胃，虽然郭女士这次也是肿痛，但大便是稀的，舌体是胖的，脉象是细的，这些都是脾虚的表现。脾虚正气不足，就容易感受外邪，而出现体虚外感后的上火，本质是虚火，所以服用菊花茶不但没有用，反而会越拖越久。

文 / 林淑珍

给"油箱"降温？别忘了这个好办法

55岁的陈先生，平素体弱。此次因反复低热1个多月就诊，西医检查未见明显异常，排除了新冠肺炎，服用中药清热，配合西药退烧等治疗，效果不明显。

10多年前因患阿米巴痢疾，以单味鬼针草煎水治愈，此后便长期自行煎水代茶饮。

此次体温始终在 37 ～ 38℃之间徘徊，伴手心滚烫，疲倦乏力，自汗。舌胖大有齿痕，苔白腻，脉沉弱。

杨师认为：鬼针草性味寒凉，适用于湿热内伏之证。若湿热已除，仍长期服用，必损伤中气。患者发热后，又多次服用中西药清热退烧，更是雪上加霜。宜提振中气，予补中益气汤加减治疗。

3 天后复诊，体温已恢复正常，疲倦明显缓解。予原方加减，巩固疗效。

按　语

杨师强调：中医学治病要有中医思维，不可一味"头痛治头，脚痛治脚"。结合患者症状及其病史，杨师认为其反复发烧乃是正气损伤，中气不足，致阴火内生所致。治疗上应提振中气，宗李东垣"甘温除热"之法，予补中益气汤加减，不能一见发热就用寒凉退热。

现如今，生活节奏快，工作压力大，很多人长期消耗体力心力，导致脏腑失调，出现一系列问题。这就像汽车长时间奔驰，没有及时加油加水，导致油箱发热，此时用冰块或者冷气降温，都只能治标，油箱很快就又热了，合适的做法是停车休息，给车加油加水，油箱才能慢慢停止发热，这才是治本。

鬼针草是中国民间的常用草药，尤其在闽南地区，较为常见。全草可入药，据《本草纲目》记载，鬼针草具有清热解毒、散瘀消肿等功效，主治咽喉肿痛、跌打损伤等病症。

文 / 张锦彬

中药"升脾方"辨治肌无力

35 岁的林女士，1 年前因为眼睑下垂，被当地医院确诊为"重症肌无力"。西医予以"激素、他克莫司、溴吡斯的明"治疗，症状有所缓解，后在主治医生建议下，寻求中医药综合调治。

初入诊室的林女士说，经西医的干预后，之前的眼睑下垂症状已基本痊愈，但遗留左眼复视，每于劳累后发作，休息后可缓解，给她的生活带来不少麻烦。

中医学认为，目虽为肝之外候，更是五脏六腑上注之精华，正如《银海指南》所谓："中气不足，为眼皮宽纵"。重症肌无力，多与脾胃相关，《素问·太阴阳明论》云："四肢皆禀气于胃，而不得至经，必因于脾，乃得禀也。今脾病不能为胃行其津液，四肢不得禀水谷之气，气日以衰，脉道不利，筋骨肌肉，皆无气以生，故不用焉。"脾主肌肉、四肢，脾气充盈，四肢肌肉得养，才能肌肉满壮，反之则四肢怠惰无力，甚至肌肉枯槁。

杨师认为，脾胃为人体气机升降之枢纽，唯有顾护好脾胃，才能使得气机疏泄畅达，则水谷精微运化有序，敷布流注全身，方能充养四肢百骸，可有效缓解重症肌无力的症状。临床上选用"升脾方"，即升阳益胃汤加减，以达到健脾升清降浊的目的。

历经半年余的中药调理，林女士的左眼复视问题得到有效缓解，其间也配合以西医的激素剂量的逐渐减少。经中西医的协调治疗，林女士的生活质量得到大幅度的提高，并开心地说道，她再也不把自己当作患者看待。中医的整体治疗，以人为本，不但关注疾病，更要关注得病的"人"。不仅是生理上的调治，更是心理上的积极转换。

文／林姗颖

小方治"怪病"，三剂药效定

2021 年 4 月，68 岁的张先生在门诊诉说自己得了怪病，很怕冷。现处春夏之交，张先生着绿色大外套，双手揣在裤兜，与旁人格格不入。

细询之，张先生畏冷，遇凉后咳嗽咳痰。自诉下半身如浸冷水中，需添加厚衣物才见缓解，夜间尤甚。四季穿袜子入睡，寐不安。退休后常年带孙子，体胖食多，情绪急躁。辗转各地诊治，未见好转，病因不明，故称之"怪病"。察之舌脉，质晦暗苔薄黄，脉沉。

杨师望闻问切后治以温阳化饮，健脾消食利水，予苓桂术甘汤治疗3剂，嘱清淡饮食，调畅情志，以望佳效。

1周后复诊，诸症减轻，形寒肢冷缓解，仍需着袜入睡，情绪见佳。遂复上方，再服1周巩固疗效。

> **按　语**
>
> 　　凡发畏冷，非皆由阳气不足引起。饮食不节，缺乏运动，情绪阴郁，致饮食内停，集聚成痰饮，加之情绪压抑，机体阳气内郁，无法生发，故见畏冷。桂枝类方温通心阳，气机得舒，像是阴霾之中的人重见艳阳高照。阳气充足，心境自然舒畅。所以遇到畏冷患者，应审慎求因，多方辨证，不可一味补肾温阳。因考虑以通为法，治疗上不在于补，而在于达，此谓疏泄。

文／何桂凤

感冒：不宜一味苦寒清热

近些天，门诊来了好多感冒的患者。

杨师带着我们认真细致地诊治每一位患者。这些病例不仅症状相似，而且患病原因也大都雷同。

杨师说：《黄帝内经》有一句名言：正气存内，邪不可干；邪之所凑，其气必虚。这类患者发病的特点大多是在工作劳累、焦虑，或睡眠不足之后"中招"。正是因为工作劳累或睡眠质量不佳，导致身体"正气"（免疫力）亏虚，外邪乘机侵袭，导致感冒。所以患病初始，表现的症状大多为恶寒怕风，或发热，乏力倦怠，鼻塞流涕，咳嗽咳痰等。

当然，是普通感冒，还是流行性感冒？要分辨清楚，才可有的放矢。

遭遇了普通感冒，有的人往往会盲目使用抗生素"消炎"，要么选择中药苦寒清热。其实，抗生素、苦寒药物的不当使用，往往导致人体的正气更加亏虚，从而导致感冒缠绵难愈。

杨老师根据中医学理论和患者的表现，在门诊多选用"参苏饮"合"加减葳蕤汤"为基础方加减，大多能用2～3剂改善患者的症状。此类方剂具有扶正祛邪的双重作用，例如，杨老师常于疏散药物中佐以沙参、玉竹，它们具有养阴润燥、生津止渴的作用，沙参还兼具清热润肺之功效。

常用方药：党参5 g、沙参10 g、紫苏叶10 g、葛根10 g、姜半夏3 g、前胡3 g、茯苓10 g、陈皮6 g、枇杷叶6 g、荷叶6 g、玉竹10 g、生甘草15 g、桔梗6 g、薄荷6 g。

加减：若恶寒、无汗、鼻塞，可加荆芥6 g、防风6 g以祛风散寒；若咳嗽咳痰，痰黄质黏，可加黄芩6 g、桑白皮10 g以清热化痰。

预防：①平素应注重劳逸结合；②天气变化，应注意添衣加被；③老年人、小孩多为易感人群，需更加注意防范；④适当锻炼，注重提高免疫力；⑤若发热超过38.5℃，请及时就医；⑥若不幸中招感冒，在日常生活用品上最好与家人、同事分开，以免交叉感染。

[附]

参苏饮——宋·《太平惠民和剂局方》

组成：人参、紫苏叶、葛根、半夏（姜汁炒）、前胡、茯苓各三分，木香、枳壳（麸炒）、桔梗、陈皮、炙甘草各半两

加减葳蕤汤——清·俞根初《重订通俗伤寒论》

组成：生葳蕤（玉竹）二至三钱，葱白二至三枚，白薇五分至一钱，淡豆豉三至四钱，甘草五分，大枣两枚，桔梗、薄荷一钱至一钱半

文／张智海

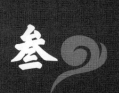

叁

养生杂俎

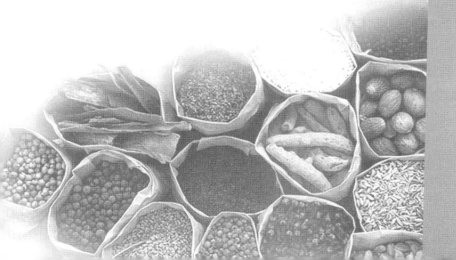

一天吃两顿饭，到底好不好？

一、少吃一顿饭，行吗？

居家不出门，人们有好多有关"吃饭"的问题。

运动少，仍然一天三顿饭，体重疯长，胃肠也不舒服。能不能少吃一顿？会不会缺乏营养、影响健康呢？

带着诸多问题，我们连线了杨叔禹主任医师。

问：宅家活动少，少吃一顿饭，行吗？

答：只要合理、科学控制饮食和热量的摄入，非但不会影响营养，反而有益健康。

最近，权威学术期刊《新英格兰医学杂志》发表了汇集数百项基础研究和数十项临床试验的综述报告，研究表明：包括间歇性断食（轻断食）等在内的减少食物供应，限制热量摄入，可以减少氧自由基生成，抑制炎症，提高抗应激能力；可以通过减轻体重，改善胰岛素抵抗，逆转糖尿病前期，可以改善血脂异常、高血压等。还有一项研究表明，限制老年人的热量摄入，能有效改善语言记忆等认知功能。

总之，研究证实，科学合理控制热量或饮食的摄入对健康有益。特别是对肥胖或体重超重、2型糖尿病、代谢综合征等人群。

问：由一天三顿改为一天两顿，要注意哪些？

答：尝试一天两顿饭，应该在医生指导下进行。因为有些人是不合理改变餐次的，如工作量大的上班族。初次尝试，不能操之过急；要注意营养合理搭配；避免体重下降过快过多等问题出现。

我们目前正在开展相关的研究：通过改变进餐次数、时间和饮食结构，逆转糖尿病前期。

二、两顿饭的前世今生

问：我们的祖先们一天吃几顿？

答：一天两顿，是中华民族的传统食制和存续悠久的惯例。在殷商甲骨文中就有"大食"和"小食"的记载。

"大食"指早餐，也叫朝食，是正餐。一般在上午七点至九点之间。

"小食"指晚餐，量少，是辅餐。一般在下午三点至五点之间。

问：祖先们日出而作，日落而息，难道中午不吃饭吗？

答：中午只吃干粮，一般是冷餐。

"馈""饷"的本义，就是中午送到田间的食物。

由此可见，我们的祖先们是一天两顿正餐。如果全日劳作，中午则有简餐、干粮、点心作为非正餐的补充。

一天两顿，是汉代及汉以前的普遍食制。从《史记》可以看到：汉初，汉文帝的兄弟刘长谋反获罪，被处罚"一天只能吃两顿饭"。实质就是贬为平民的意思。因为那时候皇帝、公侯可以一天吃三顿或四顿，老百姓日常只是一天两顿。传说刘邦与项羽争战，刘邦为了鼓舞士气，喊出破例"吃三顿饭"的口号。可见，当时军队也是一天两顿饭。

问：我们从什么时候开始一天吃三顿饭的呢？现在还有人一天吃两顿饭的吗？

答：我国从唐代开始，三餐制才逐渐出现；宋、元时期，三餐制与两餐制并存；明、清以后，三餐制则逐渐成为主流食制。

现在，我们已经习惯了一日三餐，这主要是为了适应生产与社会活动。

但是，我国历史上下数千年，幅员广袤几万里，由于地域不同，以及生产水平、劳动方式、生态环境的差异，食制不可能完全整齐划一。即使是现在，某些地区，某些人群，如在农闲或假期，有些老年人，或劳作不重的人群，仍然沿袭一天两餐的习惯。

问：西方人的祖先们一天吃几顿饭？

答：古罗马人认为，每天进食多于一餐是不健康的。因此他们每天只吃一顿正餐，通常在 16:00 点左右。尽管在早上和中午也吃东西，但只是清淡和快捷的简餐。

后来，受修道院的规则影响，人们习惯早餐（breakfast），这个词的意思是"打断一夜斋戒（break the night's fast）"，指出这是开戒后的第一顿饭。同时，在工业革命到来后，早餐作为上班前的餐食，变得很重要。在广泛使用人造光（如电灯）之后，晚餐才得以逐渐普及。

问：祖先们数千年的餐次习惯，对我们的遗传基因会有影响吗？

答：肯定会遗存下痕迹。餐次虽然会受到生产方式、社会形态、文化习俗等的影响，但经过几千年或更漫长的时间，饮食习惯必然在我们的遗传基因上留下烙印。如今随着劳动强度的降低和交通、通信工具的便利，人们的体力消耗反而日益在减少，同时，食物更加丰富，热量的摄入在增加。这种"入多出少"的状态，已成为引发很多慢性疾病的一大诱因。

科学控制热量摄入，适当减少餐次，合理搭配膳食结构，对健康有益。

三、你适合一天吃两顿饭吗？

问：是不是所有人都适合一天两顿饭呢？

答：不是。因为我们目前普遍实行八小时工作制，有些人工作又比较繁重，年轻人又正处于发育期等等情况，如果普遍要求都"回归传统，返璞归真"，恐怕难以做到，也并无必要。

问：哪些人适合一天两顿饭呢？

答：以慢性病和高危人群为主，具体如下：

①平素营养过剩的人群，例如肥胖或超重、高血脂、高尿酸、脂肪肝及代谢综合征等人群。

②糖尿病高危人群；糖尿病前期、初发 2 型糖尿病或轻型糖尿病人群；不需要或尚未使用胰岛素、口服降糖药物治疗的 2 型糖尿病患者。

需要注意的是：初次从一天三顿饭改为两顿饭，应当在医生指导下进行尝试。

问：哪些人不适合尝试一天两顿饭呢？

答：正在使用胰岛素降糖的糖友们要慎用；容易发生低血糖、低血压，严重贫血、恶性肿瘤等体质虚弱、营养不良的人群；有胃溃疡和胆囊疾病史的人群，也应当谨慎。

需要强调的是：应充分考虑餐次与工作、生活之间的协调性、方便性，尤其是营养能量的基本保证。不可盲目追求体重过快减轻。

四、少吃一顿饭，你准备好了吗？

已经习惯了一天三顿饭的你，少吃一顿饭，真的准备好了吗？

问：一天三顿饭改为一天两顿饭，那午餐怎么办？需要过渡吗？

答：我们建议午餐少吃或不吃。比如上班族人群，可以减少午餐中主食的摄入量。而体重超重或肥胖人群，建议不吃主食。

一定要有过渡期！我们建议应当在医生的指导下，采取循序渐进的方式，逐渐减少午餐的饭量，让身体有个适应的过程，不可直接改为一天两顿饭！

问：尝试一天两顿饭，初期会有哪些不舒服呢？

答：在尝试的初期，会有饥饿感等不适。可准备点心、水果作为补充。如果出现了心慌手抖、冒冷汗、头晕等现象发生，要及时监测血糖，以免发生低血糖。

两餐的时间一定要固定，形成新的、有规律的习惯，有利于减轻饥饿感等不适。

问："上班族"可以尝试一天两顿饭吗？

答：建议"上班族"在周末（周六、周日）及休息日、节假日试行一天两顿饭。而在工作日，或体力劳作、运动较多时，可以在中午加一点简餐、点心，作为间食。也就是"2+1"方案：早晚两餐正餐＋中午简餐补充。

问：一天两顿饭，能快速减轻体重吗？

答：不要追求快速减轻体重！减轻体重应该是一个有计划的、渐进的过程。一味地追求过快减轻体重，不利于血糖、血压的控制！

大多数临床试验报告表明，少吃一顿会有减肥作用。但受生活条件、饮食习惯、评估方法等影响，研究结果有较大偏差。

开始尝试一天两顿饭的时候，不建议配合剧烈运动，这样有可能导致体重下降过快过多，容易引起血糖、血压的波动，应该在身体适应之后再逐渐增加运动量。

五、一天两顿饭，怎么吃？

问：我希望尝试改为一天吃两顿饭，应该怎么吃呢？

答：杨叔禹医生的建议是："早饭吃得好，晚饭吃得早，中午吃得少"。

问：怎样才算是好的早饭？

答：一份优质的早餐，应该包含淀粉、蛋白质、蔬果、坚果。

淀粉指富含碳水化合物的主食。如馒头、面包、粥等，最好有燕麦、红豆、地瓜等杂粮和薯类。

蛋白质指奶、蛋、豆浆等食物。不仅提供充足营养，还可延缓胃排空，让早餐更抗饿。

蔬果膳食纤维丰富，血糖指数低，是低热量的健康食品。如凉拌蔬果沙拉就是简单易行的方法。

坚果富含优质油脂和多种矿物质。每天只需 20 g，大约手心一小把的松子、杏仁或核桃等坚果，就达到了每日推荐摄入量。

问：为什么晚饭要早吃？

答：研究表明，晚餐与次日（第二天）早餐的间隔时间在 15 ～ 16 小时，更有益健康。具体应根据自身情况适当调整，我们认为间隔在 12 ～ 14 小时内都可以接受。因此，有条件时，建议晚饭进食时间可以控制在 15:00—18:00 之间。

晚餐建议吃清淡容易消化的食物，比如粥、粗粮。我们建议遵循"白黄绿"的平衡膳食原则。"白"指白肉，比如鱼虾类、去皮鸡鸭肉；"黄"指五谷杂粮；"绿"指新鲜蔬菜。其中蛋白质和脂肪要适量摄入。

问：我不吃午餐了，行吗？

答：因人而异。上班族、劳动强度大的人、使用胰岛素或降糖药的糖尿病患者等，应该适时进餐，但可根据情况减少。

午餐，可以视为早晚两顿正餐之外的"点心"。所以，应简单、少量，不宜热量太高。可采取"低碳饮食"模式。

哪些食物富含相关营养呢？详见表1。

表 1　富含不同类别营养的食物

类别	对应食物
富含淀粉（碳水化合物）	杂粮（荞麦、燕麦、黑米、糙米、玉米、小麦等）、杂豆类（绿豆、红豆、豌豆等）和块茎类（土豆、甘薯、山药、南瓜、地瓜等），以及相应的制品（如杂粮面粉、粗粮馒头等）
富含蛋白质	瘦肉、白肉（鱼虾类、去皮家禽）、蛋类、奶类（尤以脱脂奶为最好）、大豆类或豆制品（如豆腐、豆干、豆浆等）等
蔬菜	以绿叶菜为主（如空心菜、芹菜、甘蓝菜等），以及菌菇类（如香菇、木耳等）
水果	山楂、樱桃、番石榴、苹果、蓝莓、西红柿、杏、桃、李子、橙子、草莓等低糖水果

六、糖友们怎么尝试一天两顿饭？

问：我患糖尿病 10 多年了，能不能尝试一天两顿饭啊？

答：应先对健康情况进行评估，我们建议以轻型糖尿病、糖尿病初期、糖尿病前期或高危人群、体重超重或肥胖等人群为主进行尝试。

如果平素血糖控制平稳，则可以尝试，但应在医师指导下密切监测血糖变化。

问：一天两顿饭，会不会引起血糖波动？

答：这正是我们所担心的！要保证每天饮食和总热量的摄入合理并且稳定，血糖就不会波动太大。所以，虽然改变了餐次，但应该注意摄入的总量不变。

注意适当调整碳水化合物的比例，合理增加蛋白质及优质脂肪的摄入，有助于调控血糖。

问：我现在使用胰岛素治疗，能不能改为一天两顿饭啊？

答：不建议尝试！因为胰岛素调控血糖具有个性化、精确性的特点，每个人的胰岛素降糖方案不一，若擅自贸然改成一天两顿饭，极易引起血糖的波动。

问：正在使用口服降糖药治疗，可以改为一天两顿饭吗？

答：应当慎重！对于正在服用具有低血糖风险降糖药的糖友，一般不建议进行一天两顿饭的尝试。

问：尝试改为一天两顿饭，我们要注意什么？

答：首先，尝试改变饮食习惯，一定要征得医生的同意和指导。

其次，尝试时一定要通过循序渐进、逐步过渡的方式进行。

然后，应注意逐步增加运动量，以使身体逐渐适应餐次改变带来的热量分配。

最后，还是要再次提醒：密切关注是否有心慌、手抖、出冷汗等症状，警惕低血糖出现。

七、"食不语"——孔子教我们吃饭

一次，我请教南普陀寺则悟方丈：出家人在过堂吃斋饭时，为什么静悄悄的，不出声音？则悟方丈解释说：进食也应当"正念"。不说话，心无旁骛，专注于进食，以欢喜心去深入体察食物进入身体的全过程。这里还有珍惜食物的意思："一粥一饭当思来之不易""佛观一粒米，大如须弥山"。

则悟方丈对于"进食"的一番话，不禁让我想起《论语·乡党篇》中"食不语，寝不言"的教诲。

孔夫子的教导也好，佛学戒律也好，都在强调对食物和进食应该专心致志，抱有敬畏的态度。

其实，"食不语"是很有科学道理的，进食时心境安静、精神专注、心情喜悦，对胃肠，对消化，对心与身，都大有益处。食物的消化是一个复杂的生理过程，食物在口腔中能刺激中枢神经系统，调控胃肠分泌多种消化酶。如果一边说话，一边吃饭，就会影响大脑中枢功能，可能引起消化吸收的紊乱。所以，从医学和生理学的道理上讲，人在进食时，是专注，还是分神，是喜悦，还是心事重重，消化吸收的质量和营养的利用是不一样的。

专心进食，放慢节奏，增加咀嚼次数，既有助于消化吸收，又可以提高饱腹感，有利于减轻体重。

反观当下的我们，常常把午餐变成"讨论会"、把晚餐变成"洽谈会"，边吃边聊，口中还咀嚼着食物，却又滔滔不绝地侃侃而谈。我们常常为了节省一点时间，一边吃饭，一边看书、看电脑、看电视、看手机……虽然在进食，在吃饭，但心思却并没有放在食物上。脑袋在想着事情，而口腔、胃只是在机械地运动着罢了。可以说这是一心二用，心与身分离了，躯体与意识、精神没有合一。

当然，我们不可能刻板地做到不分时间，不分环境，千篇一律去遵守"食不语"，专心吃饭不讲话。但是，我们却不可不知：

如果条件允许，吃饭时，就专心吃饭、静心进食、敬惜食物。待吃完饭了，再去专心做事、再去专注学习也不迟！

前段时间，浙江有一所小学校，提倡学生在吃午饭时不说话，安静吃饭。饭堂一片寂静，学生们在静静取食、吃饭，秩序井然，一改往日的喧哗与热闹。然而对此，也有不同声音：吃饭时不许学生说笑，是在压抑儿童的天性。殊不知，该玩的时候就要让孩子痛快地玩，该安静时就应该安静。这才是合乎天性！

文/张智海　张惠萍

清太医院的药方究竟怎么样？

己亥年的暑假，为病所困，只能每天老老实实待在海滨家里读书。

最近在读的一本，是杨叔禹教授的《清太医院医家研究》。为什么要读这本书？因为我对"太医院药方"水平到底怎么样实在太好奇了。沈德符《万历野获编》里就说晚明京城人讥讽"名实之不相称"的是：翰林院文章，武库司刀枪，光禄寺茶汤，太医院药方。这个说法沿袭到清代传为"京师十可笑"：光禄寺茶汤，太医院药方，神乐观祈禳，武库司刀枪，营缮司作场，养济院衣粮，教坊司婆娘，都察院宪纲，国子监学堂，翰林院文章。

晚明翰林院确实有腐儒，武库司也充溢腐朽的兵器，看晚明太监刘若愚《酌中志》可知光禄寺茶汤的确不如江南才子们玩得花样百出，太医院怎么样，总不会是如《明妃女医传》演的那样吧。清代太医院被演绎的部分更多，从《甄嬛传》到《如懿传》，哪出宫斗都少不了太医的推波助澜。而评价太医院的水准，不光电视剧编剧没有资格，历史学家也没有资格，只有像杨叔禹教授这样的中医名家才有资格吧。《清太医院医家研究》建立在陈可冀先生

《清宫医案研究》的基础之上，专门对清代太医们的医案药方做出品评，可以说是解答清代"太医院药方"到底什么水平的最佳读物了。

前言部分就开宗明义地指出："太医绝非'太平医'"，旧有认为"太医院药方"为皇家诊病皆以"敦厚温和"之味调补，"不敢投峻烈之方以避险自保"这种看法显然是站不住脚的，因为清宫医案里"大承气汤、十枣汤、控涎丹等峻猛之剂的频繁应用"，可以看出在巨大压力下的御医是非常敢用"大寒大热、峻药猛剂甚至有毒之品"，必须有急救的办法以"起死回生"、力挽狂澜。

这个部分让我最感兴趣，毕竟御医最大的职业特征就是"伴君如伴虎"，清代的皇帝们脾气也都不太稳定，从医案中可以看出，不光是雍正这种出了名的阴晴不定的皇帝，就是康熙和乾隆这种所谓"明君"，对待太医也是相当凶残的。比如康熙四十九年（1710 年），因为太医给一个正黄旗内大臣治疗痔漏未能迅速见效，康熙就朱批"庸医误人，以致如此"，所以太医院到后来是非常敢于用药，希望能收到速效。

书中举了道光年间给和妃治疗"里热滞盛"的"十枣散"，在我等外行听起来，枣能有多峻猛？再看药方中的主力是大戟和甘遂。这两味药，杨教授都评价为"峻下有毒之品"，我在网上搜了一下大戟的药理研究，大戟根乙醚抽出物有致泻作用，热水抽出物对猫有剧泻作用。"剧泻作用"——看起来大戟是一种会毒死猫的中药，背后一阵冷汗。然后，甘遂的作用和大戟类似，两味药加在一起，不知道这位和妃是不是泻得昏天黑地了。查一下这位生了道光长子的和妃于道光十六年（1836 年）去世，这个药方出自道光五年（1825 年），好险，这次御医的冒险还是成功的，和妃没有拉到虚脱而死。

如果她这次真的腹泻到快死的话，根据书里的内容，很可能太医会为她用上现在非常普遍的一个药——"生脉饮"。书里提到在清代宫廷，御医对所有临终患者的救治几乎都用生脉饮，所以想要穿越回去的各位要注意了，即使是皇帝也没有什么仙草仙丹，只有我们现在街边药店的"生脉饮"可以"死马当活马医"一下。所以杨教授在这一段中评论道，生脉饮虽然被古代医书吹得很神奇（这个是我意会的，人家原话不是这么说的），但是"仅以该方疗元气耗伤、阴阳离决之证，效果甚微，然若在正气脱败之前，及时用之，应具有较好的养阴回阳、收敛固脱之效"。看完之后很想把抽屉里我爸妈闲置已久的生脉饮拿出来喝一下（误）。

（本文摘选自微信公众号"胡里山朝夕相对"，作者刘婷玉，厦门大学人文学院历史系教授，美国宾夕法尼亚大学历史系博士后研究访学学者，长期从事明清历史文化研究）

长寿是否靠进补？——清代皇帝的养生之道

虽然我对岐黄之术一知半解，但作为一个"门外汉"，从杨教授的太医研究中，也能看出我特别感兴趣的一个清史问题：清代的皇帝为了养生都做了哪些事情，效果如何？

有关皇帝这个工作的好坏问题，一直受到政治史的关注，皇帝的寿命问题又是其中的重中之重，毕竟从秦始皇到汉武帝，在想要活久一点这件事情上都相当努力。前几年量化历史研究火热起来的时候，北大经济学院的陈志武教授和学生林展做过一个研究：《真命天子易丧命？中国历代皇帝非正常死亡的量化分析与东西方比较》（耶鲁大学工作论文，2016 年），我没有看过原文，是在量化历史研习班上听陈教授讲过这个研究。他们"对中国自秦朝以来 658 位皇帝是如何死的进行了系统研究，发现 38% 左右的皇帝死于非命，其中 71% 是死于亲戚或宫廷大臣之手。历代皇帝的平均统治时间为 12.5 年。在中国朝代历史中，每年皇帝死于非命的概率大约是十万之三千一百，比普通人死于非命的概率高一千多倍。按照剑桥大学对现代战场的定义，每年死亡概率超过十万分之五百的地方就是'战场'（battlefield），那么，中国历代皇宫里死于非命的概率是现代战场标准的六倍！"（陈志武：量化历史研究的过去与未来，《清史研究》2016年第4期）

如果这个统计可靠的话，当皇帝真的不是一个理想的职业。但是也还是有62%左右的皇帝是没有死于非命的，而且如清代的乾隆，还创下了帝王寿命的最高纪录（89岁。注：这个是排除了传说时代尧舜禹的排名）。所以清代皇帝的养生之道，可以说在历代帝王中是非常成功的，值得好好的借鉴。

《清太医院医家研究》中提供了两个皇帝的成功经验，那就是活了六十八岁的康熙皇帝和他的孙子乾隆。还提供了两个反面例子，就是真的很凶残的雍正皇帝和真的很倒霉的光绪皇帝。

先看康熙皇帝，书中认为康熙皇帝年近古稀，在封建帝王中已属不易。而且特别指出"康熙皇帝平时较少服药，其认识到，人的年老、齿枯发白，都是遵循自然规律的"，这里引了康熙自己的几段话，我觉得特别好：

（1）要"恒劳而知逸"，也就是说别让自己老闲着，如果老是闲着，那么不仅感觉不到闲着的快乐，一旦遇到需要劳累的时候很容易垮掉。（《庭训格言》）

（2）我（康熙）从小就知道要戒除声色的享受……今年春天一直头晕，还日渐消瘦，后来到塞外打猎，水土比较好，身体也好起来，每天骑马射箭也不觉得疲惫……人总是要死的，所以要在精神还明爽的时候，想说啥就都说出来，让自己开心点儿。

所以杨教授在书中总结康熙的养生方法是：生活节俭、力戒声色、骑射健体、心胸豁达。

接下来看一个反面教材：雍正。翻案风电视剧里很爱营造一种雍正皇帝是勤政爱民、操劳政务而把自己累死的形象，但杨教授在书中指出"长期服用丹药导致雍正帝体内铅、汞等有害物质堆积过多，其亦因此而丧命"。而且雍正本人和其父不同，极其热爱养生，书中提到雍正几次要求太医院提供龟龄集药或酒的记录，可见其求生欲望强烈。而雍正的早死我看和他对待医生的态度也不无关系，多疑狭隘的性格让雍正很难信任太医，所以即使对康熙时期饱受嘉奖的太医刘声芳也态度恶劣，斥责其"并不用心调治，推诿轻忽，居心巧诈"。而看起来这位太医推诿的主要原因，应该是雍正逼迫其在圆明园炼丹吧，这个故事实在令人哭笑不得。炼丹本是道士的活儿，但雍正可能从嘉靖皇帝身上吸取了教训，知道道士靠不住。这位刘声芳太医可能心里也很委屈，我是为你治病，你却想要成仙，这哪儿跟哪儿啊！雍正的例子告诉我们，即使是逼着当世神医给你炼丹，丹药吃多了，也是会死的。养生这件事情，欲速则不达，太贪心反而死得快。

乾隆则集各种养生优势于一身，值得大书特书。杨教授在书中总结了乾隆高寿的原因为：生活规律、习武强身、陶冶情操、汤泉沐浴、喜食补益之品。具体来说有三大类：

其一，乾隆皇帝始终保持早睡早起的好习惯，还特别喜欢打猎射箭练武（也就是户外运动），尤其热爱旅游，堪称中国历史上旅游次数最多的皇帝，旅游次数和寿命这里呈现了正相关关系，所以旅游是长生之道。

其二，乾隆的文化生活很丰富，热爱作诗（每天），虽然水平不咋地（也没人敢指出），所以乾隆皇帝作诗数量也是中国历代帝王之最。作诗数量与寿命也正相关，所以吟诗作画唱歌也是长生之道。心情好，自然身体倍儿棒。

其三，保健品也是可以吃的。乾隆皇帝经常服用的保健品有龟龄集、松龄太平春酒、八珍糕等。乾隆皇帝非常关心龟龄集的处方，时不时地还要问问药房还剩多少，生怕自己断了顿。龟龄集这味药也算是我们山西特产，我从小就很熟悉，杨教授对此药的判断是"补肾助阳药物居多，兼有滋阴养血之品"，据说吃了以后会浑身燥热（令人怀疑乾隆主要是希望壮阳的）。书中也记了乾隆皇帝常吃的八珍糕，我查了一下，也就是茯苓、白扁豆、莲子肉、薏米、怀山药、芡实、山楂和麦芽（老年后换为人参和党参）做成的糕点，现在网上一搜一大堆，都印了乾隆的头像。八珍糕也不算是什么神仙丹药，即使是在清代的寻常百姓也未必消费不起。可见乾隆的长寿，前二者的作用可能更大些。妄想吃药长寿，就会踏上雍正的那条不归路。

最后看看倒霉的光绪皇帝提供了哪些反面案例。史料肯定是越往后越丰富，所以书中有关光绪的医案最多。从各个医案中看来，光绪皇帝常年腰痛、耳蒙、心烦、口渴，还频繁遗精和失眠，被称为"阴阳两虚"。我看来看去，除了觉得光绪身体素质确实先天不足之外，也感到此人问题大都还是来自情绪和精神。光绪本人也是非常怕死的，有时候一天要找好几个太医给自己看病，但同时对太医又十分不信任，常常斥责。因为太担心自己的健康，以至于吃药太多，光绪自己后来也意识到这个问题："诸症时轻时重，迄未久痊。推其缘故，岂因服药过多，方剂杂投，致脏腑受其偏胜之气，所以病势缠绵反复日久无效耶"。而太医也曾经劝说过光绪，大意是皇上你这各种问题，光吃药恐怕是很难奏效的，希望皇上您心情爽朗点，再以"血肉有情之品"（杨教授指出"血肉有情之品"是如龟甲这般动物来源的药品）调养，慢慢才会有点效果。

总结起来，从本书中看到的太医们为清代皇帝调养的各种案例，我最大的感触是：在具有基因相似性的这个皇帝序列中，没有哪个皇帝是因为吃药吃少死的，倒有吃药吃多了死的，生活规律、多多锻炼、多去旅游、丰富精神生活，再服用一些不那么稀奇古怪的养生食品锦上添花，即使是在医药卫生不发达的清朝，也有可能活到八十九。

（本文摘选自微信公众号"胡里山朝夕相对"，作者刘婷玉，厦门大学人文学院历史系教授，美国宾夕法尼亚大学历史系博士后研究访学学者，长期从事明清历史文化研究）

常常容易饿，是怎么回事？

这种情况叫易饥多食，是糖尿病的常见症状之一，指患者食欲过于亢进，进食后仍不能满足，进食不久随即感觉饥饿或常觉饥饿之症。

中医学认为，易饥多食皆因胃"热"。饮食不节，喜卧好坐致使积热内蕴；长期精神心理因素劳心竭虑，郁久化火，消灼阴津；房事不节、劳欲过度或素体阳热体质，邪易从热化生则胃热善食。常见的中医辨证分型有胃热炽盛型、气阴亏虚型、胃强脾弱型。

（1）胃热炽盛型：多食易饥，渴喜冷饮，多尿，形体消瘦，或口臭或见口腔溃疡，大便干燥，小便短黄。

药膳：西芹炒木耳，木耳 8 朵，西芹 200 g，食盐 5 g。加葱蒜油爆炒即可。

代茶饮：消渴茶，麦冬 15 g、芦根 10 g、白茅根 10 g，开水冲泡代茶饮。

（2）气阴亏虚型：多食易饥，口渴多饮，大便溏薄，神疲懒言，四肢乏力，消瘦。

药膳：沙参麦冬莲子汤，北沙参 10 g、麦冬 15 g、莲子 20 g、清水 700 g。沙参切段，莲子、麦冬浸泡一夜同大米进锅武火煮沸，再用文火煮 50 分钟即可。

代茶饮：黄精枸杞茶，黄精 15 g、枸杞 10 g、绿茶 3 g，上药温开水冲泡代茶饮。

（3）胃强脾弱型：多食易饥，食不知饱，口臭口淡，大便初头硬后溏薄或夹不消化食物。

药膳：番茄猪胰汤，番茄 400 g，猪胰 1 只。猪胰切片与番茄同煮，猪胰烂后，加葱、盐、胡椒、生姜，吃肉喝汤。

代茶饮：石斛生地茶，石斛 9 g、生地黄 9 g、麦冬 9 g、北沙参 9 g、枇杷叶 9 g，将上药洗净，用文火煮 25 分钟。

当出现易饥多食的症状，应积极进行血糖、糖化血红蛋白、肝肾功能、血脂等相关实验室检查。选择适合自己的药膳、代茶饮，日常生活中注意饮食、休息及运动，以助有效控制血糖，改善症状。

文/何桂凤

舌尖上的闽南元宵圆——山楂陈皮小汤圆

闽南地区的元宵圆是"滚"出来的：将花生和芝麻翻炒后，碾成细颗粒，放入白糖搅拌待用。用猪油将切成片的干葱头进行油炸后，放入做好的馅料里进行二次搅拌。再将做好的馅料放入特定大小的元宵圆模具中，压出球形馅料。将馅料放进装着糯米粉的大盆子里不断来回翻滚，使其均匀沾到糯米粉，再取出沾水，继续沾粉，来回重复十多次，到元宵圆大小适中后即可。润滑香甜的元宵圆令闽南游子魂牵梦绕。老字号的小吃店一碗元宵圆不超过 5 个，这是为了防止多食造成不易消化的情况。

然而，糖尿病友面对"古早味"元宵圆的高糖和高脂不禁扼腕叹息。中医学认为山楂有消食化积、陈皮有理气调中之功效，能促进消化。推荐一款"山楂陈皮小汤圆"：山楂 10 g、陈皮 10 g，水煎 20 分钟，捞起药渣，再放入不包馅的糯米小汤圆同煮至汤圆浮起。

吃完一碗爽滑的元宵圆，不妨到处走走，既有助于消化，也可以领略浓郁的闽南民俗风情：厦门的"金门元宵灯会"，泉州的"花灯节""炸佛"，漳州的"龙艺""火烧尪"……无处不是欢乐和祥和。

春天养生，该吃什么？

春天，是生机勃发、推陈出新的季节，是养肝、疏肝、柔肝的最佳时机。

问：为什么春天经常情绪急躁，或闷闷不乐，或口干口苦，这是怎么啦？

答：中医学认为，春天阳气萌发，人的生命活动也开始活跃起来，趋势向上、向外。在这个季节里，如果疏泄不利，就会出现上述这些表现。

杨叔禹常说：一部《黄帝内经》，很关键的一句话是："法于阴阳，和于术数"。换句话就是：养生，必须顺应大自然的四季变化，违反了这个规律，就是害生。春季，就是要顺应生发之势，按照这个特点调整饮食五味及运动、情志、起居等，使肝气条达舒展，保持疏泄正常，促进气血运行和脾胃运化。

《黄帝内经》说："肝苦急，急食甘以缓之，以酸泻之，肝欲散，急食辛以散之，以辛补之。"

春季宜进食甘甜之物，可以舒缓肝气之急；适量进食辛香的食物，可以促进肝气疏散；而不宜过多摄入酸性食物，以免肝气收敛太过。

如果情绪急躁，容易动怒，这是肝气升发太过的表现，可以通过适量进食甘甜之物，缓肝健脾，如小麦、红枣、枸杞、百合、春笋、莴笋等。

如果情绪低落，闷闷不乐，这是肝气不足的表现，可以适量进食辛香之品，如韭菜、香椿等。因为辛味食物顺应了发散的趋势，促进肝气条达舒畅。

平素肝气、肝火旺盛的人，可适当食酸味食物，比如酸梅汤等。

【温馨提醒】过食甘甜之品，易碍脾助湿，出现厌食、胃胀等；过食辛香之物，易耗气伤阴，出现上火、失眠等不适。所以，建议在医生指导下使用中药调养。

文/王咏梅

酷暑炎炎　凉茶相伴——暑日凉茶方

烈日炎炎似火烧。

不同于其他地区，闽南的夏季，炎热而又多雨潮湿。中医学认为这属于暑热挟湿。

暑热侵入，常易出现胃口下降，乏力倦怠、头昏头沉、四肢困重、口干口苦、便溏等症状。

厦门大学第一附属医院主任医师杨叔禹，根据闽南地区的气候及疾病特点，常用以下几款解暑化湿凉茶。

（1）酸梅开胃茶。

组成：乌梅 20 g、焦山楂 20 g、陈皮 20 g、炙甘草 10 g，加水熬 30 分钟，过滤取汁，凉至 60℃ 以下后加适量冰糖饮用。

功效：清暑开胃，生津止渴。

适用人群：食欲下降，口干，乏力等。

（2）清暑降火凉茶。

组成：生甘草、荷叶、金银花、菊花、焦山楂、麦冬、五味子各 6 g，煮沸或沸水浸泡，代茶饮。

功效：清热解暑，止渴。

适用人群：咽痛，口干口苦，小便黄，便秘等。

（3）清暑化湿凉茶。

组成：藿香、佩兰、葛花、陈皮、茯苓、炙甘草、白扁豆各 6 g，加水熬 15 分钟，过滤取汁，当茶喝。

功效：化湿解暑。

适用人群：困倦乏力，食欲减退，腹胀，口黏等湿气重人群。

因凉茶性质偏寒凉，在此特别提醒以下人群选用凉茶尤须谨慎，在医生指导下使用：①女性月经期。因为女性在月经期体质偏虚，此时喝寒凉的凉茶，容易损伤脾胃。②孕妇、产妇。此为特殊阶段，身体相对虚弱，凉茶寒凉，容易伤脾胃。③空腹。空腹时不宜喝凉茶，因为会稀释胃液，不利于消化。④体质寒凉。平常主要表现为怕冷，食凉易腹泻的人群，饮凉茶会加重寒凉体质。

文 / 郭艺娟

中暑辨阴阳，茶饮适寒温——再谈暑季凉茶

夏日炎炎，易发中暑，很多人也许还会疑惑——明明待在空调房里，没受暴晒，为啥也会中暑呢？

中暑不算什么大病，但也应按中医学理论辨证施治。中医学认为，中暑也分阴证和阳证，处理方法各不相同。

一、阳暑

阳暑即我们通常说的中暑，多见于暑日在户外干活或活动，烈日暴晒后出现高热、大汗、口渴多饮、心烦、面红、小便黄短等暑热伤人表现。有暑、有热，这属于阳证的一类，所以称为"阳暑"。

早期、轻症的阳暑，及时撤离高温环境、补充液体后，大部分即可缓解。症状仍不改善，可以饮用以下清热、生津解暑凉茶：

（1）酸梅开胃茶：乌梅、山楂、陈皮、炙甘草、冰糖等，煮水代茶饮。用于暑热轻症口渴、出汗多、胃口欠佳者。但山楂有

活血化瘀作用，孕妇慎用。

（2）甘蔗马蹄糖汁：甘蔗、马蹄、冰糖，共煎，汤水及内容物均可服用。

甘蔗、马蹄味道均甘淡，汁液较多，有生津止渴作用；而甘蔗还有利尿作用，可以引暑热从小便而出。

（3）茅竹莲子清心茶：白茅根15 g、淡竹叶10 g、莲子（火热重者不去芯）20 g，冰糖少许，共煎，饮茶吃莲子，用于火气较大、烦躁、小便短黄者，着重清心去火。

（4）清暑降火茶：生甘草、荷叶、金银花、菊花、焦山楂、麦冬、五味子各6 g，煮沸或用沸水浸泡，代茶饮。用于暑热较重伴咽痛、口干、口舌生疮、小便黄者。

如果阳暑更严重者，可予中药汤剂白虎汤加减治疗，应在专业中医师指导下进行。

如阳暑出现高热不退、大汗淋漓、精神异常等症状可能是现代医学所称的"热射病"。据报道每年均有不少"热射病"死亡病例，此类情况务必及时就医。

二、阴暑

与阳暑不同，"阴暑"指人并没有受到长时间暴晒，可能仅仅在阳光下走了一下，或稍微感受了暑热，而骤然进入商场、超市等空调房，或冷水洗澡、游泳，感受寒冷后，出现的中暑症状。表现是：头痛，发热，怕冷，心烦，口渴，呕吐，腹泻等。

所谓"阴暑"，主要是先感受了暑热，然后又被"阴寒之邪"侵袭、束缚，体内的暑热之气发散不出去，导致外寒内热（寒包暑热）。

这时候，很多人会马上想到来一瓶藿香正气水吧！不不不，还没轮到它上场呢。这种情况需要用新加香薷饮。

新加香薷饮：

组成：香薷、厚朴各6 g，扁豆花、金银花各9 g。

服法：用 5 杯水煮取 2 杯，先服第一杯，出汗后则停药；若不出汗，2 小时后再喝第二杯；服完第一剂，仍不出汗，可再服一剂，直到汗出病解。

知道了发病的机理，预防是不是就很简单了呢？切忌感受暑热之后立马进入寒凉之处，应该擦干汗液，更换湿衣，逐渐过渡进入空调房等寒凉之所。

三、暑天"中寒"

暑天好热啊！来杯冰饮、来个冰西瓜解解暑如何？很多人吃完就出现腹痛、腹胀、呕吐、腹泻的情况。这是因为太过寒凉的东西，直接伤了脾胃的阳气。这类情况在暑天实在太常见了，也提醒大家切莫贪凉饮冷！推荐简易的食疗方法"生姜红糖红枣水"：生姜 5 片、红枣 3 枚（切开）、红糖适量，煮水代茶饮。严重的可以试试中药处方大顺汤（生甘草、干姜、苦杏仁、肉桂）加减（以上中药处方请在中医师指导下进行）。

除了脾胃受寒外，又因为吹空调等原因，受寒感冒了，出现发热、怕冷、头痛等症状，该如何处理呢？推荐简易的处理方法有：新鲜紫苏叶一把或干紫苏叶 10～15 g，煮水代茶饮即可。

针对脾胃受寒又外感寒邪（感冒）的情况，药物上可选用"藿香正气水"。

四、暑邪"乘虚而入"

有人可能会疑惑：为何同样的环境、同样的情况，有些人中暑，有些人却不中暑呢？

这主要取决于个人的中气，即脾胃功能的强弱。如果中气很足，外来的暑气这类邪气就不易伤人；中气不足（脾胃虚弱、体质不好），就会被暑邪侵犯。推荐一个"益气防暑"的小处方：党参 9 g（平素火气大者可换为西洋参）、麦冬 6 g、五味子 3 g，煮水代茶饮。

方子中的党参（或西洋参）可以补益我们的中气、预防暑气侵犯。麦冬、五味子可以补充因为暑热而丢失的津液，起到补气生津和防暑的作用。但是，麦冬是滋腻之品，容易助湿。平素痰湿重、舌苔厚腻的人不宜使用。

　　夏天的暑热虽会伤人，但利用好了也会助人。《黄帝内经》说"夏三月……无厌于日""春夏养阳"等，就是在春夏阳气旺盛的时候，来补充我们人体内的阳气。这对于保持身体阳气的充足，治疗一些虚寒性疾病，如怕冷、手足冰冷、肺气虚寒哮喘及过敏性鼻炎等疾病，有着较好的效果，大家不妨在太阳还不毒的早晨或傍晚，适当地晒晒太阳，避开烈日炎炎的中午，可以补益我们人体需要的阳气。

文／林爵英

夏季"避暑茶"

　　夏至已至，酷暑来袭！

　　热！烦！老天爷启动了"烧烤模式"！

　　头晕头疼、乏力倦怠、食欲减退、恶心呕吐、腹泻……各大医院患者人数迅速飙升！中暑虽然是小病，但也会诱发多种严重疾病，或使多种慢性病加重。预防中暑，可以大大降低疾病发生率和减少医疗费用。

　　那么，有既方便饮用又能防暑的配方吗？

　　中药代茶饮具有简单、效验、方便、价廉的特点，尤其适用于平时工作繁忙，无暇煎煮中药的人群。

　　杨叔禹医师根据暑季湿热与脾胃的特点，研制口味甘甜的"避暑茶"配方。群众反映口感好、效果快！很多单位和机关都来配药给职工和家人饮用，防治中暑。

为满足需求，方便群众，特向社会公开"避暑茶"配方。

（1）清暑利湿避暑茶：

配方：荷叶 10 g、淡竹叶 5 g、芦根 10 g、桑叶 5 g、陈皮 5 g、玉竹 10 g、生甘草 10 g。

功效：清暑利湿，散热除烦。

适应证：发热身倦、口渴烦闷、恶心、食欲减退、便溏、小便黄少等。

服法：上七味，洗净，置于保温杯中，以沸水浸泡 20 分钟，代茶频饮。

（2）清暑润燥避暑茶：

杨叔禹医师发现，门诊患者除了"伤暑"症状外，还多伴有"鼻咽干燥、干咳少痰、皮肤干燥"等症状——这是典型的立秋之后出现的"秋燥"症状。

麦冬乃甘寒养阴之品，有润燥、清热、除烦之效，正是降伏"秋老虎"的一味好药！

配方：荷叶 6 g、淡竹叶 6 g、芦根 6 g、桑叶 6 g、陈皮 6 g、生甘草 6 g、玉竹 6 g、麦冬 6 g。

功效：清暑润燥，散热除烦。

适应证：发热身倦、口渴烦闷、声音嘶哑、口干鼻燥、小便黄少等。

服法：上八味，洗净，浸润半小时后，武火煮沸，文火慢煎 20 分钟，即可饮用。或将药物置于保温杯中，以沸水浸泡 30 分钟后，代茶频饮。

中药代茶饮，简单、方便，在家、在单位都能方便饮用。

温馨提醒：

①本配方剂量须用 300 ～ 500 mL 水浸泡，供 1 ～ 2 人使用。若是单位统一制作，请按照具体人数，增加配方相应倍数剂量，（如 50 人份，则需至少 10 ～ 12.5 L 水浸泡，大火煮沸后文火慢煮 10 ～ 20 分钟即可分饮）；如果是个人使用，可前往就近药店购买药材，或者前往医院开取药方。

②高温天气，糖友们出行更易因低血糖发生中暑，请记得随身携带糖果或饼干备用，以防低血糖发生。

③多饮水，可在白开水中加盐或蜂蜜，尽量少吃油炸、烧烤以及热性食物，如辣椒、生姜等容易上火的食物。

文 / 何桂凤　张智海

如何安度大暑

《月令七十二候集解》："斯时天气甚烈于小暑，故名曰大暑。"小暑前脚刚走，大暑接踵而来，闽南将迎来一年中最热的"大烤"。

一、脾胃虚寒不宜贪凉饮冷

炎炎夏日，很多人喜欢吃凉爽清热的食物。但素体虚弱的人，应注意不要贪寒饮冷。

杨叔禹指出：中医学有"春夏养阳"的理论，不要因"怕热"而过于贪凉饮冷。尤其对于平素脾胃虚寒的人，则更易损伤脾胃阳气。比如适当食用绿豆汤有益于祛暑清热，但绿豆性寒，素体阳虚的人就不宜多食。

二、祛暑清热不忘健脾祛湿

中医学认为"暑多挟湿"，是指暑天湿热并重。闽南的夏季更是炎热而多湿：刚才还是晴空万里，转瞬便是大雨滂沱。

杨叔禹谈道：近期常有患者自诉四肢困重，胸闷腹胀，食欲减退，大便溏泻及舌苔黄厚腻等，中医学认为这就是"湿热"。在清热的同时，不要忘记利湿健脾，所以，闽南暑天感冒多选用藿香正气水或新加香薷散。杨医生还推荐一款清热健脾利湿的方子，可用纱布包后煮粥或炖汤：炒薏苡仁 10 g、荷叶 10 g、炒白术 10 g、茯苓 10 g、扁豆 10 g、白豆蔻 10 g。

三、海鲜配烧酒易引发痛风

海边湖畔，波光粼粼，犹如漫天繁星，邀三五好友，放下白天繁忙的心情，点上几盘海鲜、几瓶烧酒，清风徐来，真乃人生一大快事。

杨叔禹指出：海鲜（如蛤蜊、螃蟹、蚝、沙丁鱼等）、动物内脏、豆类和菌类都含有较高的嘌呤，会导致痛风发生。过量饮酒导致人体酒精代谢失常，也会诱发痛风。有高尿酸血症的朋友要尽量少吃高嘌呤食物；要多饮水，以促进尿酸排泄；嘌呤含量低的碱性蔬菜如卷心菜、胡萝卜、芹菜、番茄、茄子等可供选用；避免过量饮酒。

四、清晨晒背有利振奋阳气

天气越热，许多朋友越爱把空调温度开得很低，就像在冰箱里"冰镇"一样，还说这样做才觉得"很爽"，才不会中暑。

《黄帝内经》强调夏季应"无厌于日，使气得泄"，是指夏季不要一味躲避阳光，应适当晒晒太阳，出出汗。杨医生提醒：室内温度过低会导致人体内的郁热无法散发出来，而变生很多的疾病和不适。

杨叔禹建议：春夏之季，晨起沐浴朝阳，"晒晒背"，可以振奋督脉，鼓舞人体的阳气，通畅血脉，提高免疫力。

五、杨叔禹为"三友"支招

随着气温升高，到医院就诊的高血压、糖尿病、肿瘤病友也逐渐增多。很多病友或家人都在询问该如何安全"度夏"？在这里，杨医生一并为"三友"支了招：

（1）高血压：天热出汗多及血管舒张，血液黏稠、血流缓慢、血压骤降，易导致缺血性脑卒中；入睡后，迷走神经兴奋，血管收缩，易导致出血性脑卒中。

建议高血压病友要早睡早起，保持心情舒畅，还要重视自我血压监测，并遵医嘱调整用药。

（2）糖尿病：天热出汗过多，易致脱水，诱发高渗性昏迷、脑梗死及急性肾衰竭等疾病。

建议糖友，应及时补充水分。另外，夏天脚部外伤易感染，要让脚部多透气，经常洗脚并保持脚部干燥。

（3）肿瘤：天气炎热，易致消化紊乱，心肾负担加重，新陈代谢加速，导致肿瘤细胞的生长增快。

建议肿瘤病友，要预防中暑和感染；保持愉悦心态；饮食上注意清补和清淡，选择以植物蛋白含量丰富的豆制品，脂肪含量低的肉类、家禽为主，不宜太油腻；烹饪以清蒸、清炖、清炒为宜，不宜煎炸。

六、祛暑代茶饮

推荐两款《清太医院医家研究》中的祛暑代茶饮方子，供选用：

（1）暑月头晕、烦渴、面赤、气粗方：金银花6g、白扁豆10g、竹叶心6g、莲子心3g、鲜藕五片。

（2）暑月身热困重、汗多、溲少方：天花粉9g、麦冬6g、石斛6g、连翘6g、知母6g、鲜竹叶20片、泽泻6g、甘草3g。

闽南四果汤

四果汤是福建闽南一带非常出名的特色小吃，味道甘甜，具有清热解暑、解毒降火的功效，在夏季非常受欢迎。

传统四果汤以莲子、绿豆、薏米、阿达子等为原料。四果的选择看起来随意，其实大有讲究。莲子味甘、涩，性平，归脾、肾、心经，具有补脾止泻、涩精止带、养心安神的功效；绿豆甘凉，入心、胃经，具有清热解毒、解暑止渴、清胆养胃利尿之功，用于暑热烦渴、疮毒痈肿等症；薏米性凉味甘淡，入脾、肺、肾经，具有健脾利水、除痹、清热排脓的功效；阿达子为闽南语音译，是以木薯粉为主要原料制成的果冻状小块丁，可防止粘黏，且增加弹嫩口感，具有消肿解毒、健脾和胃等功效。整碗四果汤能清热解暑，健脾开胃。同时闽南地区湿气较重，夏季人体内湿外热，四果汤正好能起到清热利尿祛湿的作用。

如今的四果汤早已不止四果了，增加了西瓜、黄桃、葡萄、石花、仙草等十几种时令水果和配料，小小一碗，包罗万象，五颜六色，味甜爽口，回味无穷。

四果汤味道甘甜，糖尿病患者不宜食用，脾胃虚寒者也不要过量食用。

秋令当润燥，须分凉与温

厦门的秋，总是来得稍迟一些。这几天开始起风了，秋凉姗姗来迟。秋季里，因燥而伤人致病的病例也越来越多了。如果出现皮肤干燥、口干、鼻咽干燥、大便干燥、干咳等不适症状，就意味着可能感染了"燥邪"。

这个时令里，在闽南，在厦门，人们熟悉的润燥佳品——梨子，或秋梨膏，又被再次重用起来。

可奇怪了！有的人吃了有效，而有的人却没效，为什么呢？

中医学认为，燥邪还有"温燥"与"凉燥"的不同！

先说温燥，常见于初秋。这个时候，夏热还没完全退去，燥与热相结合，形成温燥。这类温燥为主的人群，干燥的症状偏重，除咽燥外，有时还伴有干痛，口干舌燥，甚至还有发热、心烦、舌边尖红等"上火"的温热表现。

这类"温燥"，应当用清热润燥法。可选用既有滋阴润燥作用，又偏于凉性的食物或药物，如梨子、甘蔗、荸荠、百合、银耳、藕、麦冬等。中医大夫会开具"桑杏汤"这类方剂。

再说说"凉燥"。常见于深秋，这时的天气开始转凉。人们除了干燥之外，同时还有怕风寒、头痛无汗、鼻塞流涕、晨起喷嚏连连、舌淡红、苔薄白少津等"受寒"的表现。

对于这类"凉燥"人群，应当用温润祛燥法。可选既有滋阴润燥作用，而又偏于温性或平性的食物或药物，如石榴、核桃、蜂蜜、熟地黄、山茱萸、玉竹等。同时，还需注意配伍一些温阳散寒的食物或药物，如生姜、红糖茶、紫苏水等，以发散在表的寒邪。医生会开处"杏苏散"方剂。

所以，秋令时节，应当润燥。但要分辨"温燥"与"凉燥"。温燥的人群适合用梨、秋梨膏这类清热滋阴的食品，而凉燥的人则不宜。

文／林爵英

冬季流感高发，中药可防可治

立冬刚过，全国各地陆续进入流感高发期。闽南地区流感也来势汹汹，具有症状重、传播面积广、易入里化热等特点。

大多数患者的前驱症状以恶寒、发热、咽干、头身困重为主。就诊时多表现为恶寒、发热、咽痛、鼻塞、周身酸痛、咳嗽、痰黄稠、舌苔厚等风寒兼湿热证，而恢复期则表现为乏力、食欲减退、气短、动则汗出等气阴两虚证为主的症状。

杨叔禹根据流感的症状特点，结合闽南地区的气候和闽南人的体质，拟订流感预防和治疗的中药基本方，供各位医师和患友参考使用。

（1）预防流感处方：紫苏叶6g、荷叶6g、扁豆花6g、黄芪6g，水煎代茶频饮。适用于流感预防，老少皆宜。

（2）治疗流感基本处方：柴胡15g、紫苏叶6g、羌活10g、桑白皮10g、黄芩10g、桔梗10g、射干3g、姜半夏6g、党参15g、白扁豆10g、玉竹6g、生甘草6g，水煎服，日三次服。适用于轻中度流感。

（3）恢复期调理方：麦冬10g、五味子6g、炒麦芽10g、焦山楂6g、陈皮6g、太子参10g，水煎代茶频饮。适用于感冒恢复期，乏力，食欲减退，气短，动则汗出等。

注意事项：①上述中药应在医师指导下使用。②服中药期间注意饮食清淡，少食肥甘厚味和海鲜发物等，加强休息，多饮水。③服中药期间如出现症状加重，应及时就医。

温馨提醒：①老年、儿童、孕妇和慢性病友是流感高发人群，应注意预防，衣着适宜，避风寒。②应注意手部卫生；保持室内空气流通；避免到人群聚集地活动；避免接触有流感样症状的人。

③出现流感样症状应及早就医，规范治疗。

文 / 陈弼沧

冬病夏治

一、什么是"冬病夏治"?

《素问·四气调神大论》曰："夫四时阴阳者，万物之根本也，所以圣人春夏养阳，秋冬养阴，以从其根，故与万物沉浮于生长之门。"冬病夏治是一种重要的预防医学思想，它根据中医学"整体观念""天人相应"和"春夏养阳"的理论，利用夏季阳气旺盛，机体阳气较为充沛的有利时机，通过贴敷、针灸等手段，调整人体阴阳平衡，扶正祛邪，增强肌体免疫力，从而达到防病、治病的目的。

二、"冬病夏治"的适应证有哪些?

（1）冬春季容易发作或遇冷易加重的慢性疾病，尤其对呼吸系统的慢性病有效果，如反复感冒、慢性支气管炎、支气管哮喘、慢性咳嗽、过敏性鼻炎等。

（2）风湿或类风湿性关节炎、慢性腰腿疼痛、四肢麻木等疾病。

（3）慢性脾肾虚寒疾病，如虚寒型胃病、胃肠功能紊乱、慢性结肠炎、虚寒腹泻、消化不良，以及宫寒痛经、月经失调、甲状腺功能减退症、肾上腺皮质功能减退症、性腺功能减退症等。

（4）素体阳虚、喜暖怕凉、遇冬怕冷的人群。

三、"冬病夏治"的方法有哪些？

"冬病夏治"的方法主要包括外治的三伏贴、三伏灸、三伏熨和内服的三伏补等。

所谓"三伏补"，是在夏季三伏时节，根据气候特点和人体情况，选用食补或者对证中药汤剂调整人体脏腑阴阳功能的方法。民间有"头伏鸡，二伏狗，三伏甲鱼红枣肚"的说法。需要说明的是进补应结合个人实际情况，分清虚实、对症补益，最好在中医医师的指导下进行，若随意进补可能会加重人体损耗、火上浇油。

四、糖尿病患者可以"冬病夏治"吗？

外治的三伏贴等疗法容易引起敷贴部位的红肿甚至起水疱等情况，这对糖尿病患者并不适用。而三伏补则不然，对于上面所述的适应证，糖尿病患者完全可以采用三伏补以食物或者汤药的方式来达到"冬病夏治"的目的，而不一定非使用三伏贴。需要注意的是，恶性肿瘤、强过敏体质、肺炎、发烧、局部皮肤破溃、孕妇以及装有起搏器的人群，也不宜用外治的敷贴治疗。

中医之"道"融入肿瘤治疗

针对某些春季容易出现复发和转移的肿瘤疾病，可采用中医药调理，辅以心理支持疗法、音乐疗法等。

据统计，肝癌、乳腺癌、胃癌、肺癌等恶性肿瘤最容易在春季出现复发和转移，一旦复发，病情往往会加重。如何才能有效防止肿瘤复发和转移呢？全国老中医药专家学术经验继承工作指导老师、厦门大学附属第一医院杨叔禹介绍了一些春季中医康复和调养的方法。

一、中医是康复调养的重要手段

随着肿瘤诊治水平不断提高，肿瘤病友存活时间延长，甚至治愈的病例日益增多。肿瘤康复治疗是调动医生、患者、家庭和社会各方面的积极因素，综合运用现代医学、中医、心理、营养、身心锻炼、社会支持等措施和技术，改善病友的生命质量，延长患者的生存期，提高肿瘤的治愈率。中医在改善临床症状、减轻放化疗的不良反应、调节免疫功能等方面具有独特的优势。

中医学认为，人体正气不足，感受外邪，使脏腑功能和气血津液失调，导致气滞、血瘀、痰凝、湿聚而产生肿瘤。久病迁延以及通过放化疗、手术进行治疗，人体的正气也会受到一定的损伤，尤其是脾胃阳气，如过度使用苦寒中药会损伤脾胃阳气，阳益虚则邪益盛，可以中医进行调理。

不良的情绪会导致病情恶化。中医认为，情志是影响以肝胆脾胃为中心枢纽的疏泄系统的主要因素，疏泄系统功能不正常，则气机升降出入失常，新陈代谢也就不正常。

二、"五音疗法"有助于舒缓肝气

杨叔禹医师认为：食欲下降、疲乏无力、失眠、便秘为影响病友生活质量的四大症状，故中医康复和调养以提高消化功能和睡眠质量、缓解放化疗和手术的并发症、提高抗病能力为治疗目标，以调节肝胆的疏泄和脾胃功能为治疗方法，可采用半夏泻心汤、黄连温胆汤、达郁汤、当归四逆汤、酸枣仁汤等中医经典方进行调理，辅以心理支持疗法、音乐疗法等综合疗法，使病友保持积极向上的心态。

平日以玫瑰花精油 1～2 滴进行香薰，有舒缓情绪、安神定志的作用。中医认为，"五音疗法"中的《胡笳十八拍》等乐曲有助于舒缓肝气，《十面埋伏》等有助于脾胃升降，可供病友选听。

三、结合气候和体质调养

以农历戊戌年（2018 年）为例，中医"运气学说"认为，戊戌年上半年寒气当令，"初之气"的"主气"为风气，"客气"为火气，外邪为风寒夹热。所以病友的中药调理"宜甘温不宜燥热"，避免过用燥热药助热伤阴耗气。例如人参、黄芪、白术、红枣、冬虫夏草、核桃、肉苁蓉、杜仲、当归、龙眼干、鸡肉、羊肉等属于"甘温之品"；而肉桂、花椒、仙茅等则属于"燥热之品"。中医认为"药补不如食补"，并总结出食材的"性味、归经"。患者应向中医师咨询，根据气候和体质制定个体化的调理方案。

四、"百病生于气"

闽南地区过年常吃炸醋肉、炸排骨、炸肉丸等，杨医生提醒，油炸食品不易消化，会妨碍脾胃功能，升高血脂。所以，脾胃虚弱、高甘油三酯血症、高胆固醇血症和动脉粥样硬化的患者要尽量少吃。平日以山楂 10 g、炒麦芽 15 g、神曲 10 g、炒白术 10 g、枳实 6 g、陈皮 10 g，每日一剂，水煎代茶饮用，有健脾、理气、消食之功效。提倡使用茶籽油、橄榄油等单不饱和脂肪酸含量较高的油品。

血糖和血压不稳定的患者不宜饮酒，特别是高度酒。中医认为，酒性辛热，临床表现为湿热和阴虚证候的患者也不宜饮酒。如无上述疾病和证候的患者，每日饮红酒量亦不宜超过 20 毫升。

中医学认为"百病生于气""过悲伤肺、过喜伤心"，不良的情绪会导致病情恶化。病友要保持平和心态，既不要因为疾病而过度悲伤，也不能因为亲朋好友相聚而过度欢喜劳累，要按时作息，切忌熬夜。

研究表明，坚持运动的患者死亡率比不运动者小。八段锦、太极拳、五禽戏等有疏通经络、舒缓心情、提高人体抗病力的作用，且动作和缓、轻柔，尤其适合体虚和老年病友。督脉循行于背部正中，主"一身之阳气"，大椎穴和命门穴为督脉上的两大要穴，分别位于背部正中线第 7 颈椎棘突和第 2 腰椎棘突下凹陷处，每日以掌心擦 50～100 次，有振奋阳气的作用。

文 / 张沼婢

扶正复阳正当时——谈肿瘤病友夏季养生

肿瘤是慢性病，病因很复杂。中医称肿瘤为"积"，认为："积之成者，正气不足，而后邪气踞之"。这是指正气（免疫力等人体自身的抗病能力）不足，感受外邪（病毒、细菌、微生物等），使脏腑功能和气血津液失调，导致气滞、血瘀、痰凝、湿聚而产生肿瘤。

杨叔禹认为：肿瘤本属虚证，久病迁延导致正气更虚，而放化疗和术后，进一步损伤正气，尤其是阳气。而正气不足则邪气益盛，肿瘤则更容易进展、复发、转移。

中医学从《黄帝内经》"春夏养阳"的治疗思想出发，逐渐形成了"冬病夏治"的这一特殊疗法，是因为"三伏天"是一年中温度最高、阳气最旺的时节，此时人体的腠理张开，血脉通畅，药力容易被深入吸收利用，是"以阳助阳"、治疗虚弱慢病的最佳时机。

杨叔禹认为，肿瘤病友应抓住"三伏天"这一天地之间阳气最为旺盛的最佳契机进行调理。此时，医生根据病友的体质，给予中药扶正、温阳、散寒，佐以化痰、祛瘀、利湿等进行治疗或调理，能有效提高病友的抵抗力和免疫力。对于增强抗癌能力、预防肿瘤的转移和复发，往往能起到事半功倍的效果。

夏日炎炎似火烧。杨叔禹提醒肿瘤病友注意以下两点：

第一，避免过食生冷，保护脾胃阳气。夏天消化功能迟缓，过食生冷则更伤脾胃。推荐 4 款食疗滋补方和代茶饮：

（1）核桃老鸭汤：老母鸭半只去皮、核桃仁 7 枚、红枣 7 枚、莲子 30 g、山药 30 g、焦山楂 10 g。加水炖熟，去油，调味食用。有补肺益肾、健脾开胃之效。

（2）二姜猪肚汤：猪肚一个、干姜 6 g、高良姜 6 g、莲子 30 g、白胡椒 9 g、咸橄榄 3 枚。加水炖熟，去油，调味食用。有温阳健脾、散寒开胃之效。

（3）板栗脊骨汤：猪尾椎骨一具、板栗 12 枚、花生 50 g、肉苁蓉 12 g。加水炖熟，去油，调味食用。有补肾健骨之效。

（4）黄芪红枣茶：黄芪 10 g、红枣 5 枚、龙眼干 5 枚、陈皮 6 g。代茶频饮。有益气养血，温阳开胃之效。

第二，尽量少吹空调，保护肺卫阳气。肿瘤病友不宜将空调温度调得过低，寒气内侵会损伤肺卫阳气。

《黄帝内经》强调夏季应"无厌于日"，就是说夏天也要适当见阳光晒太阳，不要终日"避光"。

应避免洗冷水澡。不宜做长跑、打篮球等剧烈的运动。因为过量出汗也会损伤肺卫阳气。可在清晨或傍晚凉爽时，进行散步、慢跑、做广播操、打太极拳、练八段锦等锻炼。运动出汗较多时，要注意补充盐分。要顺应夏季阳盛阴衰的特点，早睡早起，适当午休。

立秋凉风至，调养正当时
——谈肿瘤病友立秋调理

立秋是气温由热转凉的时节，也是人体"阳消阴长"的关键时期。在立秋时节做好调养，能有效保障安度寒冬。

一、消化系统肿瘤宜养胃气

肿瘤病友刚刚"熬过"了骄阳似火的大暑，大多希望在立秋通过进补，将盛夏所消耗掉的"营养"给补回来，这就是民间"秋补"的习俗。盛夏贪凉喜冷和放、化疗都会影响到肿瘤病友脾胃的功能，出现呕吐、厌食等症状，立秋时如突然摄入大量高脂肪、高蛋白、高热量的食物，则更加重脾胃的负担。

杨叔禹指出：保护好脾胃的功能，特别对食管癌、胃癌、胰腺癌、肝癌、肠癌等消化系统肿瘤的病友来说，至关重要。所以，立秋时节宜平补。推荐一款具有健脾益胃功效的"参药老鸭汤"供"秋补"选用：

材料：去皮老鸭肉 250 g、党参 9 g、山药 9 g、山楂 9 g、黄精 9 g、石斛 9 g。

做法：加水炖熟，去油，调味食用。

二、呼吸系统肿瘤宜养肺气

秋燥当令，伏热未去，易伤津液；同时立秋后气温渐趋凉爽，早晚温差增大，外邪易侵肺卫。

杨叔禹提醒：保养肺气，对鼻咽癌、肺癌等呼吸系统肿瘤和放射性肺炎的病友来说，至关重要。所以，夜晚不要将空调的温度调得过低，以防着凉；增加衣裤不宜太多太快，否则会影响人体对温度转冷的适应能力；戒烟。推荐一款具有滋阴润肺、健脾养心功效的"百合莲子麦冬汤"供选用：

材料：莲子 10 g、百合 20 g、麦冬 15 g、猪瘦肉 50 g。

做法：将百合、麦冬、莲子、猪瘦肉分别洗净，同置锅中，加水适量煲汤，加调味品即成。

三、肿瘤便秘宜宣肺润肠

立秋"天干物燥"，特别是结肠癌和直肠癌病友容易出现便秘症状。于是，许多病友自行服用麻仁丸和当归龙荟片等具有润肠通便功效的中成药。往往是服药了大便通畅，停药就复发，苦不堪言。

杨叔禹指出：中医学认为"肺与大肠相表里"，通过宣肺能起到通便的作用。所以，立秋后的便秘一要"通"，二要"宣"。推荐一款具有宣肺润燥功效的"枇杷玉竹茶"供选用：

材料：绿茶 6 g、苏叶 3 g、枇杷叶 6 g、玉竹 6 g、山楂 6 g、麦冬 6 g、决明子 6 g。

做法：沸水冲泡，频饮。

中秋佳节，一位肿瘤病友如是说

节前的患者总是特别多。

在杨叔禹中医工作室门诊，很多患者在焦急地候诊。诊室里，杨老师正耐心和蔼地倾听一位老年患者的倾诉。这些天老人觉得很焦虑，担心儿子儿媳不能带着小孙子回家过节，吃不好、睡不着。

每逢佳节倍思亲。

人身诸病，多生于郁。

抑郁和焦虑情绪会直接导致肿瘤患者出现或加重疲乏、失眠、食欲下降、便秘、腹泻、疼痛等临床症状。这些症状不仅严重影响生活质量，还会降低免疫力。

近年来，杨老师挖掘和探索"疏泄"理论，研发"疏泄系列"中药方剂，通过调节人体的疏泄、升降出入，达到开郁散结、促进通畅之效，从而改善症状，帮助患者在延长生命长度的同时，增加生命的厚度。

心境是康复的关键。

杨老师常对病患家属说：好心情就是一剂良药。哪怕是一通电话、一个视频，也能舒缓患者的心情。

中秋佳节，全家人可一起去虎溪岩、白城沙滩、厦大芙蓉湖、鼓浪屿皓月园，远眺"春江潮水连海平，海上明月共潮生"。月光如水，或能使患者暂时忘却病痛；对月祈愿，共同期盼着"但愿人长久"。

好的心情是最好的良药。

文 / 陈弼沧

肿瘤病友能吃螃蟹吗？

金风送爽，菊香蟹肥，正是食蟹进补的好时节。

门诊常有患者咨询：螃蟹是发物吗？肿瘤病友到底能不能吃呢？

一、螃蟹是发物吗？

螃蟹是发物。发，有引发、诱发的意思。发物是指容易诱发或加重某些疾病，或引起过敏的食物。如某些菌类、海鲜、牛羊肉、笋类等。

据《本草新编》载：螃蟹"夙疾人食之，其病复发"。可见古人认为，有旧疾慢病，吃螃蟹还是有一定风险的。

二、肿瘤患者能吃螃蟹吗？

《本草纲目》记载，螃蟹有"益气养筋"之功。螃蟹的营养丰富，对肿瘤患者"扶正"有好处。

螃蟹蛋白质的含量比猪肉要高几倍，同时钙、磷、铁和维生素 A 的含量也较高。

因此一般的肿瘤患者，完全可以适量食用。但每次最好不要过多，一般不超过一只。

三、部分人群须注意慎食或忌食螃蟹

（1）螃蟹性寒。如果体质虚寒，手足寒冷、脾胃虚弱、便溏者要少吃。

（2）螃蟹蛋白质含量高，消化功能差的患者要少吃。

（3）肝肾功能不好的病友、刚刚手术后的病友，还是不宜急于进食。

（4）有过敏史、尿酸过高的朋友也应谨慎。

有一点很重要！吃螃蟹时，别忘了配食姜与醋！

文 / 赵能江

中药代茶饮

代茶饮即代替茶叶的饮剂，中药代茶饮指用中药（单味或复方）代替茶叶进行冲泡饮用，可加茶叶或不加茶叶，具有简单、效验、方便、价廉的特点。

中药代茶饮开创于唐代、发展于宋代和明代、完善成熟于清代。以中医理、法、方、药理论为指导原则，通过辨证或辨证与辨病相结合的方式，目的为防治疾病、病后调理或仅为养生保健。

中药代茶饮具有以下特点：

（1）选用药食同源、药食两用的药材：可参考药食同源目录。

（2）药用轻灵：常用绿萼梅、玫瑰花、扁豆花、桑叶、荷叶、枇杷叶等花、叶等轻清上浮之品。

（3）药物剂量：用量少，常常在 3～10 g。

（4）配伍特点：常配伍消导、行气药，如陈皮、香橼、佛手等以疏肝理气。

（5）注重口味：讲求口味、口感，常用五味子、乌梅、甘草等酸甜之品，以酸甘化阴，改善中药的苦味之弊。

茶饮和健康

闽南铁观音，好喝一身轻，
清心除烦恼，清脑爽精神，
清肝明双目，清肺扫痰霾，
清胃化食积，清肠利小便。

当今社会，全球经济高速发展，风云变幻莫测。竞争压力从老到小都有，如中考、高考、考研、考博、职场竞争、股市沉浮等等。

市井喧嚣，红尘滚滚，城市如同"水泥森林"，周遭尘霾、噪声、光电磁辐射……

很多人希望离开这样的环境，但又无法离开。到哪里去寻觅一片草木葱郁、空气清新宁静的所在？

有！这个"茶"字，上为草，下是木，人在草木之间，这是茶的真义。

越是海拔高的地方越出好茶。这里的茶晚有寒霜朝有露，昼有骄阳，夜有月光，采天地之灵气，聚日月之精华。

中华民族认识和使用茶的历史十分悠久。《神农本草经》记载："神农尝百草，一日遇七十二毒，得茶而解之。"西周时就已有各地将特产茶叶进贡给中央王朝的记载，如《华阳国志·巴志》："周武王伐纣，实得巴蜀之师，茶蜜皆纳贡之。"自唐朝开始，茶越来越受人民群众的喜爱，不仅文人士大夫言七大雅事为"琴棋书画诗酒茶"，普通百姓也提出开门七件事为"柴米油盐酱醋茶"。茶道在唐朝十分兴盛，到了宋代，宋徽宗又在茶道的基础开发出了"打茶"的喝法（即日本抹茶的前身）。将茶叶碾成粉，放入精美的建盏之中加热水，再用竹子制作的茶打将茶汤中的茶沫打成各种图案，既有饮用价值，更有审美价值。

一、茶道"十字真言"

茶道有十字真言：色、香、味、形、水、器、时、温、烹、礼。

首先是"色"，是指茶的外观颜色、色泽。比如铁观音要红心歪尾的好。

所谓"香"，就是茶叶本身带有或经炮制后携带的香味，如绿茶的清香、乌龙茶的果香等。

所谓"味"，就是茶叶本身或经炮制后特有的味道，如绿茶清爽、红茶醇爽、白茶清甜等，常常与"香"形影不离。

所谓"形"，就是指茶叶的形状，有的茶叶似饼状，如白茶，有的似砖状，如普洱茶等。

所谓"水"，就是泡茶用水，不能用一般水，现在泡好茶至少得用矿泉水、山泉水。古人对水很讲究，茶圣陆羽在《茶经》中记载："其水，用山水上，江水中，井水下。"《红楼梦》中有提到很多关于茶的细节，比如贾宝玉有一次和林黛玉在一起泡茶，他说"把我们去年弄的雪水拿来"。这个雪水是初春时从梅花花瓣扫下的雪融化而成。还有个故事：苏东坡出差四川，好友王安石让其归京时帮忙带瞿塘峡的水，而苏东坡到下游的巫峡时才想起王安石的嘱托，便就地取了水。王安石一喝便觉察到了不对，因为巫峡是下峡，与上峡的水烹出的茶，味道不一样。这两个故事都说明烹茶的水很有讲究。

所谓"器"，指泡茶的器具。要用陶器、瓷器，忌用铁器、铝器。而铁观音则适合"盖碗"。盖碗不仅可以保持茶汤的温度，还可以保留茶的香气。碗身口大且外敞，打开碗盖，茶汤的色泽、茶叶的颜色即可尽收眼底，这有利于欣赏。

所谓"时"，指饮茶有时，空腹饮茶宜慎，饮时可用些茶点，饮后半小时左右应当进食。有的人"醉茶"，饮茶后头晕、出冷汗，这可能是低血糖反应。茶虽可消食，但也不宜饭后立刻饮茶。

所谓"温"即温度，不能太凉也不能太烫，大概90多度是最合适的。

所谓"烹"，老茶要烹一下，不是简单地泡开水就可以了。

所谓"礼"，这是最重要的。泡茶、喝茶都是一种礼节，君子的为人之道亦在其中。北方人婚嫁下聘礼叫茶礼，这是从古代中原流传下来的习俗，可见茶对于礼数的重要性。过去晚辈见长辈或者学生见老师，都要奉茶，现在拜师也是奉茶，表示感谢或道歉的方式也可以是奉茶。

二、药茶同源，好喝一身轻

茶最初是作为药材使用的，现在已成为养生与陶冶性情的饮品。《神农本草经》共载 365 味药，茶是其中之一，记载："茶，味苦，饮之使人益思，少卧，轻身，明目。""益思"指促使人思考，让人更有创造力。"少卧"就是提神。"轻身"，指身体轻快的状态，与安溪铁观音的"好喝一身轻"类似。

20 多年前我初到厦门，在报到时就发现办公室都放着茶盘，大家一坐下来就泡茶。我那时不懂茶道，不会一口一口地抿，而是直接一口一杯，主人就一直给我添茶，我就又不停地喝。《红楼梦》里写道，一口牛饮，两口为喝，三口为品。一口牛饮，实际上是为了解渴；两口为喝，体验着入世的情怀，感知着真实的世界；三口为品，回首前尘往事，一笑而过，超然物外。泡茶时心平气和，节奏慢下来，事情才能想明白；喝茶时慢慢品鉴，心气和缓，事情才能谈明白。

"好喝一身轻"有两层含义，一是去除湿气，可瘦身、去脂、减肥。另一层含义，"一身轻"指让心情放松。在喝茶过程中，时间放慢，脚步放慢，心也就慢慢静了下来，自然感到轻松愉悦。当我们按照茶道介绍的程序去品茶时，一切都慢了下来，泡茶时要想用什么水，用哪个品种，喝哪里的茶，一系列过程，节奏慢下来了，人就静下来了。

"人们最早把茶作为解毒之物，作为一种药"。自古药茶同源，茶是人类的伴侣，中华民族最早认识和使用它，人类在实践中早已发现了茶的各种不同功效。从中医学角度来看，可以概括为至少有以下 20 种作用：少睡、消食、祛风解表、安神、醒酒、坚齿、明目、去肥腻、清头目、下气、止渴生津、利水、清热、通便、消暑、治痢、延年益寿、解毒、祛痰、其他功效。

（1）清心除烦恼。茶微苦，可清热，热去则烦消。当今社会，人们生活压力大，事繁、心急、躁动、燥热。品茶的过程，让节奏放慢、脚步放缓。品茶使人静，心静自然凉，静能生慧。

（2）清脑爽精神。《神农本草经》说的"益思"，就是清脑提神。饮茶令人神清气爽，写文章、想大事、讨论难题、"头脑风暴"，泡杯茶，可促进思考，活跃思维，让人更有创造力。

（3）清肝明双目。肝开窍于目，茶，味苦微寒，能清肝火。常见到肝火大的人眼睛红赤，眼眵多，通过清肝就可明目。

（4）清肺扫痰霾。《本草纲目》：茶去痰热，治风热痰涎，痰喘咳嗽，风痰癫疾。茶可涤除烟害，涤除雾霾，清洗呼吸道。我们每天遭遇烟尘、尾气、雾霾，怎么办？喝茶。中医学认为肺主呼吸，茶入肺经，对肺及支气管有好处。

（5）清胃消食积。《本草纲目》记载"茶下气消食"。我在门诊经常遇到一些小孩子不爱吃饭，瘦瘦巴巴的，喊肚子疼。最简单的办法，选用一多年的老茶，闻着已经没有香气了，再加点神曲，比如泉州老范志的神曲，以及炒麦芽、炒谷芽、焦楂，煮一煮，少量多次地饮用，能起到消食开胃的作用。

（6）清肠利小便。饮茶利尿，利尿可以去湿气。增加水分，也有利于润肠通便。中医经典名方"导赤散"，就是用利尿的方式，用来治疗口腔溃疡，效果很好。

从中医思维，万物皆为药，遍地都是宝。

（本文摘选自 2018 年杨叔禹在安溪县首届中医文化周上的讲座内容）

医护版"守正饮"保健茶

抗疫战尤酣！中医在行动！

"秋老虎"天气炎热，骄阳似火，防护服中，汗如雨下。

很多新冠疫情抗疫工作人员连日奋战，出现体力不支、头晕、乏力、自汗、食欲减退、失眠等情况，甚至高温缺氧、晕倒。

为落实医院"想方设法关爱员工，千方百计保护健康"的要求，厦门大学附属第一医院（简称厦一）召开中医专题研讨会，邀集中医专家，根据祖国传统医学理论，分析研判一线人员出现的症状和不适，在杨叔禹教授的经验处方"守正饮"的基础上，结合当下时令特点，共同确定了一个由药食同源的中药材组成，具有滋阴清热、益气扶正、提高免疫力、缓解疲劳、恢复体力等作用的保健茶饮。

守正饮，是杨叔禹教授创立的经验处方，是根据中医"正气存内，邪不可干"原理，结合时令、气候等研发的保健茶饮，具有益气扶正、增强免疫力等功效。自新冠疫情暴发以来，守正饮已经应用于厦门、泉州等地的医务人员和相关人员中。仅在泉州就已累计服用 10 万余剂，在助力一线抗疫、企业复工复产方面发挥了中医药的独特作用。

守正饮（厦一关爱版）：

处方：西洋参 5 g、乌梅 3 g、合欢皮 5 g、黑豆 5 g、麦冬 15 g、五味子 3 g、桑叶 3 g、麦芽 10 g、陈皮 3 g、甘草 3 g、玉竹 5 g。

功效：养阴清热，益气扶正。

服法：口服，50～100 mL/ 次。

适用人群：因劳累、汗出过多出现口干、头晕、乏力、食欲减退、失眠等症状的防疫工作人员及其他相关人员。

文／张智海

"守正春饮"

春回大地，万物复苏。

生命，从漫漫冬夜的沉睡中醒来，草木之生机开始萌动，人体之阳气开始勃发。春温时节，人易上火生热；"春三月，此为发陈"，皮肤腠理开疏，病邪易侵。

在这个紧张而焦灼的春天里，人们容易出现抑郁、焦虑、烦躁易怒、失眠、食欲下降、乏力倦怠等症状。脏腑功能紊乱，免疫功能下降，感冒等就容易乘虚而入。

保持精神愉快，身心和调，吃得香，睡得稳，正气充盛，可以远离感冒。

杨叔禹医师依据《黄帝内经》四气调神的养生原则和春季气候变化特点，结合临床经验，拟定滋肾柔肝、培育正气、提高免疫力、预防春季感冒的"守正代茶饮"系列处方，供医师和群众参考。

守正春饮：

处方：白芍 6 g、乌梅 3 g、枸杞 10 g、生麦芽 10 g、桑叶 3 g、菊花 6 g、茵陈 6 g、陈皮 6 g、玉竹 10 g、天冬 10 g、黑豆 10 g、炒薏苡仁 15 g。

功效：滋肾柔肝，化湿透热，调畅情志，预防春季感冒。

服法：以水浸泡半小时，武火煮沸转文火慢煮 15 ～ 20 分钟即可。当茶饮用。

注意事项：该方仅用于春季感冒的预防。平素应注意休息，保持精神愉悦、适量运动、合理膳食，保证充足睡眠。若出现发热、咽痛、咳嗽等症状，请前往医院就诊。

温馨提醒：本配方剂量须用 600 mL 水浸泡，供 1～2 人使用。若单位统一制作，请按人数相应增加剂量，如 50 人份，则需至少 10～12.5 L 水浸泡，大火煮沸后，转文火慢煮 20 分钟即可分饮（在医师指导下使用）。

文 / 杨光

"守正夏饮"

立夏了，预示着正式进入了夏季。热浪已悄然而至。

夏天，气温高，雨水多，湿度大，人们容易被暑、湿、热所困，出现中暑、感冒及脾胃的不适，如倦怠乏力、燥热、心烦、失眠、食欲减退、腹泻呕吐等症状。

夏天，应注意补充水分，减少长时间户外劳作，保持精神愉快，睡眠充足，饮食有节。这样可以避免中暑和感冒及脾胃不适。

厦门大学附属第一医院杨叔禹医师，依据闽南地区和气候特点，结合临床经验，研制预防和保健的中药系列处方——守正饮。根据四季特点，因时制宜，推出预防中暑和夏季感冒的中药代茶饮——守正夏饮，供临床医师和群众参考。

守正夏饮：

处方：乌梅 6 g、玉竹 10 g、苍术 6 g、麦门冬 10 g、党参 6 g、厚朴 6 g、陈皮 6 g、五味子 6 g、炙甘草 3 g、黑豆 15 g、

赤小豆 15 g。

功效：清暑扶正，化湿透热，生津止渴，健脾益胃。

服法：以水浸泡半小时，武火煮沸转文火慢煮 15～20 分钟即可。当茶饮用。

注意事项：该方仅用于夏季暑病的预防。平素应注意休息，保持精神愉悦、适量运动、合理膳食，保证充足睡眠。若出现高烧、头痛、多汗、呕吐、腹泻等症状，请前往医院就诊。

小知识之什么是中暑？

中暑是指长时间暴露在高温环境中，或在炎热环境中进行体力活动引起机体体温调节功能紊乱所致的一组临床症状群，主要以高热、皮肤干燥以及中枢神经系统症状为特征。我国《职业性中暑的诊断》还将中暑分为先兆中暑、轻症中暑、重症中暑等类型。

文 / 蔡妙娜　林爵英

"守正秋饮"

寒露甫过，深秋已至，闽南的天气日渐转凉。

北边的冷空气南下，此时大自然中最不可忽略的气候特点便是燥。燥邪伤肺，那些平常就有肺气或肺阴不足的人，也就是"正气不足"之人，更容易遭受燥邪的入侵，常常出现口干口渴、鼻燥咽干、喉痒干咳、双目干涩、皮肤干燥、大便干燥、疲乏等症状。

秋燥宜防更宜润，此时滋阴润燥便显得尤为重要。

厦门大学附属第一医院杨叔禹医师，依据闽南地区的气候变化特点，结合临床经验，推荐养阴生津润燥、预防感冒、解除疲劳的代茶饮——守正饮（秋季版）。

守正秋饮：

处方：百合 10 g、桑椹子 10 g、桑叶 6 g、山药 10 g、麦冬 10 g、五味子 3 g、沙参 6 g、菊花 3 g、炒麦芽 10 g。

功效：养阴，生津，润燥。

服法：以水浸泡半小时，武火煮沸转文火慢煮 15 ～ 20 分钟即可。当茶饮用。

注意事项：该方仅用于秋季润燥生津。平素应注意休息，摄入充足水分，保持精神愉悦、适量运动、合理膳食，保证充足睡眠。若出现咳嗽、头痛、鼻塞、疲乏等症状，请前往医院就诊。

制备方法：本配方剂量须用 600 mL 水浸泡，供 1 ～ 2 人使用。若单位统一制作，请按人数相应增加剂量，如 50 人份，则需至少 10 ～ 12.5 L 水浸泡，大火煮沸后，转文火慢煮 20 分钟即可分饮（在医师指导下使用）。

文 / 蔡妙娜

"守正冬饮"

冷！冷！冷！人们惊呼：多少年没遇过这么冷的天了！鼻塞、流鼻涕、打喷嚏、咽喉痛、咳嗽、食欲减退……

很多患者来询问：杨叔禹医师防治时令感冒的"守正饮"能拿到吗？

"中医重视'治未病'。感冒小病，不可小觑，常常引发大病。

建议大家提醒家人、同事和朋友们注意预防冬春感冒！"杨医师如是说。

中医学认为，四季感冒，各有不同，地域和体质不同，防治办法也不一样！

杨叔禹医师结合闽南地区的寒湿特点，拟订适合冬季使用的"守正代茶饮"处方，选用食药通用之品，培育正气、提高免疫力、预防和调理初起感冒。供医生和市民参考。

守正冬饮：

处方：乌梅6g、玉竹6g、黑豆10g、紫苏6g、藿香6g、苍术6g、炒薏苡仁10g、香薷6g、荷叶6g、生姜10g、大枣10g。

功效：养阴益气，散寒祛湿。

服法：以水浸泡半小时，武火煮沸转文火慢煮15～20分钟即可。当茶饮用。

注意事项：本方以预防为主，平素应注意休息，保持精神愉悦、适量运动、合理膳食，保证充足睡眠。若出现高烧、头痛、多汗、呕吐、腹泻等症状，请前往医院就诊。

制备方法：本配方剂量水浸后，须加600 mL水煎煮。供1～2人使用。若单位统一制作，请按人数相应增加药量和水量。如50人份，则需至少10～12.5 L水浸泡。用大火煮沸后，转文火慢煮20分钟即可分饮（在医师指导下使用）。

文／林爵英

为什么守正代茶饮受欢迎？

很多朋友、病友，包括一些企事业单位的领导，纷纷在咨询"守正代茶饮"的处方和制备方法。

"守正代茶饮"发出之后，很多朋友已开始尝试饮用了；还有些单位统一为职员代煎制。用后，大家认为味道好，又方便饮用，反馈说：饮用后，觉得很舒服，原来上火、口干、口苦、口臭及疲倦乏力的症状消除了，觉得神清气爽。

杨老师的"守正饮"，是在历代医家的经验基础上，结合季节、气候及地域特点，精心配伍。方子整体作用是以扶助正气为主，祛除外邪为辅。

病邪来了，并不是所有的人都得病。为什么会这样呢？

中医学认为，正气存内，邪不可干。邪之所凑，其气必虚。如果我们自身"正气"（抗病能力、免疫力、自身调节能力）不足，病邪就容易侵犯人体。如果我们内有"正气"，做到精充、气足、神旺，病邪是很难侵入机体的。

所以，在改善外部环境的同时，如何守护正气，就变得尤为关键！

除了通过"守正饮"这样的纯中药（植物）保健以外，还应该注意保证充足的睡眠以及合理的热量摄入。

睡眠和饮食是保证机体不受病邪入侵的最基础条件，对恢复机体的免疫力至关重要。同时开朗的心态、舒畅的情绪也非常重要。

文 / 张智海

考生压力大，中药茶饮来保驾！

每逢高考、中考，就会有很多家长来厦门大学附属第一医院中医工作室替考生们咨询杨叔禹医师的保健茶饮方。

每年高考、中考时节，高温酷暑也如期而至。

——着急，上火，喉咙疼痛……

——失眠，多梦，辗转反侧……

——厌食，乏力，吃不下饭……

——焦虑，紧张，烦躁易怒……

杨叔禹医师根据上述几大主要症状群，针对今年气候特点，在经典名方基础上，结合临床经验，选用药食同源的中药，拟定以下茶饮方，供广大考生及其家人选用：

（1）退火茶：

组成：淡竹叶 6 g、桔梗 6 g、橄榄 3 粒、芦根 6 g、生甘草 6 g。

适用范围：用于咽喉疼痛，口干口苦，胸胁烦闷等症状。

（2）开胃茶：

组成：焦神曲 6 g、焦山楂 6 g、白豆蔻 6 g、荷叶 6 g。

适用范围：用于治疗食欲减退，倦怠乏力，大便稀溏等症状。

（3）好睡茶：

组成：炒酸枣仁 3 g、麦冬 6 g、五味子 3 g、竹茹 3 g。

适用范围：用于失眠多梦，口咽干燥，心烦乏力等症状。

（4）放松茶：

组成：淮小麦 20 g、大枣 5 枚、炙甘草 10 g、淡竹叶 6 g、竹茹 6 g。

适用范围：用于情绪紧张，易激动，悲伤欲哭等症状。

服用方法：以水 1500 ～ 2000 mL 浸泡半小时，武火煮沸转文火慢煮 10 ～ 15 分钟即可，当茶饮用，每日不拘次数。

注意事项：若服后症状未见明显改善，请前往医院就诊。同时夏季炎热，应注意休息，摄入充足水分，保持精神愉悦、适量运动、合理膳食，保证充足睡眠。

文 / 张智海

狙击高尿酸！中药"从容饮"新鲜出炉！

厦门大学附属第一医院推出高尿酸血症专病专方——从容饮。

大鱼大肉天天吃，尿酸水平节节高。

如今，很多人体检单上出现了"尿酸高"刺眼的箭头！

高尿酸血症已成为紧跟高血压、高血糖、高血脂之后的"第四高"！

高尿酸血症，是一种慢性的全身性疾病，是嘌呤代谢紊乱引起的代谢异常综合征。无论成年男性或女性，非同日测 2 次空腹血尿酸水平超过 420 μmol/L，就可以诊断。

高尿酸血症是痛风病友痛不欲生的罪魁祸首！除了引发痛风之外，高尿酸还会引起痛风性肾病、慢性肾功能衰竭、高血压、糖尿病、心肌梗死和脑梗等，是名副其实的"隐形杀手"。

合理饮食，控制体重，改变不良生活方式尤为关键。日常生活中应严格限制酒精及高嘌呤、高果糖饮食的摄入，鼓励多吃奶制品和新鲜蔬菜等。

中医学认为，脾肾功能不好，导致湿浊内生，是高尿酸形成的病因之一。

厦门大学附属第一医院肾内科、中医工作室、中医科的医师们，在药学部中药房的支持下协作研究，根据中医学理论，结合闽南地域和气候特点，在临床实践基础上，研制了适用于高尿酸血症人群的纯中药处方——从容饮，并制成浓煎剂，免除了煎药之苦，携带方便。

从容饮由肉苁蓉、王不留行等中药组成，具有温肾健脾、祛湿排浊功效，适用于形体丰满、肢体重着、脘腹胀闷、腰膝酸软，以及由肾脾不足、湿浊内生引起的血尿酸增高人群。

文 / 张智海

居家防疫，如何不失眠、减体重？
——"心身桩"练起来

近日，好多朋友来电话咨询：隔离、居家导致体重增加，以及出现失眠、焦躁、抑郁等症状，该怎么办？

杨叔禹医师推荐练习"心身桩"。

站桩——中国传统健身功法，尤其适合在家中练习。除了易学易练之外，还具有"动静结合，心身合一"的优势，能让精神与身体同时得到锻炼。

杨医师在传统站桩的基础上，将"动功"融入"静功"之中，增加肌肉阻抗，易学、易练、易坚持。练过一遍，微微汗出，神清气爽，心身舒畅。这套站桩功法既能控制体重，又能放松身心，杨医师称之为"心身桩"。具体动作如下：

（1）起式：

直立平视，身正体松，双臂下垂，两脚并拢。

（2）站桩：

①重心在右，左脚开步，与肩同宽，足尖微收。

②屈膝下蹲，双臂上举，胸前抱球，手心相对，沉肩坠肘。

③头正颈松，虚领顶劲，双目微闭，舌抵上腭。

④含胸拔背，收腹敛臀，松腰竖脊，收膝圆裆，足趾抓地。

针对上述动作进行：调行调息，呼吸深长，持续 10 分钟。

⑤掌心向下，呈下按式。

（3）举石：

①屈膝下蹲，同时吸气，两手下捞，如捧巨石。

②抱石站起，胸前翻掌，托举过顶，足跟踮起。

③双臂下落，同时呼气，身体下蹲，再度捞石。

上述动作重复五次。

（4）顾盼：

①抱球腹前，随吸气时，双臂外展，转头向左，望向指尖，屏气两秒，呼气复原。

②双臂外展，转头向右，望向指尖，屏气两秒，呼气复原。左右顾盼，反复六次。

（5）收式：

双手重叠，按于丹田，揉腹六次，气归丹田。

注意事项：①练功时应衣着宽松，选择空气流通处进行。②循序渐进，每次练习 20～30 分钟。

后记：杨叔禹医师从事中西医结合防治糖尿病工作 40 年，倡导"心身共治"理念。1995 年在厦门创办"糖尿病俱乐部"，编创"健胰操"，义务组织糖友们锻炼。认为糖尿病、高血压、代谢综合征及肿瘤等慢性疾病，大多都与心理、精神和情绪密切相关，应视为"心身病"。百病多由心病起，治疗心身病，必须"心身共治"。杨叔禹团队探索系列方法，用以帮助慢性"心身病"患者。

心身桩推广以来，很多人在练习后反映：精神和情绪好起来了；睡眠质量提高了；胃肠功能改善了。无论是慢性病患者还是健康人群，无论是居家还是在办公室，都可以坚持练习"心身桩"，以期心身康健!

文 / 张智海

代茶饮验案举隅

一、不寐案

苏某某,女,46 岁。

主诉:入睡困难 1 周。

现病史:入睡困难,伴心烦,口干,面容憔悴,倦怠乏力,舌质红,苔薄黄,脉弦细。

中医诊断:不寐病(肝郁血虚证)。

处方:炒酸枣仁 10 g、麦冬 10 g、五味子 6 g、竹茹 6 g。5 剂,煎水代茶饮。

二诊:服用第 3 剂后入睡改善,口干心烦症状减轻,原方继服一周,症状基本改善。

二、痹症案

叶某某,男,51 岁。

主诉:反复踝部、足跖趾肿痛 5 年余。

现病史:5 年多前饮酒后出现踝部、足跖趾部肿痛,局部皮温升高,平素饮酒或多食海鲜后易发作,纳寐可,二便调。舌体宽,质暗,苔黄腻,脉弦。

中医诊断:痹症(风湿热痹证)。

处方：肉苁蓉 10 g、土茯苓 10 g、炙甘草 6 g、陈皮 6 g、淡竹叶 3 g。14 剂，煎水代茶饮。

二诊：服后痛风发作次数减少，饮酒或进食海鲜后不易复发，踝部、足跖趾部发作时肿痛也较前减轻，诉代茶饮口感好，似一种凉茶饮料，嘱继续原方服用。

三、湿疹案

蔡某某，女，7 岁。

主诉：反复皮肤瘙痒 7 年余。

现病史：出生后反复出现皮疹，色红，伴瘙痒，进食少，小便正常，大便黏。舌红苔薄白，脉沉细。

中医诊断：湿疮病（脾虚表湿证）。

处方：桑叶 6 g、荷叶 6 g、炒麦芽 20 g、炒谷芽 20 g、焦山楂 10 g、山楂 10 g、炙甘草 6 g。7 剂，煎水代茶饮。

二诊：服药后皮疹情况改善，复发时间延长，继续原方长期调理。

四、腹痛案

柳某某，男，15 岁。

主诉：反复腹部绞痛 1 年余。

现病史：1 年前出现反复腹部绞痛，伴胸闷、头晕、乏力，医院检查排除消化道出血等疾病，无腹胀，食欲减退，寐安，二便调。舌淡苔薄白，脉沉略弦。

中医诊断：腹痛病（肝胃不和证）。

处方：炒白芍 15 g、生白芍 15 g、炙甘草 15 g、炒麦芽 10 g、炒谷芽 10 g、刺蒺藜 6 g、防风 6 g、苍术 10 g、白术 10 g。9 剂，煎水代茶饮。

二诊：腹痛、胸闷、头晕、乏力改善，纳寐可，二便调。

五、咽痛案

肖某某，女，35岁。

主诉：咽部干疼3日。

现病史：3天前食用辛辣食物后出现咽部干疼，口中热气感，排便时肛门有灼热感，小便黄。舌稍红苔薄干，脉沉略弦。

中医诊断：喉痹病（肺胃热盛津伤证）。

处方：淡竹叶10g、桔梗10g、橄榄10g、芦根6g、生甘草6g。3剂，煎水代茶饮。

二诊：服用第2剂时，咽痛症状明显改善。

六、郁证案

陈某，男，25岁。

主诉：反复情志不舒2年余。

现病史：2年前因视网膜脱离后情志不舒，常叹气，手心凉，夜间心率偏慢（59次/分钟），时便秘，夜尿2次，舌暗苔薄白，脉细。

中医诊断：郁证（气机郁滞证）。

处方：炙甘草15g、佛手10g、香橼10g、淮小麦50g、大枣15g。7剂，煎水代茶饮。

二诊：服药后手凉、气郁有所改善，原方续服长期调理。

七、反酸案

谢某某，男，11岁。

主诉：反复反酸4年余。

现病史：患儿 4 年余前自觉有水液从胃逆流至咽喉，口酸，反酸，无胃脘胀痛不适，多梦，纳可。舌淡苔薄黄，脉稍弦。

中医诊断：泛酸病（肝胃不和证）。

处方：瓦楞子 30 g、海螵蛸 30 g、莱菔子 10 g、炙甘草 10 g、川楝子 10 g、枳实 10 g、延胡索 10 g。14 剂，煎水代茶饮。

二诊：反酸缓解，予原方备用。

八、多汗症案

刘某某，女，8 岁，初诊时间：2017 年 5 月 24 日。

主诉：反复多汗 5 年余。

现病史：平素汗多，以自汗为主，动则汗出，休息仍汗不止，以后背、头部为主，伴盗汗，无口干口苦，纳可寐安，二便调。精神可，面色红润，舌尖红，苔薄黄腻，脉弦。

中医诊断：汗证（风热袭表，气阴两虚）。

处方：苏叶，荷叶，薄荷，防风，荆芥，黄芪，五味子，乌梅，生甘草。6 剂，以茶代饮，频服。

2017 年 5 月 31 日 复诊：汗出同前，无明显改善。舌尖红，苔薄黄腻，脉弦。

处方：桑叶，五味子，荷叶，炙甘草，竹叶。7 剂，以茶代饮，频服。

2017 年 6 月 7 日 三诊：汗出同前，以头部、后背为主，纳寐可，二便调。舌尖红，点刺，苔薄黄，脉细略数。

处方：原方去炙甘草，加防风、生甘草、生山楂。7 剂，以茶代饮，频服。

2017 年 6 月 14 日 四诊：服药后汗出较前好转，汗出次数、程度较前均有减轻，纳寐可，二便调。舌红，苔薄黄腻，脉细。

处方：原方加金樱子、白芍。7 剂，以茶代饮，频服。

2017 年 6 月 21 日 五诊：未见患儿，其母代诉，症状好转，已无盗汗，活动后汗出较前减少，休息即汗止，纳寐可，二便调。

处方：原方加玉竹。7剂，以茶代饮，频服以巩固疗效。

按　语

叶天士在《临症指南医案·汗》中指出："阳虚自汗，治宜补气以卫外；阴虚盗汗，治当补阴以营内。"本患儿活动后汗出，杨叔禹医师考虑为气阴两虚证。

气阴两虚由何得之？患儿患此症5年余，或为禀赋如此，但察其舌脉，考虑亦可由风热得之。风热在表，汗孔开而不阖，气阴外泄发为汗。故治疗以疏风清热、益气养阴为法，以桑叶、荷叶、竹叶、防风轻清宣发在表之风热，五味子、白芍、金樱子养阴敛阴而止汗，配伍甘草益气，且有酸甘化阴之意。方证相应，故获良效。

杨师临床善用代茶饮。本患儿病情尚属轻浅，所用之药亦为轻清之品，有效成分易于析出，故而选用代茶饮。嘱其频频饮之，既有除疾调理之功，又无味苦难咽之弊，制作简单，携带方便，尤其适用于小儿。五诊之时，考虑到五味子之酸味有碍口感，故减轻了其剂量，加用甘味之玉竹，杨师心思细腻体贴，常怀父母之心，亦为吾辈学习之楷模。

九、便秘案

在杨叔禹医师的中医门诊，有许多便秘患者，杨师经常会用到简单又有效的代茶饮小方。

53岁的王先生，两周前因"甲状腺癌"进行了手术治疗。手术虽然顺利，但出院至今，"以往排便规律而且顺畅，做完手术后，大便干结难解，犹如羊粪状。每次排便费劲不说，便后总觉肚子胀满，不得已就用一些促排便的药物，但总归不是长久之计"，王先生苦笑地说。

除了便秘，王先生术后睡眠也不太好，夜里易醒，后半夜睡眠浅。舌质淡，舌面少津，苔薄白，脉象沉细。

"您别着急，我们开个小方子，您用开水泡一泡，当茶喝，便秘就能解决了。"杨医师回答道，中医学认为手术会耗气伤血，不管是便秘，还是睡眠问题，都是气血损伤的表现之一。

"牛蒡子 10 g、决明子 10 g、桑叶 6 g、炙甘草 6 g"，就用这个代茶饮来解决便秘，再配合"平堂一号胶囊"补气养阴。

3 周后电话随访，王先生的便秘和睡眠都明显改善了，继续予平堂一号胶囊巩固疗效。

按 语

代茶饮，即用几味植物类中药，煎水或沸水浸泡，当茶饮用。代茶饮以药做茶，始于唐代，盛于宋代，成熟于清代。

"轻灵小方有大用"。杨师在清代太医院的医案中挖掘出很多这样"简、验、便、廉"的方子。本案中以 4 味中药，缓下通便，补益和中，在配伍时注重口感，便于患者接受，能轻松解患者之急；再以"平堂一号"养阴益气，从根本上改善术后气血损伤之证，体现了"标本同调"的特性。

文 / 刘无峡　王桂妙

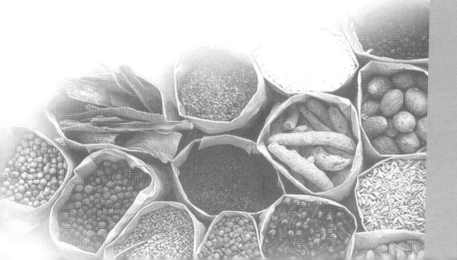

肆

人文散墨

做有人情味儿的医者

医者，是乃仁术也

《孟子·梁惠王上》："医者，是乃仁术也。"

《医学源流论》："不知天地人者，不可以为医。"

作为医生，必须注重医德，必须提高医学人文素养。特别是中医医生，更是如此。中医作为我国的传统医学，不单单是具有独特临床技能的"医学"，更是蕴含着中国古典思维和智慧的"哲学"与浓厚人文气息的"人文学"。

厦门市医疗行业多年来一直在提倡"做有人情味儿的医者"，倡导者不遗余力，坚持不懈，奔走于各家医院，开展了几十场专题讲座。在厦门医学界倡导与弘扬医学人文精神，致力于将其用以提高医学素养，构建和谐医患关系，缓解医患紧张，并在实践中取得良好效果。

厦门大学附属第一医院以"医学与人文汇讲"为载体，广泛吸引和团结中医医师、中医医学生、中医师承学员和中医爱好者、"西学中"人员等，每周坚持举办"医学人文汇讲"，轮流定期讲医学，不定期邀请人文类专家，相互交流，促进医者人文修养。经过一段时间的探索，"汇讲"日益成熟并形成一定规模与影响力，主讲内容涵括"疏泄学说""清宫医案""阳明心学"以及《医宗金鉴》《论语》等诸多医学、人文方面内容。

医生需要终身学习，因为医学知识更新迭代非常快，要紧跟时代脚步，尤其是中医。要时刻谨记患者就医的初衷与医生的治疗目标，不能迷失在化验指标之中。比如糖尿病患者就诊、复诊时，我们常常第一反应是询问血糖及其变化，而忽略了患者的面色、形体、舌象、脉象等。这是只重病，不重人，并不是医生的最高境界。虽然血糖指标是糖尿病综合治疗的重要环节，但患者表现出来的症状与其生活的质量也很重要。医学的最终目的是让患者的身心都获得健康，而不仅仅是身体健康。医生的最高境界，除了关注患者的身，还要关注患者的心，"心"即患者的情绪、心理、内心感受等。

如何进入中医殿堂？

中医书籍浩如烟海，汗牛充栋，如何选择合适的入门书籍呢？

对于初学中医者，推荐学习《濒湖脉学》与《医宗金鉴》。《濒湖脉学》为明代著名中医药学家李时珍所著，他在《脉经》24脉的基础上，增述了3种脉，使中医脉象增至27种，即浮、沉、迟、数、滑、涩、虚、实、长、短、洪、微、紧、缓、芤、弦、革、牢、濡、弱、散、细、伏、动、促、结、代，分别编纂七言诗句，以方便背诵记忆。《医宗金鉴》成书于清乾隆七年（1742年），是由清太医吴谦负责编制的一部太医院中医临床教科书，也是太医院医师考试标准教材。

古代医学书籍深奥艰涩，初学者也可以选读现代中医名家秦伯未的《中医入门》《中医临证备要》《谦斋医学讲稿》等入门书籍。

多读医案，师法明家。推荐《临证指南医案》和清宫医案，如《清宫医案研究》《清太医院医家研究》。首先，清宫医案真实完整，无笔墨修饰，完整地记载了御医为皇家和王公贵族诊病的过程和用药，并有疗效反馈。有专人记载与留档，医案是禁止修改的，具有极高的真实度。其次，其理论水平也高。御医作为宫廷专职医生，专门为皇帝及其嫔妃、王公、大臣等看病，必须具有精湛的理论修养与过硬的本领。御医用方常化裁灵活，药味精当，每次开方均为1～2剂，有时甚至根据病情一日两诊，疗效真正体现"一剂知,二剂已"。当年王公贵族的生活环境和所患疾病与今人类似。王公贵族生活条件优越,衣食无忧,但思虑极多,而现代社会也存在饮食肥美、心理焦虑、精神压力大等相似情况。因此,清宫医案对现代医学有较好的参考价值。

如何学中医?

我们治病救人有两种医疗手段可以选择,一个是现代医学,一个是中医学。

现代医学对于现代人来说,比较容易理解,这是因为我们从小受的教育,像数理化、英语,很多都是西方的现代科学技术和文化。而中医学是传统医学,使用的语言和名词术语都是传统古典的语言。比如一个患者患有肝硬化或者乙肝,大家都听得懂。但如果表达为"肝阳上亢""肝气郁结",老百姓很难了解其具体含义。中医用的是中国古代的语言和思维,大家在西方科学和文化的影响下,想要理解中医的语言与思维会存在一定的困难。

国家需要培养中医优秀人才,这也是我们创办中医学堂、中医师承带徒培训班的初衷。中医学堂对中医优秀人才总的要求就是"德业双修,医文融合,理术并重"。

一、德业双修

"德"指品德、人格,情怀;"业"指医学理论素养和技术水平。《伤寒杂病论》序言中阐述"上以疗君亲之疾,下以救贫贱之厄,中以保身长全,以养其生"。医生这个职业对上以服务长辈亲人,下以服务老百姓,中以养生保健,因此要"留神医药,精究方术"。《大医精诚》讲"凡大医治病,必当安神定志,无欲无求,先发大慈恻隐之心,誓愿普救含灵之苦"。

当了医生，首先应该想到救人，而非谋求物质利益。李东垣晚年收罗天益为徒，第一次见面即问罗天益：来学医是为赚钱图利，还是准备传道呢？作为文人的范仲淹，认为医生"进则救世，退则救民；不能为良相，亦当为良医"。他把当医生和治理国家的良相放在同样的高度，认为二者都是救世救人，都要有高尚的情怀。

有的医生只想学几个方子，赚几个钱，这也可以理解，谋生的手段嘛！但是如果没有救人之心，想成为大医家，成为好的医生，是不可能的。所以，要成为好医生、大医生，就必须德业双修。

二、医文融合

"医"指医学，"文"指人文。有志于成为大医家、好医生，没有深厚的人文底蕴是不行的。因为医生面对的是活生生的、有血有肉的病人，而不是草木铁石，对病人必须充满人文关怀和人文素养。

医生的人文关怀和人文素养从哪里来呢？从传统文化的学习中来。中医是我国传统文化这条大江大河的支脉，不管是中医医生还是"西学中"的医生，都要懂得传统文化。如果我们连阴阳、五行这些古代哲学的概念都不明白，怎么用中医思维治病呢？

"文"包括很多中国传统文化的内容，其中最受推崇的是《易经》。它是十三经之首，是中华民族智慧的结晶。六十四卦就是一个个对事物预测、判断的典型案例。张景岳把《易经》放到很高的位置，称"不知易，不足以言太医"（这里的"太医"指大医）。学习《易经》对提高医术具有十分重要的作用。当然，人文的内容很多，包括哲学、文学、社会学、伦理学、语言学、艺术等等。

三、理术并重

"理"指理论，科学研究的基础。"术"指技术，手段。理和术就像地基和房子的关系，地基打得越深，房子才能建得越高。术是解决"知其然"问题，理是解决"知其所以然"的问题。只知术，而不知理，可以治疗一些病，但若要进一步提高医术，则必须认真钻研理论。

我有三个忠告与各位同学共勉：一忌浮。不要浮光掠影，知道一点就认为懂得全部，要往深里挖！二忌偏。看病要系统全面，不要知道几个方子，就自满了。三忌杂。无系统，没计划，事倍功半。

办中医学堂的目的就是和大家一起系统地、有步骤地学习。

朱熹《劝学诗》："少年易老学难成，一寸光阴不可轻。未觉池塘春草梦，阶前梧叶已秋声。"

我的个人体会：学习中医，学到 60 岁，才刚刚入门！

我们既然立志学中医，就要抽出时间和精力潜心学习，让自己受益，让更多的患者受益。谢谢大家！

（本文摘选自 2021 年南普陀中医学堂义学班正式开学第一课上讲座内容）

学习中医有路径吗？

大家平时工作忙，中医基础还比较薄弱，能报名来学习，我被你们的精神感动。现在中医不赚钱，学习不图名图利，是出于一种热爱，是被中医的魅力吸引。有的人学了中医，但由于环境原因，没有用中医，现在依依不舍，想重温中医。西医大夫来学中医，认为中医很有用，很神秘，也想要这治病的武器。不管出于什么目的，看到大家来学习，我感觉很欣慰。

我并不是出生于中医世家，我母亲是西医大夫。刚恢复高考那年，我们那个年代没有书看，因为我很喜欢看书，所以报了图书馆专业，结果没考上。后来中医学院扩大招生，阴差阳错读了中医专业。一晃四十年过去了，如果还有下辈子，我还会选中医。从医这么多年，我感觉年轻时候背诵的那些东西很有用，就像到陈年的美酒，现在尝到甜头了。

学中医不光学了技术，还学了道理，以及做人做事的世界观、价值观。西医重科学，中医重哲学，哲学是最高的，是指导所有科学的。常说道法术器，比如两辆车，都是从北京开到广州，一辆是宝马，一辆是奥拓，宝马和奥拓是"器"，哪辆车性能好，就能先到目的地。其次是"术"，驾驶员技术高，虽然不是开好车，也会比开好车但技术差的驾驶员先到。接下来是"法"，好的驾驶员，开好的车，但是不走高速，走普通公路，有可能会落后。最高一层次是"道"，好的驾驶员，开好车，走高速，但是走了相反方向，会离目的地越来越远。

道，是指大方向，大的道理。所以道是最重要的，是做人做事看病的规律，非人能左右。就像夏天天气偏热，冬天天气偏冷，没法改变。一个人若掌握了道，开破车也没关系。学中医不仅学技术，还学做人道理，是最高的哲学。现在1万个毕业生中，大概只有200个中医医学生，其中又有很多到其他行业工作。真正学中医，懂中医，又会开方，又有效果的，非常少，所以好的中医大夫是非常稀缺的。学中医既要掌握形而上的道，又要掌握形而下的技，还得学西医，加上生活中的柴米油盐酱醋茶，一个人精力有限，拿些时间静静学中医不容易。

那怎么学？

一、读经典

中医有"四大经典"：《黄帝内经》《伤寒杂病论》《神农本草经》《难经》。也有"四小经典"：《医学三字经》《濒湖脉学》《药性歌括四百味》《汤头歌诀》。介于四大经典和四小经典之间是《医宗金鉴》，刘渡舟老师十分推崇此书。

还有很多中医传统经典著作如《本草纲目》《千金方》《外台秘要》《脾胃论》等。古代医家的一些医案医话也蕴含着大量的经验，如《临证指南医案》《清宫医案研究》《清太医院医家研究》等。旧时代学中医的方式是"师承带徒"的形式，还有一种是学习四大经典或者四小经典，用哪种形式就看老师的习惯和喜好。据统计，学"四大经典"的人要比学"四小经典"的理论扎实，更容易成为大家。

二、勤临证

医生不看病，医术怎么能提高呢？《论语》讲"学而不思则罔，思而不学则殆"。读书要吸收前人的经验，然后不断思考，把书上的智慧变成自己的东西，并将学习、思考与临床实践结合。陆游有一首诗："古人学问无遗力，少壮工夫老始成。纸上得来终觉浅，绝知此事要躬行。"要把书本上的知识化成自己东西，就要"躬行"。

《大医精诚》说："世有愚者，读方三年，便谓天下无病可治，及治病三年，乃知天下无方可用。"有的人背了几百首汤头歌诀，便认为自己可以治好所有的病了。当然这些方子都是好方，但是为什么有的人用则效如桴鼓，而有的人用却不起作用呢？因为方不对证。方与证，就如同锁和钥匙，只有对应上了才能打开。书上的东西是一般规律，而我们面对的患者是不断变化的个体，每个患者的情况都不一样，具有特殊性。我们必须要勤临证，通过一次次的实践，把一般规律融会运用到每个特殊的个体上。

这些年，我对疏泄学说情有独钟，在临床中反复思考与实践，有很多收获。例如，柴胡疏肝散和逍遥散这两个方子，我年轻刚当医生时还搞不清楚这两个方剂有什么区别。经过反复摸索才逐渐发现，疏泄失调至少可以分两类，即太过和不及。"太过"是实证，就像将军怒发冲冠。"不及"是虚证，郁郁寡欢。这两种都是情绪引起的疏泄失调问题。实证用柴胡疏肝散，虚证用逍遥散。虚证是虚在气血上，气血不足跟脾有关。脾不足则气升发不够、气血生化乏源，进而肝血不足、疏泄无力导致肝气郁滞。所以逍遥散除了疏肝解郁之外，还有白芍、当归、大枣养血，更有茯苓、白术、炙甘草补脾。

还有一个经方，叫甘麦大枣汤，"妇人脏躁，喜悲伤欲哭，象如神灵所作，数欠伸，甘麦大枣汤主之"。"喜悲伤欲哭"是情绪低落、疏泄不足的表现，这个方适合"林黛玉"式人物，而像"怒发冲冠的岳飞""黑旋风李逵"就不适合。"象如神灵所作"表现为疑神疑鬼，总是幻想很多不存在的东西，思虑过度，时常伴有怕冷、手凉。用对了方子，常可收获意外之效。

我在临床中还发现一个非常好的方子——"升阳益胃汤"。我到厦门工作后，发现闽南和北方的患者有一点不同：闽南的患者多舌苔厚腻，春夏是黄腻，秋冬是白腻，平时大便不成形。中医学认为"思伤脾"，现代人压力大，思虑过多，加上外环境湿气，就很容易体内湿气蕴结。治湿，我摸索了很多方子，像参苓白术散、三仁汤、胃苓汤，效果都不是很理想。后来我重温了李东垣《内外伤辨惑论》，再用升阳益胃汤，发现效果非常好，这个方后来我们把它做成了疏泄二号。

三、跟明师

"明师"非"名师"，不一定是非常有名的医师。他可能没有"居庙堂之上"，没有很大的头衔和名气，但是有真才实学，这点非常重要。我很幸运，遇到过很多明师，刚开始遇到高万宾、刘丕鲁两位老师，后来遇到岳美中、祝谌予、余瀛鳌、焦树德、刘渡舟等老先生，他们有一个共同的特点都是博览群书，手不释卷，有深厚的传统文化修养。

四、强素养

"素"的含义是"原",指天赋天资;"养"要靠后天学习,长期坚持培养。很多中医爱好者,其实不是医生,但非常热爱中医,会看病,也有成功案例,尝到了学中医的甜头。但应注意系统学习,不能浅尝辄止、裹足不前。

(摘选自第二次师承带徒班的授课录音内容)

如何做个好医生?

一、如何做个好医生

(一)医生要有人情味

古语有云:"医者,仁术也,博爱之心也。当以天地之心为心,视人之子犹己之子,勿以势利之心易之也。"

一名好医生,必须具有博爱之心,人情味是其中博爱的基本要求。

故大医必有博爱之心,博爱必从人情味而起。什么叫人情味呢?人情味就是要把患者当做朋友、亲人,尊重患者,主动关心患者,爱护别人就像爱护自己一样。不管患者的富贵贫贱,都平等对待,只有这样才能赢得尊重,才能让医者形象更高大。以前我们常强调要有医德医风,要以患者为本,社会也把医生比作"白衣天使",对医生的期望也很高。"白衣天使"的要求太高,我们先做到有人情味就够了。厦门通过这几年的推动,尤其是从年轻人入手，"人情味"的营造还是很有效果的。

（二）医生要有人文素养

精湛的医术只是对医生的基本要求，要想成为优秀的医生，还需要具备深厚的人文素养。一切人文学说皆是"人学"，而医学亦是"人学"，只是前者更侧重于人的精神，后者更注重人的身体。优秀的医生，除了治疗患者的身体外，还要用人文素养、人文关怀去调理患者的精神，做到事半功倍，"形神合一"。

二、几点建议

第一，作为医者，要有父母心。为人父母，当子女得了病，受了伤，那种揪心、牵挂，切肤之痛是深重的。只有面对患者时怀有这种父母心，才会成为伟大医者。

第二，关心患者的心情。现在我们交接班时询问最多的是检查结果如何，却很少问患者心情怎么样。特鲁多医生的名言：我们对待患者，有时是治愈，常常是帮助，总是去安慰。例如肿瘤患者，生活质量不好、睡不好、便秘，中医重视人的正气，正气足则免疫力强，改善患者的睡眠，解决患者不舒服的症状，再给予精神支撑，可以提高患者战胜疾病的信心，提高其生活质量。

第三，学习人文知识、医学人文知识。

第四，学会如何沟通。很多纠纷的产生是因为"多说一句话"或"少说一句话"。医者要学会与患者沟通。沟通首先是倾听，先听对方讲；其次，适时引导想切入的话题。提问先用开放式的方式（比如，您有什么不舒服？），结合闭合提问（集中一个点，比如，"您是否咳嗽、咳痰？"），再将两种提问方式结合。最后还要问"还有吗"，让患者有说话机会。

第五，注重礼貌，尊重患者。让患者感受到被重视、被尊重。

第六，注重细节。比如进病房前敲门，冬天用手捂暖听诊器。

第七，加强与患者的交流，可以缓解患者的紧张恐惧。

第八，多读书。读书养气，除专业书外，也可适当地读点闲书。

以上便是我对如何做医生的看法，既要有人情味，又要有深厚的人文素养。

助力西医学中医

一、西医学习中医有什么用

为什么西医要学中医呢？我个人是中医出身，但在学校与临床中也曾认真学习过西医，所以，我有一点点感受。

第一，多掌握一种治病的本领，有助于解决更多临床问题。西医大夫已经掌握现代医学治疗疾病的方式方法，通过学习中医，等于又掌握了一门本领。例如，现代医学治疗糖尿病患者，通常使用胰岛素、降糖药等控制血糖，但对于一些常见症状，比如失眠、功能性胃肠病、便秘、乏力等，往往要分散到各个专科去治疗，而中医对这些问题有整体性的解决方法。

第二，有助于拓展治疗思路。中医与现代医学的治疗思路有共同之处，但也各有自己的独特之处。比如肿瘤治疗，现代医学的思路通常是用"减法"，采取对抗治疗，用手术、化疗、放疗的方法切除、清除肿瘤。中医也有类似思路，即"去邪"，但中医还有一个治疗策略是"扶正"，与现代医学所说的提高免疫力类似。再如子宫肌瘤患者术后容易复发。从中医的角度看，是身体"土壤"易感性的问题，须将"土壤"改良才能根治。中医学认为这些人多是痰湿体质，体内"垃圾"没有及时清除，就容易聚湿成痰，聚痰成浊，聚浊成瘀。采用中医的方式改善"土壤环境"，对患者而言，就多了一种治疗手段，何乐而不为呢？

第三，可增加一份文化修养。据史料的记载，中医至少已存在数千年，深邃而灿烂的中华传统文化，充满了如辨证论治、天人合一、整体观、个性化等哲学思维。中医讲究辨证论治与天人合一，对于同样的病，治疗方法各有不同。不同环境下成长的人，体质也不尽相同，易感病也不同；同样的方药在不同环境下的效果也不相同；不同季节的病，也常有所区别。比如：同样是感冒，南方和北方的患病特点就不一样，因为北方感冒偏燥，南方偏暑、偏湿；夏天的感冒和冬天的感冒也不尽相同，冬季多因风寒，治疗上多采用辛温解表的方法，夏季多因暑热、暑湿，多用辛凉解表的方法。

二、西医学习中医该怎么学

第一，爱其美丽，信其有效。中医不仅是一门医学，更是一种文化。我们不仅要领略其中的文化之美，更要坚定地相信其临床疗效。中医的疗效不是靠宣传的，而是从临床实践中得来的。中医的理法方药通过了两千多年的临床实践与发展，依然保持着较为满意的疗效。

第二，学经典，拜明师。首先应该读《黄帝内经》《伤寒论》等经典医学著作。很多人拿到这本书的时候还有很多字不认识，有些概念不明白，但是没关系，还是要经常翻阅。我时时翻看，有的当年背下来，再翻时才知道原来那个认识并不正确，认识中医需要有一个柳暗花明的过程。《伤寒杂病论》里面的"经方"，我门诊都在用，效果很好。拜明师就是指要拜真正有扎实中医基础的人为师，只有基础扎实才能快速、稳定提高。

厦门市首届"西学中"毕业典礼上的诗：

三年坚守不寻常，西医跨界研岐黄；
阴阳五行一头雾，五脏六腑费思量。

温凉寒热分四气，表里虚实辨八纲；

古为今用虎添翼，学贯中西再起航。

注：2016 年 12 月，在时任厦门市卫生计生委主任杨叔禹大力推动下，福建省厦门市首届"西学中"培训班开班，陈可冀院士亲自主讲开班第一课。厦门市各级医疗机构的管理人员和临床医师参加了此届"西学中班"培训。2020 年 9 月，166 名学员完成了理论教学、临床实践以及各科作业，通过结业考试，顺利结业。杨叔禹在毕业典礼上为毕业的学员赋诗一首。

施惠勿念，受恩勿忘

今天，我想起我们医学人文汇讲上讨论过的话题：施惠勿念，受恩勿忘。

此前，我们结合《论语》，讨论过"质胜文则野，文胜质则史""文质彬彬""以直报怨和以德报怨""损友和益友"等等话题，都是围绕着"如何做人"展开的。

而关于"施惠与受恩"这个话题，汇讲上虽然讨论过两次，但发言者不多。我虽然也在汇讲上谈了一点感想，但总觉得还没想透，更说不透。我到了这个年纪，感触颇多，想跟年轻的同学们说一说。

作为师长，我们应该淡忘给予学生的那一点点帮助，应该记住学生对自己的帮助和恩惠！这一点，以往人们提倡得不多。其实，这对加强、加深师生关系有很大的帮助。

先说"受恩勿忘"。

受恩，包括父母之恩、师长之恩、夫妻之恩、朋友之恩……其中，除了父母恩情外，都有双向性。

"受恩勿忘"说来容易，真正做到却很难。以我为例，当我回首往事时，惊奇地发现，在我人生旅途中，每一处进步与成功，都有"贵人"相助。但我却不仅没有时刻铭记，反而将成长完全归功于自己的努力。朋友、夫妻之间，本来就是双向的、互相的。至于师生之情，则更是双向的。这不仅仅体现在孔子说的"教学相长"上，还体现在师生之间的互相帮助上。老师给予学生一些指导和帮助，这是职责和本分。强调师恩，这是中华文化传统，理应传承，但也应提倡老师记住学生提供的帮助。学生跟随老师做课题、做实验、搜文献、拟文稿……这些本来是学生的劳动，甚至还有一些好的思路也是来自学生，却都要署上老师的名字。难道老师就可以淡忘这些吗？

　　每个人都有老师，也都有可能成为老师。每个人也都有妻子或丈夫，以及朋友。师生之间、夫妻之间、朋友之间，双方都应秉持"受恩不忘"的原则，这样才能更紧密、更长久地维系和增厚双方之间的感情。

　　再谈"施惠勿念"。

　　我们时常容易忘记别人给予的帮助，却将自己对他人的帮助记得牢牢的。这是人们的通病，这是人性的弱点。也正因此，人世间才会不停地发生患难夫妻反目、铁杆兄弟反目、师生反目的纠葛。

　　对此，孔夫子等在我们民族的道德文化体系中，树立了诸如"孝""义""尊师"等理念。对人民进行教化，甚至将其作为伦理纲常加以约束，目的就是强化"感恩"的精神。这些都是正确的和必要的。

　　我们倡言"施恩勿念"，就是要时时提醒自己，淡忘我们给予别人的帮助，不忘对方给我们的恩惠。这样，可以避免和减少很多烦恼和怨恨。于人于己都好！

　　尤其是长辈、长者、兄长、师长，更要注重"施恩勿念"。年轻人的成长固然离不开师长们的培养和帮助。但也不能忘记，如果没有他们自身的努力，怎么可能进步？自身的努力这才是进步和发展的内在的、根本的原因。

如果师长只看到并过度强调自己的力量和付出，而忽略了对方的努力及其他因素，一味贪功，那就会出现内心想法与现实的差距，容易产生心理落差。这种心理落差，会影响情绪，滋生烦恼和焦虑，导致彼此间的误会和隔阂。

我们几乎每时每刻都在接受别人的帮助和恩惠。我们也时常为别人提供帮助。

受恩勿忘，年轻人会得到更多的帮助。施惠勿念，师长们会长久地享受"成人之美"的愉悦感，享受"得天下英才而育之"的成就感。

"受恩勿忘，施惠勿念"，算是调整人际关系、减少隔阂的"心灵鸡汤"！

这样的鸡汤，多喝点有好处！

（摘选自杨叔禹教授 2019 年教师节在医学人文学习群中的发言）

《论语·学而篇》——学做人，学做好医生

大部分人都学习过很多论语条文，这些条文主要教导我们怎样学习，如何学做人。比如说《论语》提到每天要反思自己："为人谋而不忠乎？与朋友交而不信乎？传不习乎？"要"三省吾身"，每天都要多与自己的内心交流。

"为人谋而不忠乎"主要是教导我们如何做事。"谋"是谋生活。比如：我们为国家做事，为人民做事，是否忠诚；我们拿着医院的薪资，有没有尽职尽责为医院做事；我们作为医生，有没有尽职尽责为患者服务。"忠"其实就是尽心尽力、尽自己所能的意思。古代含义更深刻，"君要臣死，臣不得不死"。过去有"愚

忠"，就是不管对错都要忠；我们现在不提倡愚，但忠一定要提倡，就是对自己所做的事、事业、单位都要忠。

"与朋友交而不信乎"主要教导我们做人。我经常跟年轻人说，学专业容易、学做人难，学做人是一辈子的事。

做人如果浓缩成很多信条的话，最底线的一条就是"信"。网络上有很多关于如何做人的词句，但如果浓缩到一个字的话，那就是信。信就是"言必信，行必果"，这是做人的基本准则。

"传不习乎"中"传"是指老师教你的知识，传授你的东西，你要反复去学习。王阳明有一本著作的名字叫《传习录》，就蕴含着传授给你的东西，你要去学习的道理；《论语》"学而时习之"的"习"就是劝导我们学的东西要反复去学习、实践、温习。

人在贫穷、贫贱时要如何做，富贵时又要怎样做人呢？如果能做到"贫而无谄、富而无骄"，即我虽然贫穷，但没有谄媚之象，即使我富贵了、有钱了、有地位了，也不会骄傲，不会高人一等、盛气凌人，我觉得能做到这一点已经很不错。

"贫而乐道"的"道"就是我们现在说的道义。作为一个人，应该遵守道德，不管是否贫贱，地位高低，还是要坚守道义。比如说我们现在反复强调的"不忘初心"，我们学医就是要把医术学好、为患者服务，这就是道。所以我们每天都要去钻研、学习医学知识，日积月累，水平才能提高，本事才能提高。这就是道，就是一直在坚守的人生目标。"乐"就是以坚守这个道为乐，虽然穷，地位低，但我在坚守这个道的时候很乐观、很快乐、很有信心。

"富而好礼"的礼和道都是在先秦时，知识分子遵守的标准。"礼"可以理解为礼仪、礼貌，比如见到客人要点个头，要让座，要热情，要微笑等，这些叫礼貌。还有一些礼仪，比如说客人来坐客，我们应该如何招待，这叫礼仪。礼节就是要不卑不亢，掌握一个度。比如对待老年人，对待平辈，对待下级、晚辈，应该怎样，都是有分寸的，这叫礼节。这一切都源于礼字，礼在古代的时候，是维持社会的一个最基本的准则。孔子认为穷不怕，穷的时候我们贫而无谄，贫而乐道；我们发达了，也不要骄傲、骄奢。古代这个礼字内容非常繁杂，我们现在也要做到有礼貌，遵守礼数，遵守礼节，按礼仪行事。

一个人的品德是不断修养的过程，人的品德不是生下来就有的，是要一点一滴地从长辈、老师，以及周围的人、杰出的人身上一点一点地学习的。就像雕琢一个玉器一样"如切如磋，如琢如磨"，一点一滴地提高自己的品德，其实这是很难的。所以孔子在跟他的弟子探讨时，不断地提醒他的弟子如何去做人，怎样才能做到像玉石一样雕琢成玉器。孔子和他的弟子在谈论一个知识分子，一个读书人，古代叫士，他们在贫贱时怎么做，富贵时怎么做，如何去雕琢自己，如何去修正自己，让自己能一点点成长起来，这是我们要借鉴的。

《论语·里仁篇》君子的标准
——医者的自律

子曰："富与贵，是人之所欲也；不以其道得之，不处也。贫与贱，是人之所恶也；不以其道得之，不去也。君子去仁，恶乎成名？君子无终食之间违仁，造次必于是，颠沛必于是。"

解析：孔子说，富和贵都是人们的欲望，都是人们希望得到的，富是财富的增加，贵是地位的提高，但不以正当的渠道取得的，君子是不接受的；贫穷与低贱是所有的人都厌恶的，不以正当的方式摆脱它们，这也是君子所拒绝的，也是君子所不去做的。君子离开了仁德，还能叫君子吗？不论什么时候，哪怕颠沛流离，也要以仁德为准则处事。

这上半段讲的是获得富与贵，脱离贫与贱都是要以正当的渠道、方法，符合道德，这才是君子应当做的。下半段的意思是，君子如果离开仁，怎么成名，君子吃一顿饭的工夫，也不能违背仁的标准，即使是在仓促之间也一定是这样，即使是在颠沛流离的时候也一定是这样。仁是最高的境界，标准就是符合道，道的标准就是道德，也可以理解为正当的、理性的、正确的渠道和方法。

《论语·季氏篇》君子有三愆
——医生的沟通技巧

孔子曰："侍于君子有三愆，言未及之而言谓之躁，言及之而不言谓之隐，未见颜色而言谓之瞽。"

解析：和君子交谈容易犯三种过失：还没有到他说话，他就先说，叫作急躁；该说话了，却不说，这叫隐瞒；不看君子的脸色便贸然说话，叫作瞎说、盲目说。

这段话字面意思容易理解，除了"愆"字理解为错误的意思，还有最后的"瞽"理解为眼瞎、盲目的意思，这两个汉字比较少用。这段话关键的是看它衍生的意思，因为孔子讲"微言大义"。"微言大义"的意思是你看着很平常的一句话，我们经常说经常听，但是它的深意很广，给我们的教育启示很深刻。

我们作为医生，要把我们的职责职务联系到一起，就像曾子的一句话"吾日三省吾身"。我们作为医生，就是和患者打交道，这段语录对我们和患者的沟通有帮助。比如"言未及之而言"就是还没轮到你说话的时候你就说了。我们在问诊患者病情的时候，有时候一些比较隐私的问题，我们不好直接就问，比如坐了一屋子的人，在问女子月经或问者男子性功能等私密问题时，就应该避开众人，注意保护患者的隐私。

有一次我在医院看门诊时，有一个女患者一进来看到我们十几个学生就说，"你们当我是小白鼠啊？"其实大部分人都理解我们是教学式的医院，这患者一进来就很戒备，这就提示我们和患者沟通很重要，需要尊重患者的意愿。

第二句话"言及之而不言"，我们理解为该说的不说。这对我们的启示也很大，比如我们开完处方应跟患者交代，吃完一个药会有什么不良反应。"未见颜色而言谓之瞽"理解为不看脸色便贸然盲目说话。

其实这段语录就是教授我们，说话要掌握分寸，掌握沟通的技巧，人际关系才能更和谐。

《论语·季氏篇》君子有三畏
——医者尊重规律、敬畏生命

孔子曰："君子有三畏：畏天命，畏大人，畏圣人之言。小人不知天命而不畏也，狎大人，侮圣人之言。"

解析：君子敬畏的有三件事：敬畏天命，敬畏王公大人，敬畏圣人的言语。小人不懂得天命，因而不敬畏；轻视王公大人，轻侮圣人的言语。

"天命"即为人无法改变的自然规律，对于无法改变的，我们就要顺应它。大家都知道大禹治水的故事，那个年代大家最怕的就是水灾，大禹的父亲叫鲧，鲧治水的办法就是筑坝，但越堵水越来，后来大禹治水就用疏，让水往不损害我们的地方流去。这就提示我们虽然畏天命，但是我们可以去顺应天命。

"畏大人"的"畏"不只是害怕的意思，可以理解为敬畏。"大人"比如家庭里的祖辈、父辈、兄长，学校里的老师、领导、长辈。后面一句的"言"可以理解为一个国家的制度、法律，国家用这些制度维护国家秩序。学习《论语》可以锻炼我们的思维，提高我们的文化修养，培养我们的气质，拓展我们的思维。

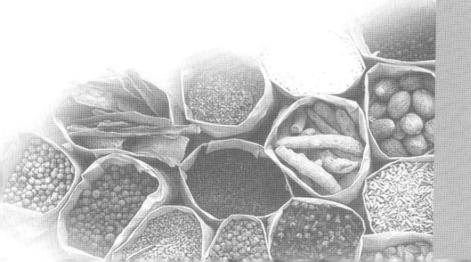

伍

桃李薪传

跟师日记之新年有感

2018 年在跨年夜的钟声中和天空璀璨的烟花一同远去。2019年，施施然登场了，感慨时间流逝，感恩所有的遇见。

记得刚报读"西学中班"的时候，我信心满满，在心里默默计划着要看多少本书，写多少篇心得日记。可是，说起来容易，做起来很难。常常因为琐碎的事情耽搁了，放下了，然后就再也读不下去了。原来，惰性是如此轻易就俘虏了我，放弃，只是一闪念。

何其有幸，可以跟随杨叔禹老师学习中医，每每感受到老师的高能量和气场，我就有了坚持的力量。回看跟师两个月来，为了能更直观地感受中医中药，我每天晚上整理跟师日志、查阅资料、收集草药图片、做笔记并编写成文，如痴如醉，不能自拔，常常不觉已入深夜。

我认识到，在学习中医中药时，要既能仰望星空，追求高远，也能脚踏实地，谦逊朴素。跟师学习并不在于老师一字一句地教，而是在无形中、潜移默化中感受老师的思维和智慧的火花。思之又思再思，三思之后仍无法明白，就请教老师。更有甚者是患者的询问，老师的回答使我顿悟。正如老师时时言道中医临床学习是理论与实践相结合的过程，如何把自己所学的理论知识运用到临床实践中，一时很难掌握。所以在学习中一定要夯实基础，悉心体悟，勤于实践，精于权变，所谓"医之成，悟也"。

感恩杨老师为我开辟了中医学习新天地。跟着老师遨游中医这个博大精深而又神秘的世界，站在更高的角度来看待这个世界，不是单纯学习中医辨证，更多的是要感悟中医，感悟万物。

2019 年，不忘初心，携梦前行，每天坚持进步一点点，希望遇见更多热爱中医中药的朋友，希望遇见更好的自己！

文／颜殷红，厦门首届"西学中"班人才培养项目学员

跟师日记之从"弦脉"辨治直肠癌术后腹泻

2018 年 11 月 12 日，星期一，晴。

跟师第一天，激动之余又带着些许紧张。由于不是中医科班出身，真是有些摸不到头绪。杨老师和蔼地告诉我，经典著作如《伤寒论》《黄帝内经》等，是中医学的基础，要下功夫循序渐进去阅读，并教导我一定要多背多记中药的药性及经典名方。

"记牢方药是基本功，也是最重要的，即使现在还不能完全理解书中所讲的内容精髓，但一定要先牢记，这样在临床中才能更充分地体会到书中的旨意，以便更好地应用于临床。"

今天，令我印象最深的是脉诊——弦脉。

一男性患者，48 岁，直肠癌术后反复泄泻 3 年。大便次数每日至少 3 次，量少不成形，质软而黏，进食生冷或受寒后加重，患者喜热食，无腹痛，多梦。舌体胖，舌中有裂纹，舌质红暗，苔薄白。

老师问我诊脉的感觉，我怯怯地回答"脉紧"。

老师笑着说"像绷紧的琴弦不就是弦脉吗？"我豁然开朗。

老师继续解说道："综合其主症及舌象，考虑脾虚为患，那么脾虚的原因又是什么呢？患者弦脉，故考虑肝强乘脾，也就是肝失调达，横乘脾土，脾失健运，治以抑肝健脾之法。"

处方：柴胡 6 g、生白芍 15 g、木瓜 15 g、枳壳 10 g、五味子 6 g、炒白术 10 g、白蒺藜 10 g、升麻 6 g、羌活 6 g、车前子 10 g、泽泻 10 g、桂枝 6 g、干姜 6 g。

弦脉，"端直以长，如按琴弦"。程度随病情轻重而不同，轻则如按琴弦，重则如按弓弦，甚至如循刀刃。弦是脉气紧张的表现。诸痛、痰饮，情志不遂、疼痛，均可使肝失疏泄，气机阻滞，阴阳不和，脉气因而紧张，故脉来弦硬而为弦。

在学习中医的过程中，我常常感到理论知识的抽象性，无法真正理解其内涵。而在老师的循循善诱中，能更好地将所学理论知识融入临床，激发兴趣，引导思考，期待下一次的跟师学习，也需要更快地打下坚实的理论功底。

点评：读了这篇中医味道颇浓的文章，很难相信是出自一位地地道道的"西医"之手。

颜主任跟随杨老师学习中医虽只一年，但进步很快。除了天资聪敏，领悟力强外，主要得益于她跟师学习专注认真，读书用功甚勤。

为什么鼓励西医医生学习中医呢？

记得杨老师在厦门首届"西学中班"开班式上，谈到学中医的好处，讲了三句话：可以多掌握一套看病的本领；多开辟一条认识疾病的思路；多熏陶一些传统文化修养。

勤求古训，融会新知；博采众方，学贯中西。

文 / 颜殷红

跟师日记之辨"心下痞"治 20 年顽固腹胀

2018 年 11 月 26 日，星期一，雨。

心下痞，是指以胃脘满闷不舒为主症的病证。《伤寒论》云："但满而不痛者，此为痞。……按之自濡，但气痞耳。"这是对心下痞症状的描述，以自觉胀满、触之无形、按之柔软、压之无痛为临床特点。

上周一（11月19日）门诊，一男性患者，64岁，诉反复腹胀20年余，以胃脘部胀满为主，伴嗳气、呃逆、口干、口苦、肠鸣，无自汗盗汗，睡眠欠佳，二便可。舌体胖，舌质淡，苔白腻，脉弦细。既往胃镜检查为"慢性非萎缩性胃炎"，幽门螺杆菌检查结果显示阳性。常服用"制酸、保护胃黏膜"等西药，症状易反复。

老师问"痞"作何解？一时语塞。

老师解道："'痞'在古代汉语字典里的解释为一种腹中结块的病症。'痞'来源于易经的'否'卦，取阳气不能下降，阴气不能上升，天地不交，万物不通之意。其在人体则在胸脘之间，有形作胀，时升时降，常见于伤寒表邪未解，误用下法，或内伤元气不足，痰湿郁热蕴结所致。"

老师分析：该患者心下痞，肝郁化火，横逆犯胃，脾胃居中焦，为阴阳升降之枢纽，中气虚弱，中焦气机受阻，脾胃升降失常。又"脾为阴脏，脾虚易湿盛；胃为阳腑，胃病多热盛"，脾胃为病，多见湿热互结，寒热错杂之证，故治法重在健脾和胃，疏肝解郁，升清降浊，使"中气得和，上下得通，阴阳得位，水升火降"，宜用半夏泻心汤合左金丸加减。

处方：生晒人参6 g、茯苓10 g、黄芩10 g、炒白术6 g、姜半夏12 g、陈皮6 g、黄连3 g、炙甘草10 g、白扁豆6 g、干姜10 g、生姜10 g、大枣10 g、吴茱萸6 g、生白芍6 g。

今日患者复诊，一进诊室便笑容满面对老师说："主任，我好多了，真的太感谢了！"该患者服药一周，目前腹胀、呃逆明显改善，口干、口苦、肠鸣消失，睡眠可。舌淡红，苔薄，脉弦。

临床上，心下痞每见虚实互兼、寒热夹杂之证，且时轻时重，反复发作，其临床表现与现代医学的幽门螺杆菌（HP）感染相关性胃炎等疾病相似，这些疾病若以脘腹胀满不舒为主症时，中医学将其归属于"痞满"范畴。近些年来，以中医辨证治疗该类疾病疗效颇佳，相关文献报道亦层见叠出。回顾此案，老师之方药能够直捣病机之核心而效如桴鼓。

文／颜殷红

跟师日记之"恶寒"与"畏寒"是一回事吗？

从事内科临床工作近 20 年，一直以为恶寒和畏寒是一回事。这次跟随杨老师学习才发现，原来中医临证畏寒有别于恶寒。

《中医诊断学》指出，"寒"是指患者自觉怕冷的感觉。由于病因、病机的不同，这种主观的怕冷感又常分为三种，恶风、恶寒和畏寒。恶风是指患者遇风觉冷，避之可缓；恶寒是指患者自觉怕冷，多加衣被或近火取暖不能缓解；畏寒是指患者自觉怕冷，多加衣被或近火取暖能够缓解。其中恶风、恶寒二者名称虽异，但症状特征相同，皆属恶寒，只是轻重程度不同而已。

病案一：

陈某，女，38 岁，2018 年 12 月 17 日初诊。以咳嗽 3 天为主诉，干咳无痰，怕冷怕风，自汗，无发热，无口干口渴，舌淡苔白，脉浮弱。老师考虑外感风寒表证，予桂枝汤加减疏风散寒，宣肺止咳。处方：桂枝 15 g、白芍 10 g、防风 10 g、干姜 10 g、五味子 6 g、麦冬 10 g、玉竹 10 g、甘草 6 g，服 3 剂悉证皆解。

病案二：

甘某，男，32岁，2018年10月15日初诊。以便溏2年为主诉，完谷不化，怕冷，腰酸，喜温喜按，得温而减，纳寐可，舌质暗，苔白，脉沉细。老师考虑脾肾阳虚。治予温补肾阳，健脾渗湿，活血通脉。处方：肉苁蓉15 g、当归15 g、淫羊藿10 g、枸杞10 g、山楂10 g、白术10 g、生大黄6 g，14剂后诸证悉减。

按 语

老师说："恶寒多新病，病程短，多为实证，可见于表证，也可见于里证。"如病案一，患者外感风寒表证，肌表卫阳被遏，肌腠失于温煦，故怕冷，添衣加被或近火取暖不得缓解，需予解表方药祛除外邪，方可解除恶寒的症状；如果为感受寒邪较重，如大量饮冷导致的胃部突然冷痛，即寒邪直中脏腑、经络，郁遏阳气，肌体失于温煦，突起恶寒怕冷，为里实寒证，添衣加被或近火取暖可以略微缓解，治疗上需温中祛寒。

畏寒多久病，病程长，一般多是虚寒体质的患者。如病案二，患者因内伤久病，阳气虚衰，形体失于温煦而怕冷，添衣加被或者近火取暖可以缓解，为里虚寒证，治当以温补之法。

在临床实践中，只有准确把握这些概念的含义，临证时才可以运用自如。围绕怕冷的感觉以及伴随症状层层深入询问，以求获得确切的病情资料，帮助辨别病邪性质和机体阴阳盛衰的重要依据。

文 / 颜殷红

跟师日记之杨叔禹老师谈"胃气"

杨叔禹老师特别重视患者的"胃气"。这是我跟师侍诊三个月以来的一个很大的体会。

常听杨老师说，患者也是我们的老师。他忆起刚来闽南工作那时，问患者："食欲怎么样啊？"患者常常茫然，好像没听明白。后来，通过向患者学习，才懂得应该问："胃口怎么样？"

老师是北方人，为了更好地服务患者，他注意学习当地的闽南话。尤其是与"胃口"有关的闽南话，如"吃饭"等等，都能记住，也听得懂，这正是老师重视"胃气"，关注"胃口"的体现。

学生：什么是胃气？

老师：胃气至少有三个含义。一是指脾胃的功能。"有诸内必形诸外"，有胃气的外象为"有舌苔"。而舌面光净无苔，是无胃气的表现。清代温病大家叶天士、吴鞠通等，针对"镜面舌"而推出养胃阴法，就是一大创新。二是指脉象有根。有根者，脉虽虚，重按仍有力。三是指有没有食欲，即"胃口"好坏。对于重病、久病患者，医生一定要关注"能吃"与否！不想吃饭，没胃口，会严重影响治疗效果与后期恢复。就像恶性肿瘤患者，只要能吃、能睡，心态好，"有胃气则生"，预后问题就不大。

因为"有胃气"说明气血生化有源，五谷粗粮或者肥甘厚味都得通过胃纳脾运，升清降浊，方能为机体所用。胃气一失，百病由生。

学生：为什么要重视胃气？

老师：古今多少事，都与"胃气"关。三国时，蜀魏两军对峙，司马懿侦察敌情，不问军中之事，只问诸葛亮的饮食情况，当他得知孔明每日晚睡早起，就连罚打二十军棍的小事儿，都亲自过问，可饭量却越来越少。司马懿立即得出结论：诸葛亮"事繁而食减，亮将死矣！"果然不出司马懿所料，不久，在撤退途中，诸葛亮就忧虑呕血而亡。

"廉颇老矣，尚能饭否"的典故，古今广为流传。有"胃气"，居然成为能否挂帅出征的基本条件。

如此看来，"胃气"的重要性真是不言而喻。

文／张锦彬

跟师日记之前医之鉴，后医之师

一、初见

忆 2014 年 9 月 24 日，随杨老师接诊一名慢性结肠炎患者，男性，36 岁。大便每日 10 次左右，黏滞不成形，不易排出，病已年余。前医予"半夏泻心汤、乌梅丸"等近半年，效果不显。

察其体形中等，颜面痤疮，纳寐差，伴腹胀，口干略苦，尿色略黄。舌体胖有齿痕，舌质晦，苔薄白而少。左脉弦，右关沉。老师治以健脾化湿为主，兼以疏肝清郁，调畅气机。

处方：参苓白术散加减（太子参 20 g、炒白术 15 g、云茯苓 15 g、山药 20 g、白莲子 15 g、白扁豆 10 g、薏苡仁 20 g、砂仁 5 g、广陈皮 10 g、川厚朴 10 g、炒枳实 10 g、桔梗 6 g、川黄连 6 g、夏枯草 15 g）

服 7 剂后症状明显缓解，腹泻减半，继以参苓白术丸善后。

二、解惑

老师认为前医用药的参考尤为重要。患者有痤疮、口苦、尿黄等症状，属寒热错杂之象，结合左脉弦，右关沉，辨证脾虚肝郁、疏泄失常、湿阻蕴热。前医治疗虽无显效，但足资吾师，正所谓前医之剂，后医之鉴。

服药半年效果不显，应从脾虚肝郁着眼。"前医治疗虽无效果，却都是我的老师"——不贬前医之罔效，不以他医之过居功。这是老师的教诲，应谨记于心。

"九问旧病十问因，再兼服药参机变。"医者在接诊久病不愈患者的时候，应能够像老师那样，详细追问病史，参考前医得失，借前医之鉴，为后医之师。老师尊重同行，学习同行，实乃吾辈之楷模。

文／杨光

跟师日记之谈中药每次开几剂为宜？

跟随老师门诊时，发现老师为患者开方，少则一两剂，多则三五剂。患者常请求道："杨医生，您的号很难挂，可以多开一些吗？"

中药多开几付就更好吗？中药开几付合适呢？

中药并非开越多越好。而是要根据疾病的类型，病情变化以及标本缓急、轻重主次进行合理安排。

首先，常见的疾病可分为外感病与内伤病。对于外感病，只要辨证准确就可以达到"一剂知，二剂已"的效果，无须多开。内伤类疾病，一般病情复杂、绵延日久，常常寒热错杂、虚实夹杂，涉及多个脏腑、多种病机，故每次开七剂左右最为合适，既能看到是否有效，又能及时调整方向。

其次，应根据病情变化决定开药剂数。疾病是不断变化的，往往受到情绪、饮食、气候等多种因素影响。中医讲究辨证施治，病情变了，方药也要随之调整。

我们在临床上常遇到，同一个方子，开始效果很好，后来继续服用，效果就差了。就是因为服药后病情发生了变化，而治疗思路没有调整导致的。翻阅"清太医院脉案"，时常见"一帖午服""晚服一帖调理""午、晚二帖调理"等字眼，太医之所以频频换方，正是为了根据病情变化，及时调整处方，方随证变。

最后，应根据疾病的标本缓急、先后主次决定开药剂数。临证治疗疾病时，尤其是应对复杂病与慢性病，必先明辨标本和主次，层层剥茧，分阶段先后分治。如杨老师在门诊治疗一位结肠癌放疗后腹泻的患者时，辨证为脾虚兼湿热内蕴，先以3剂葛根芩连汤加味清利湿热，升阳益胃以治标，再换用健脾渗湿、固摄止泻以固本。再比如一位糖尿病患者虽已服用三种降糖药，但效果并不理想。杨老师发现此患者伴有很严重的失眠与烦躁，于是对症下药，予服"平堂一号胶囊"一周，待其失眠问题解决后，再进行控糖治疗，疗效显著。

我们的体会是，临床每次开方的帖数，不是一成不变的，而是应该根据患者病情变化、标本、主次、并发症情况、体质状态及治疗需要等，合理制定治疗策略，灵活调整处方帖数。而不是一成不变的"急三慢七"。

文/赵能江

跟师日记之治"四逆"——对手足冰冷症的讨论

吴先生，48岁。以手足冰冷6年余为主诉来诊。

症见：手足冰冷且多汗，入冬尤甚。饮食、睡眠及二便均无异常。舌淡苔白，脉沉。查体：上肢肘关节、下肢膝关节以下皮肤温度降低。血常规、生化、免疫、心脏彩超、四肢动静脉彩超等，均未见明显异常。

前医曾用过"金匮肾气丸"等，炮附子量曾用至20 g，并加淫羊藿、仙茅、补骨脂等，未见缓解。

处方：黄芪桂枝五物汤合当归四逆汤加减（黄芪、桂枝、赤芍、白芍、细辛、当归、通草等）10剂。患者手足冰冷症状明显缓解。

学生： 为什么用肾气丸治疗无效？

杨师：手足不温，甚或冰冷，古代医家称之为"四逆"。《伤寒杂病论》有著名的"四逆汤"等，就是治疗此症的专方。肾气丸对"四逆"也有效，但主要用于肾阳不足证，该证的特征是：手足凉冷感多为身半以下，甚至全身；常兼见神疲乏力、小便清长、大便溏薄、脉虚弱等"阳虚"症状。

而这位患者之冰冷局限于手足，脉虽沉，但不虚弱，且不伴阳虚的全身症状。用过补肾助阳方药无效，应考虑寒邪凝滞经脉，阳气不能宣展敷布所致。治疗应着眼于"疏通"。故选用张仲景的黄芪桂枝五物汤合当归四逆汤加减。其中黄芪益气通脉；当归养血通脉；桂枝、细辛散寒通脉。

学生："四逆"，手足凉冷，除肾阳亏虚和寒凝经脉外，还有其他类型吗？

老师：四逆者，或为阳虚不温，或为阳郁不宣。而阳郁，除了寒邪阻滞，还有气郁阻遏。如患者兼见胸胁或少腹胀闷、情志抑郁、脉弦等症状，则多为气郁，阳气不宣所致，可用张仲景的四逆散，或逍遥散、柴胡疏肝散加减。此外，痰饮瘀血内阻，也可导致阳气内郁，出现手足冰冷。故临床需要仔细辨证，治疗立足于"疏通"。

按 语

手足冰冷症大致属于中医的"四逆"范畴，是患者末梢循环差，体温调节作用比较特殊引起。临床常见于：心功能不全、贫血、营养不良、雷诺病和雷诺现象、多发性大动脉炎、血栓闭塞性脉管炎等；焦虑和抑郁状态也是高发因素；妇女月经和生育期激素变化也会导致手足冰冷。

文／王咏梅

跟师日记之拨开迷雾析病机，开郁散结司疏泄

黄先生，49岁，工人，初诊时间2013年12月20日。

患者于1个月前体检发现胆管癌肝内转移。近20天化疗2次后，患者意志消沉，欲放弃治疗。自觉疲劳至极，恶风，右胁肋隐痛无定处，伴两胁部胀满，食欲减退。查舌体胖大，质略紫黯，苔薄黄，脉弦滑，沉取无力。

处方：柴胡9g、半夏6g、黄芩6g、黄芪20g、茯苓15g、白术10g、佛手10g、炙甘草6g、生姜2片、大枣3枚。7剂，水煎内服，早晚饭后温服。

二诊：疲乏感明显减轻，偶有恶风。进餐后胃脘胀满。

处方：黄连3g、黄芩6g、干姜6g、半夏10g、太子参15g、山楂12g、炙甘草10g、生姜2片、大枣3枚。7剂，水煎内服，早晚饭后温服。

药后随访，诸症消失，体质增强，顺利完成化疗过程。

学生：患者大病化疗，本虚显现，常理应大剂扶正，为何老师处方却药少剂轻，且以调气为主，扶正辅之？

老师："谈癌色变"，患者精神压力大，必致疏泄失司，气机不畅。加之化疗后，正气损伤，郁热在里。一诊小柴胡汤疏利经气，透达郁热，枢机得运，三焦得畅，正气来复。二诊以半夏泻心汤，散结消痞，疏达中土，健运中气。患者虚之本在于气机不畅，疏泄失职，故应开郁散结，从疏而治。

感悟：临床跟师侍诊，经常感受到杨老师临证善思辨难，用药精简独到。此例患者，癌症化疗后，疲劳至极，恶风，食欲减退，脉沉取无力，大病本虚之机已见。师三思而辨，患者平素体健，病史较短，虽情绪低落，综合舌脉，其疲劳、食欲减退等，并非久病大虚之表象。拨开迷雾，辨析根本病机，实属疏泄失常、

气运不及，故初诊疏调肝气，以复气机升降之枢，二诊中土壅滞，转方斡旋中气，脾气得升，胃气得降，土枢四象，一气周流，五脏疏泄正常，效果立显。恰如《金匮要略》所载："大气一转，其气乃散"。本案始终以通为用、以通为补，经方加减，剂轻量少，开郁散结司疏泄，郁结除，气机畅，正气复。

杨师常说，理法方药，以理为先。临床所见疾病千变万化，容易被外在症状所迷惑。需结合经典，博涉知病，积淀经验，才能拨开层层迷雾，辨析根本病机，理通法立，方药则随之而效。

文／杨光

杨叔禹从肝脾论治失眠经验

总结杨叔禹教授从肝脾论治失眠的临证经验，其认为失眠与情志、脾胃密切相关，病位多责之于心、肝、脾三脏，关键病机为肝脾气机失调、心神受扰。提倡从肝脾论治，重在调畅气机、调和肝脾以安神助眠。针对痰热扰心、肝血亏虚、肝胆郁热、脾虚湿蕴、胃气失和五种不同证型，创制"疏泄系列方"，分别运用疏泄零号方（黄连温胆汤加减）清热化痰、疏肝理脾，疏泄一号方（酸枣仁汤合逍遥散加减）养血柔肝、健脾安神，疏泄六号方（柴胡加龙骨牡蛎汤加减）重镇平肝、调中安神，疏泄二号方（升阳益胃汤加减）运脾养肝，疏泄五号方（半夏泻心汤加减）降逆和中法。对于两种及以上证型兼夹的失眠，提倡择时服药和并病合方的诊疗思路。

杨师从事中医临床、科研、教学工作 40 余载，善用经方诊治中医内科疾病，尤其对心身疾病、内分泌及代谢性疾病的中医辨治有丰富的临床经验和独到见解。注重情志因素、心理状态对疾病的影响，强调"形神一体、心身共治"的治疗理念，并提出由内分泌糖尿病专科医师、中医师和健康管理师组成的"三师共管"糖尿病防治模式。

杨师临证发现,失眠症患者常因应激性事件起病,多伴有情志异常和脾胃不适症状,而其发生、发展与转归往往又受到情志应激和脾胃内伤的影响,故情志、脾胃与睡眠三者关系密切。失眠的病位多责之于心、肝、脾三脏,病机关键为肝脾气机失调,心神受扰;治疗时需充分考虑情志因素和脾胃因素对失眠的影响,注重从肝脾论治本病,通过调畅气机、调和肝脾以安神助眠。现将杨师从肝脾论治失眠的经验总结如下。

一、肝脾气机失调,心神受扰是关键病机

失眠在中医古籍中称为"不寐""不得卧""不得眠""卧不安""目不瞑""不得睡""不睡"等,是以经常不能获得正常睡眠为特征的一类病症,主要表现为睡眠时间和深度的不足,轻者入睡困难,或寐而易醒,或醒后不能再寐,重则彻夜不寐。《素问·六微旨大论》云:"出入废则神机化灭,升降息则气立孤危。故非出入,则无以生长壮老已;非升降,则无以生长化收藏。"提示气机的正常运行是生命活动的根本动力,气机失调可影响脏腑、经络、气血、阴阳等各方面功能的协调平衡而导致疾病的发生。《类证治裁·不寐》云:"不寐者,病在阳不交阴也",指出失眠是由阴阳失交所致。气机失调影响阴阳之出入,导致阴阳失交,心神受扰,魂不守舍,发为不寐。因此,杨师认为气机升降出入的正常运行是"昼寤夜寐"的重要保障,而情志异常和脾胃内伤所致的气机失调在临床中最为常见,故肝脾气机失调导致的心神受扰是失眠的关键病机。

肝主疏泄,对全身气机升降出入的平衡和协调发挥着重要作用,亦是情志应激反应的调节中枢。情志致病,首先伤肝,影响肝的疏泄功能,肝失疏泄,疏泄太过则气机逆乱,上逆冲心,扰动心神,临床多见以入睡困难、多梦为主症的失眠实证;疏泄不及则气

机郁滞，气血运行不畅，心神失养，可出现以眠浅易醒、早醒为主症的失眠虚证。《素问·五脏生成》云："人卧则血归于肝。"肝血充盈调和是人体正常寤寐的基础之一，而肝血的化生及运行离不开肝气的推动和固摄作用，肝气条达有利于肝血充盈。《灵枢·本神》云："肝藏血，血舍魂。"肝为心之母，若肝主疏泄功能正常，气机畅达，则肝血充足，气运有力，气血上济于心，心神得养，肝魂得藏，神魂安定则寐安；若肝失疏泄，气机不畅，则肝血亏虚，心神失养，肝魂妄动，致神魂散乱而出现肝血亏虚型失眠。

脾居中焦，与胃相邻，经脉络属，互为表里，是气血生化之源、后天之本和气机升降的枢纽。《素问·逆调论》云："胃不和则卧不安"，提出失眠可从脾胃论治的观点。脾胃运纳自如，气血化源充足，气机正常运行，则阴阳调和，寤寐正常。饮食不节损伤脾胃，气血生化乏源，中焦气机升降失常，津液不布，聚而生湿生痰，痰湿阻滞，又使气血运行不畅，导致气血不能上奉于心，心神失于濡养。或食滞中焦，酿生痰热，胃气失和，扰动心神，均可致失眠发生，临床多见脾虚湿蕴、胃气失和证。

脾与肝关系密切，常相互影响，相兼为病。脾之升清有赖于肝的疏泄功能正常，肝之气机调畅亦需脾运化有序。《严氏济生方》云："气结成痰，留蓄心包，怔忡惊惕，痰逆恶心，睡卧不安"。情志异常致肝失疏泄，肝气犯脾，脾失健运，导致津液输布失常，聚而成痰，痰随气行，上聚于心，蕴久化热化火，加之肝郁日久易助火生热，痰热胶结，心神被扰而致失眠，常见痰热扰心证。若肝气横逆中焦，侮脾犯胃，影响中焦气机升降，致脾不升清，胃不降浊，酿生湿热，蕴结肝胆，郁久则热愈炽，热扰心神，常见肝胆郁热型失眠。同时，过食肥甘厚味致脾失健运，痰热内生，阻碍气机运行，亦使肝气郁结，肝郁日久化热，累及胆腑，临床可见痰热扰心型、肝胆郁热型失眠症。《古今医统大全》云："凡人劳心思虑太过，必至血液耗亡，而痰火随炽，所以神不守舍，烦敝而不寐也。"思虑太过，劳心伤脾，损耗阴血，血不养肝，肝血亦亏，则肝疏泄功能失调，气机不畅，致津液代谢失常，日久酿生痰热，扰乱心神，临床常见肝血亏虚兼夹痰热扰心型失眠症。

二、以调和肝脾、调畅气机为治法

杨老师辨治失眠谨守病机，常以调和肝脾、调畅气机为主要治法，创制"疏泄系列方"，以清、养、镇、和之法，即清热化痰、疏肝理脾法，养血柔肝、健脾安神法，重镇平肝、调中安神法，运脾养肝、降逆和中法，通过调和肝脾使人体气机升降出入平衡以安心神、助睡眠。

（一）清热化痰，疏肝理脾

痰热扰心型失眠的临床表现主要为入睡困难、多梦，甚则彻夜不眠，伴焦虑烦躁，口干口苦，面红目赤，咽中痰阻，眩晕耳鸣，胸脘痞闷，便秘溲赤，舌质红、苔黄腻，脉滑数等，临证多用清热化痰、疏肝理脾法。常用疏泄零号方，又名"清神方"，由黄连温胆汤化裁而成。杨师常将姜半夏、夏枯草作为治疗失眠的药对，姜半夏辛温，燥湿化痰，降逆和胃，可助中焦调节气机，引阳入阴而使阴阳平衡。《医学衷中参西录》载："半夏生当夏半，乃阴阳交换之时，实为由阳入阴之候，故能通阴阳，和表里，使心中之阳渐渐潜藏于阴，而入睡乡也"；夏枯草辛苦偏寒，清肝祛痰，开郁散结，《本经疏证》记载其亦可"通阴阳……治不眠"。二药共为君药，有助于清热化痰、调畅气机、调和阴阳，如《医学秘旨》所言："盖半夏得阴而生，夏枯草得阳而长，是阴阳配合之妙也"。竹茹、枳实是治疗痰热扰心证的常用药对，竹茹清热化痰、除烦宁神，枳实破滞气以疏肝、化痰湿以助脾运，二药相伍，清热化痰、调和肝脾以安神。《丹溪心法》云："善治痰者，不治痰而治气，气顺则一身之津液亦随气而顺矣"，故用青皮疏肝理气以化痰结、散郁结，与竹茹、枳实共为臣药。茯苓宁心安神，健脾利湿；淡竹叶清心除烦，利小便以清热；黄连、黄芩、酒大黄性味苦寒，清泻三焦火热，通利三焦，使气机运行畅通，共为佐药。干姜温中化饮，缓和诸药苦寒之弊；大枣甘温，入中焦，益气理脾和中；炙甘草调和诸药，共为使药。

全方苦降辛通，清热化痰，疏肝理脾，调畅气机，助阴阳平衡，以清心安神。

（二）养血柔肝，健脾安神

肝血亏虚型失眠临床多见眠浅易醒、早醒，伴形体瘦弱，郁郁寡欢，面黄无泽，双目干涩，头晕心悸，善太息，胁肋不舒，大便秘结、排便无力，女子月经量少、经期延长甚则闭经，舌体偏瘦、舌质淡红、苔薄白，脉弦细等，治疗以养血柔肝、健脾安神为法。常用疏泄一号方，又名"育神方"，由酸枣仁汤合逍遥散化裁而成。方中以炒酸枣仁为君药，《神农本草经》载其"久服安五脏"，《名医别录》载其可治"烦心不得眠……烦渴，补中，益肝气"，此药入心、肝二经，具有补血养肝、宁心除烦、安神定悸的作用。柏子仁补阴血而养心安神，当归、白芍养血柔肝、补血敛阴，炙黄芪、白术健脾益气，茯苓健脾宁心安神，共为臣药。川芎辛散温通，为血中之气药，可养肝血，疏肝气，有行气活血之效；柴胡疏解肝经郁滞，使肝气条达顺畅；知母、麦冬滋阴液而补肝阴，清心除烦；五味子益气养阴，宁心安神；远志交通心肾，安神益智，共为佐药。焦神曲健脾和胃，为使药。全方酸甘化阴，调养肝脾气血，促气机通畅，使阴血充盈，心神得养，阴阳相济而睡眠安。

（三）重镇平肝，调中安神

肝胆郁热型失眠临床多症见睡中惊醒、噩梦纷纭，伴惊恐不安，情绪不宁，心悸怔忡，胸胁苦满，口苦耳鸣，自汗盗汗，舌质晦暗、苔薄黄，脉弦数等。杨老师认为，根据"惊者平之"的治疗原则，宜用重镇平肝、调中安神法。常用疏泄六号方，又名"镇神方"，由柴胡加龙骨牡蛎汤化裁而成。方中煅牡蛎、石决明咸寒质重，重镇安神，平肝潜阳；煅龙骨甘涩平，镇惊安神，敛汗固精，三药共为君药，功在重镇平肝，定魂安神。柴胡为少阳专药，辛通宣达，轻清升散，疏调肝气以解郁安神；黄芩苦寒，可清解心肝之火，清热除烦以安神；姜半夏降逆化痰、和胃调中，共为臣药。酒大黄清里热、和胃气，茯苓健脾调中、宁心安神，桂枝温通心阳、助阳化气，共为佐药。生姜、大枣、炙甘草为使药，功在固护中焦，以防咸寒重镇之品伤及脾胃。全方质重沉降，重镇平肝，收敛浮越之阳，潜阳入阴，使阳固阴守，阴阳平衡，同时调和肝脾气机，安神助眠。

（四）运脾养肝，降逆和中

杨师治疗失眠重视中焦脾胃，对于眠浅易醒伴形体肥胖、忧思多虑、头重肢倦、神疲乏力、面垢眵多、皮肤瘙痒、食欲减退、小腹胀闷、大便溏或黏滞不爽、妇女带下量多、舌淡胖、舌边有齿痕、苔浊腻、脉滑等脾虚湿蕴型失眠，常用运脾养肝法，以疏泄二号方治疗；对于入睡困难伴胃脘胀痛、反酸烧心、呃逆嗳气、恶心干呕、肠鸣下利、舌苔腻而微黄等胃气失和型失眠，常用降逆和中法，以疏泄五号方治疗。

疏泄二号方又名"升脾方"，由升阳益胃汤化裁而成。方中炙黄芪补脾益气，升举阳气；党参、白术、茯苓、炙甘草为四君子汤，益气健脾，助炙黄芪升阳除湿，使脾运得健；姜半夏、陈皮、厚朴理气宽中、燥湿消痰，调畅中焦气机，使补而不滞，达运脾养肝之效；黄连、连翘清利湿热，泽泻淡渗利水，助清热祛湿之力；苍术、白扁豆、豆蔻化湿和中，健运脾胃；莲子健脾养心、平补气阴，白芍养肝敛阴；柴胡、羌活、独活、防风、升麻为风药，味辛、质轻性升浮，用量宜 3～6 g，取升发清气、燥湿除湿、疏调肝气之用。全方甘温辛散，运脾养肝升阳，祛湿化痰，升提中焦气机以宁心安神。

疏泄五号方又名"降胃方"，由半夏泻心汤化裁而成。方以半夏泻心汤调和肝脾、降逆和胃，杨老师强调胃气失和型失眠症以中焦气机升降失调为主，中虚不甚，而人参补虚力强，党参性平味甘，较人参药力和缓，故易人参为党参；加旋覆花行气降逆、祛痰止呕，煅瓦楞子消痰散结、抑酸止痛；枳实、厚朴、紫苏梗行气宽中，消积化痰；苍术、陈皮、香橼健脾化湿，疏肝理气；北沙参、麦冬滋阴清热，益胃生津；焦神曲健脾消食。全方辛开苦降，化痰、清热、消食并用，降逆和中，促进肝脾气机疏通，气机升降复常而睡眠安。

三、随证加减，灵活运用

杨师临证时紧扣病机，随证加减，灵活运用。口渴明显者，加麦冬、天花粉、玉竹生津止渴；咽中痰阻者，加紫苏叶、厚朴、香附行气消痰；双目干涩者，加密蒙花、谷精草明目退翳；头晕者，加白蒺藜、蔓荆子清利头目；心悸气短者，加石菖蒲、龙眼肉宁神益智，补益心脾；心烦躁扰者，加炒栀子、淡豆豉、百合、郁金清心除烦；情绪低落、悲伤易哭者，加甘麦大枣汤养心安神、益气解郁；胁肋胀痛者，加金铃子散疏肝解热、理气止痛；反酸烧心者，加戊己丸泻肝和胃、降逆止呕；食欲减退者，加焦三仙健脾消食；夜尿频者，加金樱子、桑螵蛸、益智仁固肾缩尿；大便秘结者，加玄参、牛蒡子、决明子清热润燥，或桃仁、郁李仁、肉苁蓉润肠通便；便溏者，加泽泻、白扁豆、莲子健脾化湿；失眠严重者，宜用生龙骨、生牡蛎增强重镇安神作用；自汗盗汗、遗精早泄者，宜用煅龙骨、煅牡蛎增强收敛固摄作用。

四、择时服药与并病合方的诊疗特色

择时服药是中医时间医学的重要内容，是指遵循"天人相应"的哲学思想，顺应自然规律，根据人体阴阳消长的昼夜变化规律，选择合理的服药时间。《素问·生气通天论》曰："故阳气者，一日而主外，平旦人气生，日中而阳气隆，日西而阳气已虚，气门乃闭"，揭示了人体在生理状态下一日的阴阳消长变化规律，为通过择时服药防治疾病提供理论依据。杨师亦强调，治疗失眠症，服药时间应顺应气机运行变化的规律，提倡于早饭后（7:00—9:00）、午饭后（13:00—15:00）及睡前（19:00—21:00）服药。7:00—9:00为足阳明胃经当令，是胃受纳的最佳时间，此时阳气升腾，痰浊易化，用药可助阳气升发；13:00—15:00为手太阳小肠经当令，此时阳气渐弱，阴气渐升，用药宜顺应气机的运行趋势以促进气机疏通；19:00—21:00为手厥阴心包经当令，此时阳气已衰，阴气渐盛，用药可顺应天时以引阳入阴。疏泄二号方可助脾胃阳气升发，多用于早饭后；疏泄五号方降逆和中以调畅肝脾气机，常用于早、午饭后；疏泄一号方和疏泄六号方安神助眠作用较佳，常用于午饭后、睡前；疏泄零号方清化痰热以调畅气机，早、午饭后及睡前均可服用。此外，党参具有使大脑中枢神经兴奋的作用，故临证时注意避免睡前服用疏泄二号方和疏泄五号方。

杨师参照《素问·标本病传论》中"间者并行，甚者独行"的治疗原则，提出并病合方的特色治法。此"并病"非指伤寒六经病传变之意，而是指对于某些病情及证候复杂、主症兼症并见、本病标病夹杂的病证，采用并治的方式，应用合方，即一日内根据病症的变化在不同的服药时间予不同的处方，如《外科正宗·阴疮论》记载："妇人阴疮，乃七情郁火伤损肝脾、湿热下注为患……朝服补中益气汤，晚服龙胆泻肝汤，外涂雄黄藜芦散"。杨师临床观察发现，失眠症常主症兼症并见、证候复杂，兼夹证型的情况较为多见，如肝血亏虚证为主，兼夹痰热扰心证，或脾虚湿蕴证，或肝胆郁热证；痰热扰心证为主，兼夹肝血亏虚证，或脾虚湿蕴证，或胃气失和证，或肝胆郁热证；亦有脾虚湿蕴、痰热扰心与肝血亏虚或肝胆郁热或胃气失和三证同时兼夹，脾虚湿蕴、胃气失和与肝血亏虚或肝胆郁热三证同时兼夹。针对上述情况，临证时宜采用并病合方的治法，分清主要病机和次要病机，并结合择时服药的原则。一般主要病机的服药量需多于次要病机，如失眠以肝血亏虚证为主、痰热扰心证为辅，可先予早饭后服用疏泄零号方清热化痰，疏肝理脾，调畅气机以促进阳气升发；再于午饭后、睡前服用疏泄一号方健脾柔肝，加强养血安神之力。若失眠以脾虚湿蕴、痰热扰心、肝血亏虚三证同时兼夹，可先予早饭后服用疏泄二号方运脾养肝，升发脾阳；欲养先清，再予午饭后服用疏泄零号方清热化痰，使气机升降恢复正常；最后予睡前服用疏泄一号方养血安神。

五、小结

杨师认为失眠的发生与情志应激、脾胃内伤一脉相通，指出肝脾气机失调、心神受扰是病机关键。辨证应注意分清失眠的虚实、主要病机与次要病机，治疗重在通过"清、养、镇、和"等治法疏调肝脾气机以安神助眠。强调临证应根据失眠的不同证型特点，选择个体化的治疗方案，提倡运用并病合方和择时服药的特色治法。同时始终关注患者的情志和心理调摄，提倡配合养生功法、五行音乐、芳香疗法、心理疏导等方式综合治疗失眠。

（本文摘选自 2022 年在《中医杂志》发表的《杨叔禹从肝脾论治失眠经验》，作者李乐）

杨叔禹运用当归补血汤加味方
治疗糖尿病视网膜病变经验

糖尿病视网膜病变（diabetic retinopathy，DR）是糖尿病的严重并发症之一，也是成人致盲的最主要原因之一。药物治疗、激光光凝和手术治疗是目前现代医学治疗 DR 的主要方式，但并不能完全控制 DR 的进展。寻求更为有效的 DR 治疗方法成为目前亟待解决的问题。杨师通过研究历代医家论著，并结合自身临床诊疗经验，总结出 DR 与肾、肝、脾三脏密切相关，主要病机为气血亏虚、瘀血阻络。治疗上选用当归补血汤为主方益气养血、活血通络，同时结合患者整体状况、眼底改变及我国 DR 分期标准进行综合评估，辨证分析，灵活配比、加味治疗本病，取得了良好的疗效。本文将详细介绍杨师治疗 DR 的诊疗思路及经验。

一、对 DR 基本病机的认识

依据眼底病变特点将 DR 分为非增殖期与增殖期，非增殖期主要以微血管瘤、出血、渗出等病变为主，增殖期以新生血管形成、纤维机化等增生性病变为主。《血证论》云："然即是离经之血，虽清血鲜血，亦是瘀血。"血溢脉外引发眼底出血，血既离经即为瘀，瘀血日久积聚目络形成微血管瘤。DR 增殖期由于长期缺血、缺氧等原因导致新生血管形成，"久病必虚、久病必瘀"，瘀血阻于脉中，迫使血行旁道，孕生新血管以自救；新生血管管壁脆弱易破裂出血，出血不能完全吸收则形成机化条索，牵拉视网膜又会导致再次出血。无论因虚致瘀或因实致瘀，瘀血均为其主要病理表现，这也与现代医学认为的视网膜血管微循环障碍相符合。

杨师依据"经纬分析法"，提取出机能状态"气虚""血虚"作为经线，病位要素"脾、肝、肾"和病理因子"瘀血"作为纬线，经纬线交叉辨证，提出 DR 病机为"气血亏虚、瘀血阻络"。DR 是全身脏腑、气血失调在眼部的表现，其发生发展与脾、肝、肾三脏密切相关：①饮食失节，酿湿成痰，壅困脾土，导致脾胃运化机能衰退，以致血液生化乏源，从而目血匮乏；脾虚行血无力则瘀阻目络，统血失职则血液溢出目络之外发生眼底出血。②目血充盈、调畅与否和肝藏血、疏泄的功能密切相关。《素问》有云："肝受血而能视"；《灵枢·脉度》则指出："肝气通于目，肝和则目能辨五色矣。"现代人常因精神压力导致情绪郁愤，久则气滞肝郁，同时脾失健运影响肝疏泄功能，故而行血不畅成瘀。"三消久之，精血既亏"，消渴久病暗耗肝血，使目失濡养，同样导致辨色乏能，发为本病。③肾、脾分别为先、后天之本。脾失健运，后天无以滋养先天，肾精亏虚无法上承滋养目络，导致视物不清。

二、选用当归补血汤的依据

从眼睛的特殊生理结构来看，目睛血络微细、脆弱，极易瘀阻出血，同时目睛形体局限，离经之血停滞成瘀，眼底病变有血必有瘀。治疗上不可只顾收敛止血，导致"闭门留寇"，又不可活血过度，导致新的出血。故杨老师治疗 DR 主方选用补气生血经典方剂当归补血汤，配伍止血不留瘀的三七，制成当归补血汤加味方 I 号方（当归 9 g、黄芪 18 g、三七 9 g，配伍比例 1∶2∶1）及当归补血汤加味方 II 号方（当归 6 g、黄芪 30 g、三七 6 g，配伍比例 1∶5∶1）浓缩汤剂。

《本草求真》曰："黄芪……为补气诸药之最"，组方重用黄芪为君药，取其补气生血之功；另外，黄芪多糖可以通过降低氧化应激水平达到治疗 DR 的目的。《汤液本草》云："当归，……入足厥阴，以其肝藏血也"，且当归"补中有动，行中有补"，补血活血；药理学研究发现，当归中的阿魏酸等成分，具有抗氧化、促进造血等作用。三七可使"一切瘀血皆破，一切新血皆止"；有效成分三七总皂苷和三七素分别有活血和止血的功效，故原方加一味三七，以行瘀血而敛新血。"诸湿肿满，皆属于脾"，脾失健运，水湿积聚，在视网膜则表现为黄斑水肿。《金匮要略》云："经为血，血不利则为水"，故 DR 黄斑水肿与气、血密切相关，当归补血汤加味方中黄芪健脾行气利水，当归、三七从血治水，缓解黄斑水肿。

研究发现，当归补血汤加味方 I 号方可以通过改善血-视网膜屏障的渗漏治疗 DR，当归补血汤加味方 II 号方能通过缓解缺氧诱导的视网膜 Müller 细胞的凋亡以改善 DR，两种配比的浓缩汤剂均在改善非增殖期 DR 眼底病变、提高视力方面疗效显著。当归补血汤加味方作为进行光凝手术的患者的辅助治疗，可以改善患者的视力、减轻黄斑水肿。有研究表明，当归补血汤联合羟苯磺酸钙胶囊可能通过降低血清超敏 C 反应蛋白（hypersensitive C-reactive protein，hs-CRP）、肿瘤坏死因子 -α（tumor necrosis factor-α，TNF-α）、细胞间黏附分子 -1（intercellular adhesion molecule-1，ICAM-1）、白介素 -6（interleukin-6，IL-6）、内皮素 -1（endothelin-1，ET-1）水平起到治疗 DR 的作用，还能改善眼底微循环指标和血清氧化应激指标水平。

三、活用配比，重视疾病分期

考察当归补血汤论方之源，见于李东垣《内外伤辨惑论·暑伤胃气论》《脾胃论·肠澼下血论》《兰室秘藏·杂病门》，其方中黄芪、当归配比为 5 : 1，重用黄芪壮"无形之气"以滋"有形之血"，治疗血虚诸病。《血证论》《寿世保元》中则可见当归补血汤选用 2 : 1 的黄芪、当归配比以治疗血气虚耗之妇人崩漏、产后无乳。基于"补气生血""气血双补""补脾生血"等理论，各医家组方时黄芪、当归配伍比例各有不同。

杨师认为，治疗 DR 需灵活运用黄芪、当归配伍比例。因其病程有长短，出血有新血、旧血之分，又有血虚、血瘀轻重之别，且与其机体整体状况密切相关。选用黄芪、当归不同配伍比例，虽未改变药物种类，但其量效变化则有补气生血、活血、止血等不同偏重。中医治疗 DR 不仅要重视全身状态，还应结合微观辨证，利用现代检查手段，量化眼底具体病变，重视 DR 疾病分期，以灵活选用药物配比。

（一）DR Ⅰ—Ⅱ期

本病初起多以毛细血管瘤样膨出，眼底少量出血、硬渗和

（或）棉絮斑为主，眼底病变程度较轻。此时患者可能尚未出现视物障碍，整体症状表现以消渴病症状为主。故对于 DR Ⅰ—Ⅱ期以治"本虚"为主，可选用当归补血汤加味方Ⅱ号方治疗。本方黄芪配比高，不但可以培补气血，使目得所养，改善视觉质量，同时弥补现代医学对非增殖期 DR 治疗的相对不足，延缓 DR 向增殖期进一步进展。

（二）DR Ⅲ期

DR 病变Ⅲ期，可出现眼底出血增多或静脉迂曲呈串珠状、微血管异常等改变。《古今医统》认为："行血为治目之纲"，随病程日久，机体愈加虚弱，瘀血逐渐加重。此时虽出血较前两期增多，但病情相对稳定，谨防过用止血药加重瘀血，治疗仍可继续选用当归补血汤加味方Ⅱ号方。一方面使目睛得气血濡养而视物清晰明亮；另一方面促进出血、渗出吸收，眼中无瘀血遮挡，视野得以增大，并且能防止瘀血久羁目络，产生增殖机化改变，导致病情进展。

（三）DR Ⅳ—Ⅵ期

DR 已经发展至增殖期（Ⅳ—Ⅵ期）时，眼底出现视网膜新生血管、纤维血管膜或纤维膜等病变。由于新生血管管壁脆弱，极易牵拉破损导致大量出血，甚至出现玻璃体积血；瘀血机化，牵拉视网膜，容易出现视网膜脱离。根据"急则治标"的原则，对于急性出血期，选用当归补血汤加味方Ⅰ号方，本方中三七剂量加大，以迅速止血，同时配合光凝治疗、玻璃体切割术等现代医学治疗技术，挽救视力。对于出血稳定期（出血静止后 1～2 周）已无新鲜出血且陈旧出血已化为瘀血，此时病机以血虚目络失养为本、血瘀脉络瘀阻为标。病程已久，疾病耗伤，机体常同时出现倦怠乏力等气血亏虚逐渐加重的表现，治疗可酌情选用当归补血汤加味方Ⅱ号方大补元气，以起到摄血固脱、活血通络的作用。

四、知常达变，随证加减化裁

杨师治疗疾病注重"知常达变"。"常"即病机之常，为疾病的共性，"变"为病机之差异，为患者之个性。治疗 DR 当明辨病机之常，抓住疾病共性，以主方主药治疗主症；又应当因人、因地制宜，辨析患者个体差异，灵活化裁方药。杨老师治疗 DR，以当归补血汤作为基础方剂专方治疗，随证加减。闽南地区气候潮湿，湿热侵袭人体形成外湿；久居沿海地区，多食用生冷海鲜，湿滞脾胃，引起内湿，致病常有痰湿兼夹。根据"因地制宜"的原则，临证可佐以三仁汤、二陈汤加减化湿，同时配合少量桂枝助阳化气，协黄芪补脾利水。对于急性出血期，在当归补血汤加味方Ⅰ号方的基础上加用血余炭、茜草止血。茜草走足厥阴肝经入血分，可以行血活血，血余炭收敛止血兼能消散瘀血，两药佐使三七，起到止血不留瘀的目的。《审视瑶函》有"久郁生病""久病生郁"之说，情志异常影响肝疏泄功能，肝开窍于目，抑郁气结加快 DR 进展，同时 DR 影响视力又会给人带来抑郁、焦虑等负面情绪。故杨师强调当重视情志致病，治疗时应兼疏泄肝气，加柴胡、郁金、薄荷、香附等疏肝解郁，并配合心理疏导疗法，改善患者因病致贫、因病致盲产生的情绪波动。

五、病案举隅

（一）案例一

吴某，男，48 岁，2018 年 3 月 15 日初诊。主诉：双眼视物模糊 2 个月。患者 2 个月前无明显诱因出现双眼视物模糊，伴飞蚊症。眼科检查：右眼视力 0.8，左眼视力 0.5。双眼眼前节未见异常；右眼眼底可见少量微血管瘤、点片状出血及黄白色硬性渗出，左眼可见少量黄白色硬性渗出、点片状出血。荧光素眼底血管造影（fundus fluorescein angiography，FFA）示：视网膜、视盘循环基本正常，右眼视网膜少量微血管瘤样强荧光及点片状出血性荧光遮蔽灶，左眼视网膜少量点片状出血性荧光遮蔽灶，双眼可见小片状无灌注弱荧光。刻下症：双眼视物模糊，眼干涩，偶有头晕，神疲乏力，纳眠可，二便调；舌质暗红，苔白腻，脉弦。既往2型糖尿病病史4年。西医诊断：双眼糖尿病视网膜病变Ⅱ期；中医诊断：双眼消渴目病（气血亏虚、瘀血阻络证）。治法：益气养血通络。方药：当归补血汤加味方Ⅱ号方（厦门大学附属第一医院院内制剂），每次10 mL，每日3次，早中晚饭后温服，服药3个月。

二诊：2018年6月15日。患者视物模糊、头晕、乏力等症状好转。右眼视力0.9，左眼视力0.7。右眼底微血管瘤、点片状出血减少，左眼底渗出减少。继续给予当归补血汤加味方Ⅱ号方口服，服法同前。

随诊：3个月，病情稳定。

按　语

患者病程较短，眼底病变尚不严重，但消渴病耗伤气血，已经出现了头晕、乏力等本虚之症。气虚无力运血，以致瘀血内生，瘀停目络不去；"气伤则血无以存"，气虚摄血失司，血不循经，从而瘀滞目络。选用当归补血汤加味方Ⅱ号方，重用黄芪大补元气、益气生血。同时配伍当归、三七，使活血化瘀贯穿于治疗的始终，补而不滞，调达气血，方可获益。

（二）案例二

朱某，男，61岁，2018年6月18日初诊。主诉：双眼视物模糊6个月，加重2天。患者6个月前无明显诱因出现双眼视物模糊，2 天前视物模糊加重，自觉眼前黑影。眼科检查：右眼视力 0.2，左眼视力 0.5。眼底照相示，双眼可见新生血管形成，右眼散在黄白色渗出、棉絮斑，片状出血；左眼散在片状出血，可见微血管瘤、黄白色渗出。FFA 示：双眼视网膜大量片状出血性荧光遮蔽灶、左眼微血管瘤样强荧光，双眼大片无灌注区、视网膜新生血管形成，黄斑区可见荧光渗漏。光学相干断层扫描（optical coherence tomography，OCT）示：双眼黄斑弥漫水肿。刻下症：双眼视物模糊，面色晦暗，乏力，少气懒言，唇甲色淡，纳食欠佳，眠可，小便泡沫增多，大便干结；舌质淡黯，苔少，脉弦细。既往 2 型糖尿病病史 8 年。西医诊断：双眼糖尿病视网膜病变Ⅳ期；中医诊断：双眼消渴目病（气血亏虚、瘀血阻络证）。治法：益气养血通络。予中药配合激光治疗。方药：当归补血汤加味方Ⅰ号方（厦门大学附属第一医院院内制剂），每次 10 mL，每日 3 次，早中晚饭后温服，服药 3 个月。

二诊：2018 年 9 月 19 日。患者面色改善，视物模糊、乏力等症状好转，食欲增加。右眼视力 0.3，左眼视力 0.5。右眼眼底视网膜散在片状出血减轻，左眼渗出及出血减少，双眼黄斑水肿减轻。继续给予当归补血汤加味方Ⅰ号方口服，服法同前。

随诊：3 个月，病情稳定。

按　语
　　患者眼底出血属于急性出血期，根据急则治标的原则，治疗当重用三七加强止血之力，防止大量出血严重影响视力、视野。此患者脉外之血虽是新鲜出血，但阻滞于目睛之中已经形成瘀血，遮掩神光，治当祛瘀生新，又需要警惕过用活血破瘀之品，导致眼底微血管破裂而反复出血。故选方针对患者眼底病的分期，选择当归补血汤加味方Ⅰ号方治疗，一方面取三七止血活血，且不留瘀滞之效，另一方面由于有形之血不能速生，方中黄芪益气生血可以补充出血后目络血液亏空。且黄芪健脾益气，补土治水，当归、三七去菀陈莝，使黄斑水肿减轻。

六、小结

DR 发病早期具有隐蔽性，患者往往不能得到及时的诊断及治疗。充分发挥中医药特色与优势，对于治疗及延缓 DR 进展具有重要意义。杨师紧紧围绕 DR "气血亏虚、瘀血阻络"的病机，善用当归补血汤化裁，组方精简。又结合患者个体差异，运用现代诊疗手段协助微观辨证，巧妙运用气与血相互关系，调整当归、黄芪、三七配伍比例，运用于临床实践，疗效颇佳，对认识和研究 DR 的病因病机有很好的启示，也为治疗 DR 提供了更多选择。基于目前基因组、代谢组、免疫组等组学技术的发展，精准医学成为时下研究的热点。中医药研究应该深度挖掘 DR 治疗的作用靶点，探索潜在作用机制，充分发挥中医药多层次、多靶点、多途径治疗疾病的优势，推动中医药现代化进程。随着 FFA、OCT 等现代诊疗技术的进步，中医望诊得以延伸，获得了古代医家从未获得的微观视角，因此，诊疗思路也不应拘泥于经典理论，而是应该结合微观辨证及现代研究成果，大胆假设、小心求证，以期获得新的突破。

（本文摘选自 2021 年在《中国中医眼科杂志》发表的《杨叔禹运用当归补血汤加味方治疗糖尿病视网膜病变经验》，作者刘颖）

杨叔禹以疏泄系列方治疗糖尿病的经验

糖尿病是一种以血糖升高为特征的常见代谢性疾病，临床表现为多食、多饮、多尿、消瘦、尿带甜味等典型症状，属中医学"消渴"范畴。传统中医将其病机归纳为阴虚为本、燥热为标，发病部位以肺、胃、肾为主，并在临床辨证中以"三消辨证"为基础，然而随着社会现代化进程加快，环境压力、生活节奏、营养失衡、心理因素等影响，三消辨证已不能满足现今消渴临床辨治的需求。糖尿病患者由于长期的饮食、运动等生活方式受到制约，导致情志不畅，肝郁气滞，疏泄失常，在此认识基础上，杨师将疏泄学说运用于糖尿病的临床治疗当中，收效甚显。笔者有幸跟师学习，获益良多，现将其对糖尿病的分型证治经验介绍如下。

一、杨叔禹教授对"疏泄"及糖尿病病机的认识

"疏泄"一词首见于《素问·五常政大论》，其言"发生之纪，是谓启陈，土疏泄，苍气达"，指土气得木气的条达制化而得到疏通，是对自然现象的简单概括，随着古代及近现代医学理论的发展，越来越多医家认为"疏泄"与肝的生理功能密切相关，并从"舒畅气机、促进血液及津液的运行输布、促进脾胃运化及胆汁的分泌排泄、调畅情志、促进男子排精及女子排卵"五方面阐释"疏泄"的机制内涵。杨师认为疏泄学说并非单一集中在肝，疏泄失常涉及五脏六腑的共同协调作用，其治法亦非单纯理气可言，故应该立足于整体，将整个机体的变化与肝的生理功能相结合。

杨师在长期的临床实践中发现，糖尿病的发生发展与气机失畅、血脉不合、脏腑功能失调等因素密切相关，而气机升降失常是血糖代谢障碍的关键环节。《素问·调经论》有云："五脏之道，皆出于经隧，以行气血，血气不和，百病乃变化而生，是故守经隧焉。"由此知气血失和则百病生焉。若气机不畅，血脉不通，则易引起气滞、痰阻、湿郁、瘀血、食碍等变证，而这类病理产物的堆积亦反作用于气机的通调，使诸郁交织，气机逆乱，脾胃升降运化功能失司，水谷精微不得运化充养机体，最终导致气血失和，血脉瘀损，脏腑功能代谢失常，并导致糖尿病的发生发展。

一方面，杨师立足于现代社会"精神压抑、营养充溢、少动多逸"的普遍现象，认为肝失疏泄、脾胃升清降浊功能的失调均可导致气机逆乱，机体正常疏泄功能失调，痰湿、瘀血等病理产物聚

积，进而引发消渴病的发生变化；另一方面，结合闽南地区湿热气候、饮食习惯、禀赋特异等特点，指出辨治之法贵在以疏通为要，故由此提出从"疏泄"论治糖尿病的理论，并在此思路指导下将糖尿病分为常见五种证型，即肝胆郁热、肝郁血虚、木郁土壅、肝郁肾虚、脾虚胃滞，并根据不同证型将疏泄系列方广泛运用于临床诊治过程中，在一定程度上延缓糖尿病的发生发展。需要说明的是，疏泄法并非局限于疏肝理气，而是通过调控气机，以恢复人体各系统、脏腑的功能运行，以此改善患者症状，提高生活质量。

二、杨叔禹教授论治糖尿病

（一）肝胆郁热，痰浊内阻

有研究表明，不良情绪可刺激交感神经系统及下丘脑-垂体-肾上腺轴，从而诱发糖代谢紊乱，对糖尿病的发生进展有着较大影响。

《临证指南医案·三消》曰："心境愁郁，内火自燃，乃消症大病。"《医宗己任篇·消症》谓："消之为病，一原于心火炽炎……然其病之始，皆由不节嗜欲，不慎喜怒"。说明长期过度的情志不畅，五志过极，易致气机壅滞，郁而化火，阴劫血耗而见口苦咽干、心烦失眠、胸胁胀满等肝胆失舒、郁火内炽之证。又因痰之所生有二：一由肝失疏泄，气机郁滞，三焦通调水道功能失司，津液不运酿生为痰；二因闽南地区炎热多雨，居民多嗜食肥甘滑腻、醇酒厚味，导致痰浊内扰，郁热内伏。故导师认为，肝胆郁热、痰浊阻滞成为本地区消渴病常见证型之一。临床可见头目眩晕、舌苔黄腻、脉弦滑数等症。治以疏肝泄热，化痰降浊为法。方选疏泄零号方，由芩连温胆汤化裁加减，包含黄连、竹茹、枳实、炒酸枣仁、五味子、黄芩、柴胡、陈皮、连翘、熟地黄、半夏等药。方中柴胡疏肝理气，调畅三焦，配以合欢皮以解郁安神调肝；黄芩、黄连、栀子、连翘、龙胆草以清肝泄热、疏泄气机；竹茹、茯苓、陈皮、半夏以化痰清虚热、理气健脾、宁心安神；因行气利湿过度则烁耗阴液，又因消渴病变过程中易见燥热郁盛，故予熟地黄、酸枣仁、五味子以柔肝敛阴，滋阴养血；平素肥甘厚味，纵饮多食，易致郁久化热，肠腑郁滞，故予枳实以宽胸理气，化痰散痞；因恐泻实过度耗伤脾胃正气，故另予麦芽、甘草、大枣以养胃健脾，调和诸药。全方泻实为主，疏养兼顾，在疏散郁滞基础上养益阴血，使气血调畅而无滞，情志舒达而无郁，气机和调，疗效颇佳。

疏肝行气，泻热化痰，兼以养阴保津，一方面减少痰浊、湿阻、气滞等病理产物对血糖利用通路的阻碍，另一方面辅以养阴健脾，防止辛香温燥耗伤阴血，亦使气血得养，正气充旺，机体得以正常调节糖脂代谢，从而改善胰岛素抵抗，治疗糖尿病。本方对于糖尿病初期，以体型肥胖、胰岛素抵抗为主患者尤为适宜。

（二）肝郁血虚，疏泄不及

肝为将军之官，以血为体，体阴而用阳，肝藏血功能的正常发挥，是疏泄气机、调畅津液和血液运行的重要环节之一。《灵枢·五变》道："五脏皆柔弱者，善病消瘅"。《灵枢·本脏》亦言"肝脆则善病消瘅易伤"，是故肝血充实，方能行疏泄而用阳，畅气机而调情志，而气机的条达舒畅，又使血液流通随之通调无阻。

临床见消渴阴血亏耗之证，一责于先天禀赋不足，精血亏虚，肝木抑郁，无力推动气机运行；二责于后天失养，土虚木乘，脾失健运，气血生化乏源，肝体无法正常发挥调理气机功能，致疏泄失职，机体失养。以上各因素的病机演变导致阴血虚损，疏泄失养，上侵肺金，中灼胃液，下烁肾水，发为消渴。主症可见倦怠乏力，辗转难眠，纳呆消瘦，女子月经量少，面白消瘦，舌淡脉细弱等。治以疏肝养血、补气健脾为法。方选疏泄一号方，由酸枣仁汤合逍遥散化裁加减，包含酸枣仁、知母、茯神、炙甘草、白术、川芎、薄荷、党参、陈皮、麦冬、五味子、远志、柴胡等药。方中酸枣仁、龙眼肉、当归、远志、五味子酸收敛阴，滋养阴血津液；白术、党参、麦芽补气健脾，一方面培补脾土，使气血生化有源，另一方面肝木得脾土濡养，方能遂其条达之性；柴胡疏肝行气，配陈皮、薄荷以增益中焦气机流通，另予川芎以活血行气，使补而不滞、血畅气舒，茯神宁心安神，知母滋阴降火，润燥滑肠；甘草补脾益气，调和诸药。诸药相合，意在调养肝体以恢复肝用，养血健脾而调畅全身气机。

糖尿病中晚期易耗血伤阴，而血脉不足，气机失调，易致津液凝滞而成痰，血运无力而成瘀，痰、瘀的产生又可进一步加重病情发展，故此期本法之运用有利于平缓血糖波动，预防消渴变证的发生，延缓病情进展。

（三）木郁土壅，清阳不升

杨师认为受制于闽南地区气候条件、饮食习惯的影响，内外湿热之邪相合，为本地区消渴病常见致病因素之一，由于湿热内蕴，困遏中土，导致脏腑功能失调，气机升降出入无序，疏泄不畅，则变病丛生。临床上此类消渴患者多见以下特有症状，因长期的湿热内蕴易困遏脾胃，致脾胃虚弱，中虚气馁，而见纳呆欠佳、脘腹胀满、大便闭结或黏腻不爽；湿热日久则络脉失濡，气机凝滞，筋脉失养而见肢体困重、周身酸楚无力；又因湿热困脾，胶黏难愈，影响肝胆气机斡旋，故见口苦口干、胸满烦热、苔腻脉滑。故而临床辨治中当"伏其所主，先其所因"，结合地域特性，辨清肝脾郁滞导致的气机不化，清阳不散，使糖浊壅滞经脉，变为消渴。治法当以疏达中州，清热利湿。方选疏泄二号方，由升阳益胃汤加减，包含黄芪、炒白术、陈皮、升麻、柴胡、党参、炙甘草、黄连、姜半夏、泽泻、羌活、独活、防风、白芍等药。方中取六君子汤之义以补气健脾、行气化痰以扶中土；黄芪甘温益气，调补中气；佐配黄连轻清郁热；泽泻、苍术清肠利湿以达邪；白豆蔻、白扁豆、莲子、麦芽以健脾温中化湿；合欢皮解郁安神，兼以活血；枳实消痞散结以解土壅之患；防风、升麻、柴胡、独活、羌活以升阳发泄，调达气机；白芍、甘草养阴收敛，以防升散过度。诸药合用，则补中有散，发中有收，清阳得升，湿热即除。

章虚谷《医门棒喝》载："湿热之邪，始虽外受，终归脾胃"。本法意在鼓舞中气，升运脾气，使气机得以舒畅，脾胃得复健旺。

（四）肝郁肾虚，藏泻失司

《素问·阴阳应象大论》云"肾生骨髓，髓生肝"，肝肾精血同源，共居下焦，肝主疏泄，肾主藏精，肝气疏则肾精充，宗筋荣润，阳道可兴。若肝气郁结，疏泄失司，气机不畅，则日久肝血暗耗，肾精亦亏。在现代社会生活节奏加快的背景下，心理精神因素对疾病的影响愈发重要，肝郁肾虚所引起的糖尿病性功能障碍也已逐渐成为常见病因。临床可见男子阳痿早泄，女子月经量少或闭经，精神抑郁，腰膝酸软，舌淡脉弦或沉。治以疏肝调气、补肾益精为法。方选疏泄三号方，由五子衍宗丸合逍遥散化裁加减，包含五味子、枸杞子、覆盆子、车前子、金樱子、桑椹、巴戟天、淫羊藿、仙茅、菟丝子等药。方中五子衍宗丸填精益肾，辅以巴戟天、淫羊藿、仙茅、桑椹、金樱子使肾精充沛则肝血充盛，肝气调达；桂枝、干姜、木瓜以温通血络，气血通畅则筋脉活络；佐以逍遥散加减以行气达郁、健脾养血，助疏泄之功；因肾水亏竭易生虚热，滋补之品更易助热，兼闽南地区气候、饮食易酿生湿热，故予知母、黄柏以清利湿热，载药下行。

一方面，本方常运用于糖尿病中晚期患者，因病久愈损，精血久虚失养，又因长期血糖波动的困扰导致精神紧张，心境愁闷，肝气郁结，五志过极化热，热盛伤阴，消渴变证丛生；另一方面，本方亦为杨师从社会、心理、环境因素角度治疗糖尿病性功能障碍经验方。全方补以通之，散而开之，补而不滞，并调畅气机疏泄，临床上取得明确疗效。

（五）脾虚胃滞，升降失和

《医学衷中参西录》有言："消渴一证，古有上中下之分，谓其证皆起于中焦而极于上下。"可见消渴病的发病根源多责于中焦脾胃受损。因消渴日久，脾胃虚损，或饮食不节，禀赋不足，均可致脾胃运化及升清降浊功能失常。由于中焦气机斡旋失司，升降无序，机体气机失其畅达，故水湿不得运化，郁而化热，内热中满，产生消渴。临床可见胃脘胀闷，嗳气吞酸，恶心呕吐，或食后胃脘胀满感加重，食不下行停滞于胃，嗳气或矢气后缓解，舌胖苔微黄腻，脉沉或弱。治以健脾和胃，开郁清热为法。方选疏泄五号方，由半夏泻心汤加减，包含姜半夏、黄连、黄芩、干姜、炙甘草、厚朴、炒麦芽、炒谷芽、瓦楞子、海螵蛸、大枣、吴茱萸、党参、枳实等药。《医门棒喝》曰"升降之机又在于脾之健运"，故取半夏泻心汤以辛开苦降、寒热并调、补泻兼施，佐以白豆蔻、炒二芽，从而健运脾胃，使中焦气机斡旋有序。另予厚朴、佛手、香橼以健行中焦气机；瓦楞子、海螵蛸以助化痰和胃降逆之势，以促恢复脾胃转化、升降之用。

胃肠的升降作用在糖尿病的发生发展中有一定影响。半夏泻心汤可调节肠道菌群及胃肠内分泌激素，促进肠胃吸收，从而改善胰岛素抵抗，有助于降低血糖。

三、验案举隅

患者，男，29 岁。2019 年 8 月 26 日初诊，主诉：口干多饮 2 年。患者 2 年前出现口干饮多、喜食易饥、泡沫尿等症状，于当地医院行相关检查后确诊为 2 型糖尿病，予阿卡波糖、格列齐特缓释片控制血糖，其间未规律口服降糖药物，未定期监测血糖。近 3 个月，自觉入睡困难，眠浅易醒，醒后难入睡，伴肢体沉重，口干口苦，饮水量偏多，纳欠佳，泡沫尿，大便质较干，舌质红，有齿痕，苔黄腻，脉弦。自测空腹血糖 8 ～ 9 mmol/L，餐后 2 小

时血糖 >10.0 mmol/L。西医诊断：2 型糖尿病。中医诊断：消渴病（痰热内扰证）。治法：疏肝泄热，化痰降浊。方用疏泄零号方 7 剂，水煎，早中晚温服。另嘱患者严格控制饮食，适当运动锻炼，按时监测血糖，继续当前西医降糖方案。

2019 年 9 月 2 日二诊：患者诉入睡困难，眠浅易醒，醒后难入睡，肢体困重，口干口苦等症状均有所改善，但仍见泡沫尿，纳一般，舌质红，有齿痕，苔黄腻，脉弦。续原方 7 剂。每日 1 剂，水煎，早中晚温服。

2019 年 9 月 9 日三诊：患者诉睡眠明显缓解，余症状较前好转，纳可，二便调，舌质淡红，苔黄稍腻，脉弦。自测空腹血糖 7.2 mmol/L，餐后 2 小时血糖 8.3 mmol/L。效不更方，续原方 7 剂。后多次随访，诉血糖控制尚可，未有特殊不适。

按　语

一方面，患者为青年男性，长期嗜食肥甘厚味、滋补油腻之品，不忌烟酒，导致脾胃运化功能受损，水谷精微代谢失司，痰浊湿邪蕴久而化热。另一方面，由于"抑、溢、逸"的生活方式导致肝失疏泄，气机郁结，郁久则体内痰热内生，扰及心神，故见睡眠欠佳；脾胃受损，中焦壅滞，故见纳呆；湿热蕴结，焦灼津液，则口苦口干；中焦枢机不利，水谷精微不得正常运化输布，形体失养，加之长期寐不佳，气血失养，气机难以疏达，故见肢体困重；痰浊湿热壅塞脾胃，气机不畅，水谷精微代谢无序，故见泡沫尿。舌质红，有齿痕，苔黄腻，脉弦均为肝胆郁热、痰浊内阻之象。方以疏泄零号方，方中黄连苦寒清热，开心下痞结；枳实荡涤宽胸理气，气顺则痰自消；柴胡疏达肝气，行气开郁；黄芩、栀子、连翘取其清热燥湿，清心除烦之意；竹茹清化热痰，宁神开郁；半夏、茯苓燥湿消痰，利水渗湿，和胃降逆；龙胆草清热燥湿，泻肝胆火；陈皮理气健脾；酸枣仁、五味子、合欢皮、熟地黄酸收敛阴，既可宁心安神以助眠，又可酸甘化阴，以防诸药辛散太过劫伤肝阴；炒麦芽、甘草、大枣甘温补脾，健脾以助中气运化。诸药合用，使得肝胆郁热得以疏达，痰热自消，气机和调，则诸症自消。

随着社会现代化进程加速，糖尿病的发病率呈逐渐上升趋势，严重影响患者身心健康。目前西医治疗以控制血糖为主，但存在着对症状的改善不佳及服药过程中较难控制副作用的产生等问题，而中医通过整体辨证施治调整身体内环境，一方面可改善患者不适症状，另一方面由于中药效果缓和持久，并具有双向调节作用，虽降糖效果较西药弱，但不易引起低血糖反应。杨师认为"抑、溢、逸"的生活方式是现代糖尿病发病的主要因素，并在此基础上提出以"疏泄"论治糖尿病，其创制的疏泄系列方在临床上运用广泛并取得显著疗效。本文总结的治疗经验，可为糖尿病的治疗提供一些方法思路，供临床工作参考。

（本文摘选自 2021 年《广西中医药》发表的《杨叔禹教授以疏泄系列方治疗糖尿病的经验》，作者林姗颖）

杨叔禹用补脾益气法治疗糖尿病的经验

杨师长期从事糖尿病的理论和临床研究，造诣颇深，笔者侍诊左右，蒙其亲授，受益匪浅。现就其用补脾益气法治疗糖尿病的经验介绍如下。

一、脾气虚弱是糖尿病的重要病理变化

（一）脾气散精，主持津液代谢

杨师认为津液的生成、输布和排泄的生理过程虽然涉及多个脏腑，但主要与脾有关。正如《素问·经脉别论》所说："饮入于

胃，游溢精气，上输于脾，脾气散精，上归于肺，通调水道，下输膀胱，水精四布，五经并行。"脾将胃肠吸收的津液上输于肺，通过肺的宣发肃降，使津液得以输布全身而灌溉脏腑、形体和诸窍，同时将津液直接向四周布散至全身。

（二）脾气虚弱，变生三多一少

杨师认为脾气虚弱，津液代谢失常直接导致了糖尿病患者出现"三多一少"的症状。所谓"脾脆则善病消瘅"（《素问·本脏》），脾气虚弱，不能布津达肺，故见口干舌燥，患者引水自救，故见多饮，《医学衷中参西录》中说："迨至病及于脾，脾气不能散精达肺则津液少，不能通调水道则小便无节，是以渴而多饮多溲也。"脾气虚弱，清气不升，水谷精微下趋小肠，渗入膀胱，故见小便频数，量多味甜，《类证治裁》亦说："小水不臭反甜者，此脾气下脱，证最重。"脾气虚弱，气血生化无源，故见神疲乏力，身体消瘦；食谷自救，故善饥多食；然脾气虚弱，运化无权，故食后腹胀，《脉诀》中说："脾胃虚，口干饶饮水，多食肌亦虚。"

（三）脾虚诸证，临床最为常见

杨师发现许多糖尿病患者尤其在其血糖不是太高时，往往没有"三多一少"等典型阴虚症状，而更多则是以神疲乏力等气虚症状为主要临床表现。近代名医施今墨说："三消之表现，仅为糖尿病的一个方面，不容忽视的是糖尿病患者大多具有气短神疲，不耐劳累，虚胖无力或日渐消瘦等正气虚弱的征象，气虚之征的出现，系因脾失健运，精气不升，生化无源之故耳。"这一点也被许多研究所证实。

二、湿阻血瘀是多种慢性并发症的重要病理变化

（一）脾虚失运，变生痰湿瘀血

杨师认为脾气虚弱，无力行水，导致津液停滞，从而变生痰湿。《医宗必读》说："惟脾土虚弱，清者难升，浊者难降，留中滞膈，瘀而成痰。"脾气虚弱，无力行血，导致瘀血阻滞，无力摄血，血行脉外，留而成瘀。《医林改错》中说："元气既虚，必不能达于血管，血管无气，必停留而瘀。"

（二）湿阻血瘀，产生多种并发症

现代医学研究表明动脉硬化和微血管病变是糖尿病各种慢性并发症的基本病理改变，患者普遍存在血流动力学和血液流变学异常，这主要表现为：①血浆和全血黏滞度升高；②血小板黏附和聚集功能亢进，纤维蛋白原增加，纤维蛋白溶解活性下降及第Ⅷ因子增多；③血红蛋白糖基化及红细胞变形能力降低，不易通过毛细血管导致微循环障碍，血液瘀滞和微血栓形成；④细胞因子和组织缺氧导致血管壁基质成分、纤维连接蛋白、层粘连蛋白异常增加。这都符合中医"湿阻血瘀"的基本病理表现，大量研究也表明上述病理改变通过化痰活血治疗能得以改善。

三、饮食不节和情志不畅是导致脾虚的重要病因

（一）饮食不节

杨师认为过食肥甘厚味，偏嗜饮酒，超过脾胃正常的运化能力，致使饮食停滞，酿生湿热，日久脾气渐虚。此类患者临床除

有脾气虚弱的一般表现外，尚有舌红、苔黄厚腻等湿热见症。《素问·奇病论》中说："此肥美之所发也，此人必数食甘美而多肥也，肥者令人内热，甘者令人中满，故其气上溢，转为消渴。"现代医学也证实，能量的过多摄入和较少消耗，与糖尿病发病密切相关。

（二）情志不畅

杨师认为患者精神紧张，情绪波动造成肝气郁结，日久犯脾，导致脾气渐虚，所谓"见肝之病，知肝传脾，当先实脾"。此类患者临床除有脾气虚弱的一般表现外，尚有情志不畅、脉弦等肝郁见症。《素问·奇病论》说："消渴责之热，而发病有三：一曰过食肥甘，二曰情志失调，三曰脏腑柔弱。"现代医学也证实，精神紧张和情绪波动会引起生长激素、肾上腺素、去甲肾上腺素、甲状腺素的大量分泌，导致血糖升高。

四、补脾益气是糖尿病的重要治疗方法

补脾益气是糖尿病的重要治疗方法。临床上杨师常用黄芪、茯苓、白术、山药，用量多在 6～30 g。中药药理研究表明黄芪多糖能显著降低由四氧嘧啶诱导的糖尿病大鼠的血糖水平；通过调节免疫，能显著提高血清全血黏度（CP）水平，减轻胰岛炎症，显著提高 CD3 细胞亚群比例，显著降低 CD4/CD3 比值，从而降低糖尿病发病率，延缓糖尿病的发病。通过下肾脏组织内 TGF–B1（转化生长因子 –B1）的蛋白含量及其 mRNA 的过度表达，在一定程度上减轻肾脏病变；通过降低肾脏 CD54、CD106 和主动脉 CD62p 的表达，降低单个核细胞的表达和降低血糖从而改善肾脏和主动脉硬化的病理变化；通过抑制醛糖还原酶活性从而改善糖尿病大鼠神经传导速度；通过减轻氧自由基损伤，影响一氧化氮、内皮素的产生，以及促进受损胰岛 B 细胞的修复，降低血糖，从

而改善糖尿病状态下毛细血管数量减少，基底膜增厚，微血管和心肌纤维比率显著降低的病理状态。茯苓能降低小肠蔗糖酶对蔗糖的水解，从而减少小肠对葡萄糖的吸收；茯苓中含有的大量纤维素可延缓糖分的吸收。山药多糖能明显降低血糖，升高血 C 肽含量，增加胰岛素分泌，改善受损的胰岛 B 细胞功能；明显降低过氧化脂质的终末代谢产物丙二醛（MDA）含量。白术能明显降低血糖血脂。

五、补脾法应和其他治法配合使用

杨师在使用补脾益气法为主治疗糖尿病时还常常根据不同的兼夹证灵活地配合其他治疗方法，即所谓的"补脾八法"。兼见胃气滞则配合鸡内金、枳壳、神曲、麦芽；兼见胃阴虚则配合玉竹、石斛；兼见肝气滞则配合柴胡、郁金、绿萼梅、川楝子；兼见肝阴虚则配合佛手、香橼、白芍、枸杞子；兼见肾阴虚则配合生地黄、麦冬、知母、五味子、葛根、天花粉；兼见肾阳虚则配合肉苁蓉、菟丝子、补骨脂；兼见湿热则配合黄芩、黄连、黄柏、大黄；兼见痰湿则配合泽泻、白豆蔻、白扁豆、薏苡仁。

（本文摘选自 2005 年在《河南中医杂志》发表的《杨叔禹教授用补脾益气法治疗糖尿病的经验》，作者王丽英）

杨叔禹临床应用升阳益胃汤的经验

升阳益胃汤由金元医家李东垣所创，记载于《内外伤辨惑论》，临床应用颇广，其组方特点体现了李东垣治疗脾胃病的思路——补脾胃、升清阳、泻阴火。杨师认为现今人们脾胃内伤的现象是普遍存在的，脾胃失调的病因与"抑、溢、逸"的生活方式密切相关，病机在于中焦脾胃虚弱、气机升降失调。临床上灵活运用升阳益胃汤，调阴阳畅气机治不寐，升清降浊治泄泻，阳中求阴治盗汗，形成了自己的辨治特点。结合临床病例，对杨师运用升阳益胃汤的经验进行介绍。

金元时期医家李东垣以《黄帝内经》为基础，汲取前人的经验精髓，且受其老师张元素的熏染，结合自己的临证经验，创立了脾胃内伤学说。"脾胃不足之源，乃阳气不足，阴气有余"，就这一核心病机，李东垣提出了"以辛甘温之剂，补其中而升其阳"的益气升阳治法，并随法创制了许多经典名方，如升阳益胃汤、补中益气汤、升阳散火汤等。升阳益胃汤记载于《内外伤辨惑论》："脾胃虚则怠惰嗜卧，四肢不收，时值秋燥令行，湿热少退，体重节痛，口干舌干，饮食无味，大便不调，小便频数，不欲食，食不消；兼见肺病，洒淅恶寒，惨惨不乐，面色恶而不和，乃阳气不伸故也。当升阳益气，名之曰升阳益胃汤。"升阳益胃汤由黄芪、半夏、人参、炙甘草、独活、防风、白芍、羌活、陈皮、茯苓、柴胡、泽泻、白术、黄连、生姜、大枣组成，功擅健脾益气、升阳除湿。主治倦怠乏力、饮食无味、身体酸重疼痛、口苦口干、二便不调，或兼有恶寒、表情忧郁、淡漠寡欢。其内在病机特点为肺脾气虚、湿热内蕴、湿多热少、阳气不升。

杨师是厦门大学附属第一医院中医学教授、主任医师，博士生导师，第六批全国老中医药专家学术经验继承工作指导老师。从事临床工作 30 余年，擅长从调理人体气机的升降出入、调畅气血津液的运行来治疗疾病。临床上常运用升阳益胃汤治疗多种气机失调、阴阳失衡的疾病，疗效显著。笔者有幸跟师学习，现对杨教授运用升阳益胃汤的经验进行总结。

一、对脾胃失调病因病机的认识

杨师遵从李东垣脾胃观，结合当前的社会背景和人们的生活方式，认为脾胃内伤的现象仍普遍存在，然与以往饥寒、劳役、惊惧的病因不同，现今人们的脾胃失调多由"抑、溢、逸"引起。人们的生活节奏较快，学习、工作、家庭等生存压力大，易导致情绪焦虑或是抑郁，肝郁气滞、疏泄失常、木不疏土，进而发展为"抑"的状态；饮食不节、过食肥甘厚味，致中焦脾胃壅滞、热量满溢，形成"溢"；生活便利，多坐少动，虽神劳然身逸，缺乏运动，导致"逸"。此"抑、溢、逸"三者最终均可致脾胃损伤。治疗上针对"抑"，要"疏"，保持情志舒畅，不过喜过悲；针对"溢"，要"泄"，减脂排油、健脾利湿；针对"逸"，要"动"，适当进行运动锻炼，思虑适中，不过于忧思。

《素问·六微旨大论》云："出入废，则神机化灭，升降息，则气立孤危。"气机升降出入正常，方可协调各个脏腑功能、气血津液的运行，而此气机枢纽在中焦脾胃，这与李东垣的观念相合。若脾胃虚弱、气机升降出入失常，则易变生诸症，如不寐、泄泻、盗汗等。杨师认为升阳益胃汤证是因中焦脾胃虚弱、气机升降失调所致。"升阳"，升脾之阳，"益胃"，益胃之气，补脾胃以调畅中焦气机，升清降浊、疏通上下、疏散内外，情志得疏，郁火则泻，使机体上下、内外气机调畅，中焦通达，脾胃安，百病除。临床辨证应用升阳益胃汤，无不体现升阳健脾胃以疏泄调畅气机的特点。

二、临床应用升阳益胃汤验案举隅

（一）调阴阳畅气机治不寐

苏某，男，43岁。主因眠浅易醒4年，于2018年12月26日就诊。患者4年前因慢性萎缩性胃炎服用胃药后，开始出现眠浅易醒、多梦，入睡尚可。近日由家庭琐事导致情绪焦虑，因睡眠不好影响工作、生活，遂来就诊。刻下症：入睡可，眠浅易醒，多梦，口干口苦，偶有胃脘疼痛，纳可，小便调，大便每日1～2次，不成形。既往有慢性萎缩性胃炎4年。查体：神清，精神不振，心肺查体未见明显异常，中上腹轻压痛，无反跳痛。舌体胖，舌质淡暗，苔黄厚腻，脉弦数。中医诊断：不寐（脾虚湿热，上扰心神证）。西医诊断：失眠症、慢性萎缩性胃炎。治法：健脾和胃、升阳泻火安眠。予升阳益胃汤加减。处方如下：炙黄芪 15 g，炒白术 10 g，干姜 3 g，白扁豆 10 g，黄连 3 g，栀子 6 g，陈皮 10 g，姜半夏 6 g，茯苓 10 g，炙甘草 6 g，防风 6 g，柴胡 6 g，羌活 6 g，白芍 6 g，淡豆豉 6 g，石菖蒲 6 g。14 剂，水煎服，1 剂/天，分早晚温服。

2019 年 1 月 9 日复诊。患者诉眠浅多梦、口干均明显减轻，大便较前成形。舌体胖，舌质淡暗，苔薄黄，脉弦数。原方继服 7 剂。后随访睡眠正常。

按　语

杨师在临床上常将不寐分虚实论证，患者既往有慢性萎缩性胃炎病史，此不寐是因脾胃虚弱、中焦斡旋失司、气机升降失调、血不归常所致。结合症状、舌脉，杨师辨证为脾虚湿热，上扰心神。处方予升阳益胃汤加减，以健脾和胃、升阳泻火安眠。患者中焦虚弱，以炙黄芪、炒白术、炙甘草以补益中焦，并以干姜、白扁豆温中健脾祛湿。但患者气机郁滞化火，热象明显，故用寒凉药物黄连、栀子以清热泻火祛湿、化浊气，此用量较少，意在泻火的同时兼顾中焦，免伤脾胃。陈皮、姜半夏、茯苓、炙甘草寓二陈汤之意，化湿降浊，防风、柴胡、羌活以风药之力燥湿。白芍养阴柔肝，并以淡豆豉除烦，疏肝解郁。石菖蒲清热化痰，祛湿热之邪，安养心神。此方补泻兼施，以健脾和胃为主，调顺中焦气机、调和阴阳，阴平阳秘，乃能眠。

（二）升清降浊治泄泻

孙某，女，52 岁。主因大便稀溏反复发作 3 年，于 2018 年 8 月 6 日就诊。患者 3 年前开始出现大便稀溏，每日 2～3 次，伴有恶心欲呕、反酸、疲乏，食辛辣或久坐后发作。5个月前曾于外院进行电子结肠镜检查，未见明显异常。为求诊治，遂来就诊。刻下症：精神不振，大便稀溏，每日2～3次，时有反酸，疲乏，入睡困难，易醒，纳可，小便调。查体未见明显异常，舌质暗，苔薄白，脉弦细。中医诊断：泄泻（脾虚湿蕴证）。西医诊断：慢性腹泻。治法：健脾祛湿、升清降浊。予升阳益胃汤加减。处方如下：炙黄芪10 g，党参10 g，茯苓10 g，泽泻10 g，车前子10 g（包煎），山药15 g，羌活6 g，独活6 g，防风6 g，荆芥6 g，莲子10 g，芡实10 g，枳壳6 g，黄连3 g。7剂，水煎服，1剂/天，分早晚温服。

2018年8月13日复诊。大便次数减少至每日1～2次，大便较前成形但仍稀软，纳可，入睡困难，易醒，小便调。舌质暗，苔薄白，脉弦细。处方在原方基础上将茯苓增至15 g，加白芍10 g。7剂，水煎服，1剂/天，分早晚温服。后随访大便基本正常，诸症均明显缓解。

按　语

《类经》云："枢则司升降而主乎中者也。"脾胃是气机升降出入的枢纽，若中焦脾胃升降失常，气机运动失调，则会引起机体气机运动紊乱，影响气血津液的代谢及水谷精微的运化输布。如《素问·阴阳应象大论》所云："清气在下，则生飧泄；浊气在上，则生䐜胀。"患者长期久坐伤肉劳于脾，致脾胃虚弱、脾阳不升、疏泄失常、运化无权，不能受纳水谷、运化精微，清气下陷，水谷糟粕混杂而下，而发为泄泻。结合舌脉，辨证为脾虚湿蕴证，是因脾胃虚弱、气机不畅、湿邪内滞、清浊疏泄失调所致。予升阳益胃汤加减，以健脾祛湿、升清降浊。患者泄泻日久，是脾阳不升、运化功能失常所致，止泻以健脾为先，故用炙黄芪、党参、茯苓、芡实健脾祛湿止泻。此患者病机特点在清浊升降失调，治疗应以恢复中焦升降功能为主，故使用升发脾阳之风药羌活、独活、防风以升清。《脾胃论·肠澼下血论》云："如飧泄及泄不止，以风药升阳。"体现了风药入肝，能补肝之用助肝疏泄，土必得木之疏泄方能升降而不壅滞，此风能胜湿之理。风药主升，配伍车前子、莲子、枳壳、泽泻皆是主降之品，升降协同，气机得畅。肺与大肠相表里，加入山药、荆芥，肺脾同调，可健脾益肺、祛湿止泻。患者有入睡困难之心火亢盛的表现，故少佐黄连泻心火以安眠。复诊时患者大便较前成形，仍稀软，故加大茯苓剂量以增强健脾祛湿的功效。患者舌质暗、脉弦细，肝气不舒，故加柔肝之白芍，调肝之疏泄，以助脾土升降。全方功在升清降浊，以健脾阳、安胃气，使水谷糟粕运化复常。

（三）阳中求阴治盗汗

胡某，男，48岁。主因睡觉时出汗6个月，于2019年2月25日就诊。6个月前开始出现睡觉时出汗，全身汗出，常湿衣被，醒后汗止，身凉怕冷，腰酸，易疲倦，因出汗多影响睡眠，遂来就诊。刻下症：睡觉时出汗，腰酸，纳可，寐差，大便稍不成形，小便调。查体：神清，两颧潮红，心肺查体未见明显异常，腹部查体未见明显异常。舌体胖，舌质暗红，苔黄腻，脉细。中医诊断：盗汗——脾肾气阴不足证。西医诊断：多汗症。治法：健脾益肾、升阳化阴、固表止汗。予升阳益胃汤加减。处方如下：炙黄芪20 g，党参10 g，炒白术10 g，黄连4 g，升麻6 g，柴胡6 g，羌活6 g，独活6 g，防风6 g，姜半夏6 g，陈皮10 g，茯苓10 g，炙甘草10 g，泽泻10 g，豆蔻6 g（后下），白芍10 g。7剂，水煎服，1剂/天，早晚温服。2019年3月4日复诊。患者诉出汗量明显减少，偶有胃脘胀闷感，纳可，睡眠改善，大便稍不成形，小便调。舌体胖，舌质暗红，苔黄腻，脉细。原方继服10剂。随访患者睡觉时未再出汗，睡眠正常，胃脘胀闷减轻，大便成形。

按 语

《素问·评热病论》云："人所以汗出者，皆生于谷，谷生于精。"汗生于谷气精微，脾胃为气血生化之源，故其为汗生化之源，津液的生成、输布及排泄等代谢过程与五脏六腑生理功能密切相关。患者近五旬，阴水竭于下，虚热内生，寐时卫气乘虚入阴中，加之脾胃之气不足，表无护卫，肌表不固，内热加重，荣中之火独旺于外，迫津外泄则汗出，寐时卫阳由里出表，内热退则汗止。结合患者两颧潮红、舌质暗红、脉细，杨师辨证为脾肾气阴不足、津液不固之证。《景岳全书》云："善补阳者，必于阴中求阳，则阳得阴助而生化无穷；善补阴者，必于阳中求阴，则阴得阳升而源泉不竭。"故方用升阳益胃汤加减以健脾益肾、升阳化阴、固表止汗。方中炙黄芪、党参、炒白术补益中焦脾胃。寒凉之黄连清热泻火。升麻、柴胡、羌活、独活、防风升阳化阴，兼以顾护卫表止汗。白芍与炙甘草配伍，酸甘化阴，并可调和营卫。姜半夏、陈皮、茯苓、炙甘草、泽泻清利中焦湿热。豆蔻、升麻温中升发脾阳，以固正气。此方升阳化阴，补中焦脾胃、安下焦阴火，使虚热退，津液得守，营卫和调。

三、结语

升阳益胃汤方药组成具有寒热并用，补中有散，发中有收，使气足阳升、正旺而邪去的特点，体现了李东垣治疗脾胃病的思路——补脾胃、升清阳、泻阴火。临床上还可用于治疗发热、眩晕、水肿、虚劳、咳嗽等辨证为脾虚湿热者。中医主张辨证论治，临床上遇到的患者，常常主症之外兼夹多个症状，干扰我们的辨证用药，要善于发现病证的主要特点，精准辨证、准确用药。杨师临床上应用升阳益胃汤主要抓住患者大便不调、倦怠乏力、淡漠寡欢或兼有肺病的特点，注重调畅气机，恢复中焦脾胃升降之功。此外，受李东垣的启发，风药在脾胃病治疗中有重要地位，特别是对于清阳不升、湿浊阻滞、中焦气机不畅的患者，风药的使用尤为关键。综上所述，升阳益胃汤在治疗因脾胃虚弱、气机不畅、阴阳失衡引起的疾病中很有应用价值，值得我们进一步探索。

（本文摘选自 2021 年在《现代中医临床》发表的《杨叔禹教授临床应用升阳益胃汤的经验》，作者林淑珍）

基于"疏泄理论"探讨半夏泻心汤治疗糖尿病失眠

失眠是糖尿病的常见的并发症之一，严重影响患者病情进展和生活质量。中医药在治疗糖尿病失眠方面起着不可小觑的作用。杨师认为糖尿病失眠与"脾胃"功能关系密切，脾胃不和是导致糖尿病失眠的重要机制。并在"肝主疏泄"的理论前提下拓展了脏腑在疏泄中的协同作用，强调气机升降对治疗糖尿病失眠具有重要的作用，并在临床上通过"半夏泻心汤加减"治疗糖尿病失眠，疗效确切。

一、糖尿病失眠的病因与病机

糖尿病失眠，在古籍医学中虽无确切的病名，但根据其临床表现可归属于中医"消渴、不寐"的范畴，其基本病机为本虚标实，阴阳不和，然而病因却各不相同。如《临证指南医案·三消》曾提及："心境愁郁，内火自燃，乃消证大病"，气郁易化火扰神，心神不安则不寐；《素问·奇病论》有云："此肥美之所发也，此人必数食甘美而多肥也，肥者令人内热，甘者令人中满，故其气上溢，转为消渴"，肥甘厚味易内生痰湿，痰湿内阻则脾胃不和，发为不寐，正如《素问·逆调论》所记载"胃不和则卧不安"；《金匮要略·血痹虚劳病》云"虚劳虚烦不得眠"，消渴日久，变证层出，心身受累，夜间尤甚而无法入眠。纵观古今经典记载，各大医家认为情志失调，饮食不节，劳逸不当，素体虚弱均可诱发或加重病情，进一步发展为阴阳失调，心神失养而致夜寐失和。

二、心身疏泄学说对糖尿病失眠的认识

随着生活节奏加快和生活习惯、饮食结构的变化，糖尿病失眠致病因素更为广泛复杂。杨师指出"精神压抑、营养充溢、少动多逸"是糖尿病患者群的三大特点，由此相应引发肝气遏抑、脾气壅滞、胃失和降，影响了以"气机升降出入"为核心的疏泄功能，导致糖尿病患者群同时罹患失眠的比例也明显增加。并且糖尿病是由多脏腑参与、多种致病因素混杂的疾病，疏泄失常引起的病理变化总是斡旋其间，由此提出"疏泄失常"作为糖尿病失眠发生发展的重要病机，贯穿其发生发展的全程。在传统理论"肝主疏泄"的基础上，杨师提出"疏泄不唯疏肝"的观点，认为调畅身心统一和谐、情志舒畅的方法不独"疏肝解郁"，疏泄以肝为主导，五脏协同，其中脾胃居于中焦，对于斡旋气机、调畅疏泄具有至关重要的作用。因此对于糖尿病失眠的治疗应从"疏泄"角度出发，重视脾胃功能，调畅气机。这一观点与古代医家对不寐的认识也可相互佐证，如《丹溪心法》所载脾"能使心肺之阳降，肾肝之阴升，而成天地之交泰，是为无病"。脾胃位于中焦，上交于心，与肝胆相邻，下接于肾，是全身气机升降的枢纽。脾胃不和则阴阳之气横冲上逆而不得卧。只有脾胃调和，升降出入有序，方可阴阳相交而成眠，《景岳全书·不寐》记载："寐本乎阴，神其主也，神安则寐，神不安则不寐。"血为阴，是神的物质基础。脾胃主运化，是气血生化之源，只有脾胃调和，气血生化有道，血充盈，才能心安神宁，卧而眠之。反之，脾虚胃弱，气血生化乏源，心身失之濡养而心神失养无眠，脾胃为全身气机升降的枢纽，脾胃不和，气机逆乱，则脾不升胃不降。若脾不升则运化失常，清阳不升，水谷精微郁留中焦，阻遏肾阳，水火不济，阴火

上扰心神，则寐不安。若胃不降则浊阴不降，郁而化火，聚而生痰，痰火上扰心神则卧不成眠。

三、半夏泻心汤在治疗糖尿病失眠的临床应用

杨师认为，疏泄之法，贵在调控气机，若疏泄有度，则气机调达。气能摄血、行血，心血舍心神，神则安。因此失眠的治疗离不开疏泄调畅。疏泄调畅一方面可改善患者的失眠症状，使患者的情志调畅而气机运行正常，疏泄功能得以正常发挥；另一方面可使机体恢复阴平阳秘、气血平和的状态，有助于血糖的平稳控制，缓解疾病病情，防止疾病进展。气机的调畅有赖于中焦脾胃升降有度，脾升胃降，成为人体气机枢纽。故临证施药时，杨师善用半夏泻心汤为基础方加减以调畅疏泄、平衡气机以治疗糖尿病失眠。半夏泻心汤源自《伤寒论》，为治疗胃气上逆的经典方剂，用于寒热平调，消痞散结。杨师临床用药遣方中有感得之，以"辛开苦降"为法，"辛开"为疏，"苦降"为泄，二法并用相须相使，行无形之气，贯疏泄之法。半夏泻心汤的病因病机治法与疏泄学说不谋而合，共行气机之力，调畅疏泄之法。其中半夏辛温开散，上下交通，黄芩、黄连为苦寒之品，直降心经之火，旋覆花配伍代赭石消痰降气，镇肝胃之冲逆，吴茱萸疏肝解郁，降逆止呕，党参、大枣、炙甘草助益气血生成，可养中焦之虚。脾胃畅和，郁热得泄，气机得疏则气血可生，脾升胃降，心神得养而眠自成。凡胃脘胀满，嗳气，大便干结者，加枳实、竹茹、青皮等理气导滞之品，助调畅气机。纵观全方，寒温并用，补泻兼施，升降合宜，使气机疏解，脾虚得补，胃热得泄，与杨师"疏泄"之说相得益彰。

四、验案举隅

韩某，女，53岁。初诊时间2019年6月10日。主诉：反复

口干多饮 2 年，失眠 1 年余。患者于 2 年前无明显诱因出现口干、多饮、多尿。在某三甲医院确诊为"2 型糖尿病"后，予口服"利格列汀 5 mg qd（每天 1 次）+ 二甲双胍 0.85 g bid（每天 2 次）"降糖治疗，平素自测空腹血糖波动在 7～9 mmol/L，餐后 2 小时血糖波动在 10～11 mmol/L。1 年前出现失眠，入睡时间大于 1 小时，连续睡眠 2～4 小时，夜醒次数 3～4 次，日间常感疲乏无力。匹兹堡睡眠质量指数评分 18 分，依赖安眠药"阿普唑仑 0.4 mg（1 片）qn（每晚 1 次）"方可入睡。1 个月前症状加重，安眠药加量至 2 片，可睡至 5 点，刻下症：失眠，口干，腹胀呃逆，食后腹胀，心烦，情绪易怒，食欲减退，便溏，小便偶有泡沫。自诉平素嗜甜，喜辛辣之品。舌体胖，舌瘀暗，苔薄黄燥，脉沉细。既往高血压病史 1 年，目前服用"拜新同 30 mg bid+ 代文 80 mg qd"，血压控制良好。方药：姜半夏 10 g、黄连 5 g、黄芩 5 g、干姜 5 g、大枣 5 g、吴茱萸 3 g、党参 10 g、旋覆花 10 g、代赭石 15 g（先煎）、枳实 6 g、竹茹 6 g、青皮 6 g。水煎服，日一剂，6 剂。并嘱患者清淡饮食，保持心情舒畅，控制饮食，加强运动。

二诊：服用上方后，自诉睡眠有所改善，入睡时间仍大于 1 小时，连续睡眠 3～5 小时，夜醒次数 3 次以内，日间偶有疲乏，匹兹堡睡眠质量指数评分 12 分，依赖安眠药"阿普唑仑 1 片"，腹胀消失，伴口干、心烦，偶有呃逆，食欲减退，大便调，小便少许泡沫。舌体胖，舌瘀暗，苔薄黄燥脉沉细。血压控制可，自测空腹血糖 6.8～6.9 mmol/L，餐后 2 小时血糖 8～9 mmol/L。方药如上，水煎服，日一剂，6 剂。建议"阿普唑仑"减量。

三诊：睡眠明显改善，无入睡困难，连续睡眠 4～6 小时，夜醒 1～2 次，情绪舒缓，日间无困倦，匹兹堡睡眠质量指数评分 8 分，现已停用"阿普唑仑 1 片 qn"辅助睡眠，纳可，二便调。舌体胖，舌红，苔薄黄，脉沉细。血压控制可，自测空腹血糖波动在 6.8～6.9 mmol/L。续服 7 剂固效。

按 语

　　杨教授临床中对于糖尿病失眠重视调理脾胃，患者糖尿病史2年，既往饮食不节，损伤脾胃，加之久病成虚，脾胃虚弱，中焦升降失常。脾气虚，胃气弱则气血生化乏源，心神不得濡养则受扰失眠，加之情绪不畅，多怒易郁，郁热内生，气机逆乱，脾虚无力升清，阴血虚，肝失濡养，"疏泄"之化源及动力俱不足，故见入睡困难，眠浅。脾主运化、脾虚津液不能上承，则口干；消渴病久，中气渐虚，脾虚运化无力，故见食欲减退；脾胃不和，脾虚痰湿内生，故出现便溏。气机逆乱，浊阴上扰，故见心烦。浊阴久而郁热，故舌红苔黄，有热象。治以斡旋气机，健脾和胃，方拟半夏泻心汤合旋覆代赭汤加减，以调畅气机，益气生血，健脾化痰，养心安神。现代医学研究证明，半夏具有镇静催眠作用，且其主要成分为生物碱可有效抑制肿瘤坏死因子α、白细胞介素-1β等促炎因子的释放，降低体内炎症因子水平，减轻胰岛素抵抗，降低血糖。而半夏泻心汤方中黄连、人参更能增加胰岛素敏感性，降低血糖作用，黄连所含小檗碱及其衍生物尚具有镇静作用。研究显示半夏泻心汤可修复胃黏膜，具有抗炎、抗幽门螺杆菌、双向调节胃肠的功能，均衡胃动力及调节肠黏膜免疫的作用。综上，中焦郁热得泄、气机逆乱得疏则阴阳调和而失眠自除；中焦和畅、气血生化充足，心神得养而成眠。先贤有言，治病求本，临证当详辨。故在临床中应审慎虚实，因人而异。中医治疗糖尿病失眠确有效果，且依赖性小、安全性高，值得临床推广应用。

　　（本文摘选自2021年在《世界最新医学信息文摘》发表的《基于"疏泄理论"探讨半夏泻心汤治疗糖尿病失眠》，作者何桂凤）

杨叔禹应用升阳益胃汤验案三则

杨师为全国老中医药专家学术经验继承工作指导老师，笔者有幸跟随杨师临证学习，获益良多，现举其临证应用升阳益胃汤验案三则，以飨同道。

一、经前烦躁欲哭案

患者女，36 岁，2021 年 1 月 25 日初诊，因"反复经前烦躁欲哭 6 年余"就诊。患者初潮 13 岁，月经周期约 30 天，经期 5～7 天，经量可，情绪平稳，无明显不适。近 6 年患者无明显诱因下反复出现经前烦躁欲哭，不能自主，喜太息，哈欠频作，精神不振，自觉乏力。月经周期时有推迟，周期 30～37 天，经期 7～11 天，经期前三天量尚可，有血块，无腹痛，第 4 天开始经量迅速减少，后逐渐淋漓不尽。末次月经：2021 年 1 月 3 日。现症：胸胁部闷胀不适，喜太息，哈欠频作，精神不振，自觉乏力，入睡困难，梦多易惊醒，四肢稍凉，背部易畏寒，食欲减退，口淡无味，日便 1 次，糊状便，小便可，舌体胖大，边有齿痕，舌质淡嫩，苔黄腻，脉弦细数。中医诊断：脏躁（心脾两虚证）。西医诊断：神经症；异常子宫出血。处方：炙黄芪、炒白术、升麻、柴胡、党参、炙甘草、姜半夏、羌活、独活、防风、白芍、车前子各 5 g，制陈皮、茯苓、泽泻、白扁豆、白豆蔻各 10 g，麦芽、莲子、浮小麦、大枣各 15 g，黄连 3 g。7 剂，每日 1 剂，分早晚温服。嘱适当运动、清淡饮食。2 月 2 日二诊：患者情绪尚可，虽临近经期，但未出现烦躁欲哭症状，胸胁部闷胀不适感明显好转，乏力减轻，入睡仍困难，但做梦和夜醒次数减少，四肢自觉温热，背部仍有畏寒感，大便成形偏软。上方改黄连 5 g、茯苓 15 g，加鸡血藤 15 g，14 剂，每日 1 剂，分早晚温服。2 月 16 日三诊：患者月经前未出现烦躁欲哭症状，余前述症状明显好转，效不更方，守上续进 14 剂。

按 语

"脏躁"一词最早见于《金匮要略》，即"妇人脏躁，喜悲伤，欲哭，象如神灵所作，数欠伸"。一般多发于妇女，以月经前及产后多见，常由心神失养、心无所依、神无所归、虑无所定而发。脾胃为后天之本，气血化生之源，脾胃虚弱则化源不足、脏腑失养。《黄帝内经》云："心主血，血养神"。本案患者脾胃虚弱，阴血亏虚，心神失养，故容易出现经前烦躁欲哭、不能自主、入睡困难、多梦易惊醒的表现。杨师用升阳益胃汤升阳健脾，顾护中焦，调节脾胃气机升降，使气血化生有源，心神得以充养；配用炙甘草、浮小麦、大枣、鸡血藤养心气，益心血，安心神，和中缓急。诸药合用，疗效显著。

二、失眠合并泄泻案

患者女，53 岁，2021 年 10 月 11 日初诊，因"寐差伴腹泻 2 年余"就诊。患者 2 年前因家庭琐事情绪波动过大后出现入睡困难，上床后 1～2 小时才能入睡，眠浅多梦易醒，有时彻夜不眠，9 月前开始服用"右佐匹克隆片 0.5 mg qn"，服药初期入睡可，夜间可睡 6 小时，后疗效逐渐减退，右佐匹克隆片每晚加量至 1 mg。现症：入睡困难，易醒（每晚 2～4 次），可入睡 3～4 小时，晨起口干、口苦，头晕，头痛，右耳偶有耳鸣，易发口腔溃疡，胃纳可，大便常不成形，每日 2～3 次，小便可，舌体胖大边有齿痕，苔薄黄，脉弦细。匹兹堡睡眠质量指数 15 分。中医诊断：不寐、泄泻［本虚（心脾）标实（痰热）］，兼郁。西医诊断：睡眠障碍、慢性腹泻。处方：炙黄芪、炒白术、升麻、柴胡、党参、炙甘草、羌活、独活、防风、白芍、车前子各 5 g，制陈皮、茯苓、泽泻、白扁豆、白豆蔻、姜半夏各 10 g，麦芽、莲子各 15 g，黄连5 g。14 剂，每日 1 剂，分早晚温服。10 月 25 日二诊：睡眠、口腔溃疡有所改善，但易反复，服右佐匹克隆片 0.5 mg，后入睡尚可（20 ～ 30 分钟入睡），后半夜眠浅易醒（2:00—3:00），醒后难以入睡，头晕、头痛好转，纳可，大便先成形后不成形，呈糊状便，每日 1 ～ 2 次，右耳鸣基本同前，仍口干、口苦，舌质红，苔薄黄，脉弦滑，匹兹堡睡眠质量指数 9 分。上方改姜半夏 15 g、黄连 5 g、炒白术 10 g、鸡血藤 30 g。14 剂，每日 1 剂，分早晚温服。11 月 8 日三诊：睡眠较前明显改善，服右佐匹克隆 0.3 mg，后入睡尚可（15 ～ 30 分钟入睡），夜醒 1 次，口腔溃疡未作，大便基本成形，每日 1 次，右耳耳鸣明显好转，口干、微苦，无头晕、头痛，舌质淡红，边有齿痕，苔薄白，脉弦滑，匹兹堡睡眠质量指数 2 分。效不更方，继续守方 14 剂，服法同前。后续服 2 周，停服安眠药并见睡眠基本恢复如常，大便成形，日 1 次。

按 语

杨师认为，不寐的病因在于邪气扰动、营气不足，强调治疗失眠应注重分清虚实，标本兼治。本案患者主因久病体虚，心血不足，不能充养心神，故见眠浅易醒、早醒，属失眠虚证。结合患者便溏、舌体胖大、舌边齿痕，可见其兼有脾虚之证。脾胃虚弱，运化无力，化源不足，心神失养。脾失健运，痰湿内停，郁久化热，上扰心神，神乱不安。故临床上治以养血安神、益气健脾、清热化痰为主。方用升阳益胃汤加减，方中六君子汤健运脾胃，祛痰补气；羌活、独活、防风、柴胡除湿痛，升清阳；茯苓、泽泻、黄连泻湿热，降浊阴，退阴火；莲子、鸡血藤养血补血，安神助眠。诸药同用，补虚泻实，标本同治。

三、肿瘤术后疲乏案

患者男，59岁，2020年10月25日初诊，因"肿瘤术后乏力3个月"就诊。患者3个月前行肺部肿瘤切除术，术后逐渐出现乏力、消瘦、畏寒、怠惰嗜卧、四肢疼痛、口淡无味等表现，多次复查白细胞 $3.4×10^9$ mmol/L，白蛋白 32 g/L，住院期间通过药物、食物补充白蛋白，并服用升白细胞药物，疗效不佳。现症：乏力明显，步行难超百米，自觉身体困重，四肢偶有疼痛。平时情绪低落，畏寒怕冷，手足不温，身体瘦弱，面色黄白，口苦口干，不欲饮水，时有干咳，食欲减退，睡眠时间可，但睡眠质量不佳，小便频数，大便溏，舌胖大，边有齿痕，舌淡苔白，脉细弱。中医诊断：虚劳（脾胃虚弱证）。西医诊断：肺部肿瘤术后；白细胞偏低症。处方：黄芪、茯苓、炒麦芽、莲子各15 g，人参、姜半夏9 g，炒白术、陈皮各12 g，炙甘草6 g，升麻、柴胡、羌活、独活、防风、白芍、车前子、干姜各5 g，泽泻、白扁豆、白豆蔻各10 g，大枣20 g。14剂，每日1剂，分早晚温服。11月8日二诊：患者自觉乏力改善明显，身体困重感减退，食欲增加，小便次数减少，口淡，手足稍温，面色稍有红润，大便不成形，舌胖大，边有齿痕，舌淡，苔薄白，脉细。处方：上方去干姜，加炮姜6 g，减大枣为15 g，14剂，每日1剂，分早晚温服。11月22日三诊：患者上述症状皆明显改善，体重增加3 kg，其间复查白细胞、白蛋白等相关指标较前明显升高（白细胞 $3.9×10^9$ mmol/L，白蛋白40 g/L）。效不更方，前方续服4周，患者乏力感几乎消失，白细胞、白蛋白等指标较前改善，大便成形，体重恢复至术前水平，面色红润。

按 语

肿瘤的发生往往与正气不足有关，如《黄帝内经》云："正气存内，邪不可干。"而肿瘤手术及放化疗最易伤害人体正气，患者易出现倦怠懒言、神疲乏力、情绪低落、食少纳呆、畏寒怕风等表现。杨师表示，本案患者术后气血亏虚、正气不足、脾胃受损，治疗上重在补益气血，健运脾胃，以达到扶正固本、增强体质的目的。方药上选用升阳益胃汤加减，其中人参、炒白术、茯苓、炙甘草、陈皮、姜半夏、炒麦芽、干姜、大枣健运中焦，使气血生化有源；小剂量的羌活、独活、防风、柴胡除湿止痛，生发阳气；黄芪补气固肺，芍药缓急敛阴，泽泻泄浊利湿。诸药共用，培土生金、扶正固本，正所谓"养正则积自除"。

（本文摘选自 2023 年《中国乡村医学》发表的《杨叔禹应用升阳益胃汤验案三则》，作者袁琪）

杨叔禹从疏泄论治慢性胃炎经验撷菁

杨师认为慢性胃炎的病因病机为情志失调、脾胃气机升降不利，因此其治疗大法当为燮理气机，调节情志。杨师结合多年临证经验，从疏泄论治慢性胃炎，创疏泄学说及疏泄系列方，着重恢复中焦气机升降，其于治法上取辛开苦降、调和肝脾，并结合"肝主疏泄，脏腑协同"的特点，脏腑同调、间者并行，佐以音乐、运动的建议，疗效显著，值得推广。本文结合医案，重点阐释杨师从疏泄诊治慢性胃炎的经验。

慢性胃炎（chronic gastritis，CG）是人类最常见的消化系统疾病之一，据统计，目前全球超过一半的人罹患慢性胃炎。我国是慢性胃炎的高发国家，2012—2016 年期间，每年约 2600 万人患慢性胃炎。现代医学目前治疗慢性胃炎的主要方法是抑制胃酸和保护胃黏膜，但病情易反复，且长期服用药物可能带来一系列不良反应。杨师根据慢性胃炎的疾病特点，从疏泄角度出发，治以燮理气机，调节情志，疗效确切。

一、从疏泄认识慢性胃炎

《说文解字》中"疏泄"一词，"疏"作疏通、疏散解，"泄"为宣泄、排泄之义。"疏泄"作为名词，指机体调节气血、津液运行、脾胃运化、胆汁分泌排泄、调畅情志等的功能。杨师认为疏泄功能不止于此，人体在情志应激状态下脏腑功能紊乱，机体发挥的调节功能即疏泄功能的体现。"疏泄"作为动词，代表以上功能的发挥。疏泄功能对脾胃消化、吸收功能的促进作用，体现在协调脾胃的气机升降、调节情志两方面。一方面，胃气主降，主受纳腐熟水谷；脾气主升，主运化水谷精微。脾升胃降构成了脾胃的消化运动。《素问·阴阳应象大论》云："浊气在上，则生䐜胀。"胃气壅滞，则出现纳呆、胃脘痞闷、胃痛等症状；浊阴之气上逆，则见呃逆、嗳气、反胃、恶心、呕吐等临床表现，故脾胃气机不利是慢性胃炎的关键病机。另一方面，脾胃是对情志刺激反应敏感的脏腑。肝气升发，可疏达中土；肝失疏泄，情志失调，可致气机郁滞窜扰，脾胃难安。《血证论·脏腑病机论》言："木之性主于疏泄，食气入胃，全赖于肝木之气以疏泄之，而水谷乃化。设肝不能疏泄水谷，渗泄中满之证在所不免。"土有敦厚之性，非曲直之木不达。《脾胃论·脾胃虚实传变论》记载："此因喜怒忧恐，损耗元气，资助心火。火与元气不两立，火胜则乘其土位，此所以病也。"《景岳全书·论脾胃》曰："脾胃之伤于劳倦情志者，较之饮食寒暑为更多也"。《素问·举痛论》云："思则气结，怒则气上。""思"为脾之志，思虑过度首犯脾胃，脾气郁结，胃气壅滞，久致脾胃运化失常，患者可出现食欲减退、痞满的症状。而"怒"为肝之志，暴怒则气上，可出现嗳气、反酸等症状；郁怒则木不疏，土无力以运、气机壅塞、谷物停滞不消，可出现胃脘痞满胀闷、不思饮食、恶心等慢性胃炎的症状。相关研究显示，情绪异常对消化功能有重要影响，在神经-内分泌-免疫网络的作用下，通过脑-肠轴、肠-肝轴、生物肠道菌群等对胃肠免疫微环境产生深远影响。

二、燮理气机、调节情志是慢性胃炎的重要治法

杨师根据慢性胃炎气机升降不利、情志不调的病因病机特点，提出燮理气机、调节情志的治法，具体如下。

（一）疏泄气机

疏泄功能的正常发挥有赖于气机有序地升、降、出、入，慢性胃炎的基本病机是中焦气机不利致脾胃升降失职，故治疗的重点是疏泄脾胃气机升降，调中焦之枢，运气机之转，通达上下。

（二）调和肝脾

肝为疏泄功能主导之脏，调节肝脾二脏的关系必不离疏肝理气、柔养肝血、平肝泻肝等治肝之法，并在此基础上采用疏肝健脾、抑肝扶脾、木土同疏等治疗大法以促进肝脾平衡。

（三）脏腑同调

情志由肝主导，然诸脏腑均协同参与。除了从肝脾调理，还应注重其他脏腑的功能。心脉通畅，周身气血方可流转不息，心神安宁；心脾共主血脉生化、运行，故养心健脾可充气血，濡养心神、安神益志。肺主司胸中之气，肺气通畅，胸中之气方可通达不闭郁，情志得疏。肾水交于心火，与心火互相制约，以助心神安宁。胆、胃、大肠、小肠、膀胱、三焦六腑通降，气机方可运行通畅不郁滞，饮食水谷可正常消化吸收、滋养全身。

（四）间者并行

《素问·标本病传论》有言"间者并行，甚者独行"。王冰注："间，谓多也。"间者并行，是指当多个临床症状共存时，治疗上应补泻兼施、寒热并用。慢性胃炎的临床表现往往虚实夹杂、寒热错杂，可因时因势，于一天中不同时间使用不同方剂并行治疗。杨师在运用以上治法的基础上，常嘱患者配合音乐、运动等疗法，疗效颇优。

三、临床应用经验

慢性胃炎属中医"胃痛""痞满""呃逆""反酸"等病的范畴，其临床表现往往参差交错。基于对慢性胃炎病因病机的认识，杨师抓住"疏泄"之核心，临床分别从以下几种证型治疗，以达到执简驭繁的效果。

（一）胃热上逆，兼扰心神

患者若出现反酸烧心、嗳气呃逆、呕吐、口干口苦、消谷善饥、入睡难、烦躁易怒、便秘、舌红苔黄、脉弦数等临床表现，系胃热上逆，热扰心神，胃气不降反升，"胃不和"与"卧不安"互为影响所致。予早间服用降胃方以降气消痞，晚间服用清神方以清热除烦，使疏泄功能恢复，胃气和降。胃热上逆重者可佐以泄热抑酸之品，酌加海螵蛸、煅瓦楞子等抑酸护胃之品，或合左金丸、戊己丸等疏肝泄热之方，以缓解患者反酸及胃脘烧灼感的症状。

（二）脾不升清，胃不降浊

患者出现胃胀、纳呆、嗳气、脘痞、喜太息、两胁胀闷、大便不成形、脉弦等临床表现，系脾胃升降失调，脾不升清，胃不降浊所致。依据中医"天人合一"的整体观念，人体气机疏泄功能与大自然阳气的生、隆、虚、闭相呼应。杨师拟早间服用升脾方，阳气始生，以助人体脾阳升、脾气健；晚间服用降胃方，顺应一天中阳气虚闭的节奏，降胃和胃，晨升暮降，脾胃相安。临证时还可酌加香橼、佛手、枳实、青皮等芳香理气化湿之品以助机转。

（三）气阴亏虚，胃气壅滞

气血阴阳亏虚，脏腑气化不行，则气滞、血瘀、湿聚、饮停、痰凝，气机阻滞，患者可出现胃胀、食欲减退、胸闷、郁郁寡欢、悲观愁苦、寐浅、舌苔薄白、脉弦细等临床表现。治以顺气消痞，养血安神，予早间服用和胃方（姜半夏、黄连、白豆蔻、紫苏梗、香附、陈皮、玉竹等）顺气消痞，晚间服用养神方养血安神。气为阳，血为阴，阴在内，阳之守也，肝血充足，气得滋养而有力。胃阴亏虚重者可佐以滋阴益胃之品，如沙参、麦冬、五味子、天花粉、知母等。临证加减时，杨师还善用风药，因风药味薄、质轻、气盛、辛散、主升发，于助脾升清的同时还可轻宣发散、疏肝气，使气机得通，胃气得降。

四、病案举例

（一）病案一

陈某，男，56岁，2019年6月20日初诊。主诉：反复胃脘胀痛10余年，再发伴反酸3天。患者曾于当地医院就诊，行胃镜检查示"慢性萎缩性胃炎"，口服"硫糖铝""西沙必利"等药物治疗，效果欠佳。刻下症：胃脘胀痛，饭后加重，偶反酸，心烦，急躁，纳尚可，入睡困难，大便成形。舌暗苔薄黄，脉弦滑。中医诊断：胃痛，辨为胃热上逆，热扰心神证。治法：调理气机，降逆和胃，清热除烦。处方予降胃方合清神方加减。药用：黄芩10g，黄连3g，夏枯草10g，枳实10g，香橼5g，厚朴5g，陈皮5g，炙甘草6g，茯苓10g，竹茹10g。7剂，日1剂，水煎，分早、晚餐后口服。嘱患者适度运动，以中医传统功法静态运动为主。

2019年6月27日二诊：反酸缓解，食后稍胃胀。增其理气降胃之药势，守上方将姜半夏、枳实各增加至15g。续服1周。

2019年7月4日三诊：胃脘部胀痛、反酸明显减轻，寐安，二便调。治以理气和胃，药用：沙参10g，绿萼梅10g，石斛6g，淡竹叶3g，香橼6g，桑叶6g，扁豆花6g，陈皮10g，炙甘草6g。14剂，日1剂，沸水冲服代茶频饮。嘱患者畅情志，调饮食。

按　语

患者胃脘胀痛兼见反酸、心烦急躁、入睡困难，系胃热上逆，热扰心神。酸者，肝木之味也，肝气犯胃，胃气上逆，故反酸。拟降胃方合清神方化裁以降逆和胃，清热除烦，并酌加疏肝理气之品以疏肝泄热，降逆和胃。肝气调达，肝胃和睦，通则不痛。二诊患者诸症减轻，但仍有胃胀，故于原方基础上增加姜半夏、枳实用量，以增强理气降逆之药势，逆其病势。后以理气和胃的汤剂代茶饮收官，巩固疗效，药证合拍，故得良效。

（二）病案二

郭某，女，70岁，2019年9月23日初诊。主诉：反复胃脘痞闷2个月。患者平素沉默寡言，近2个月胃脘胀闷不舒，食后尤甚，恶凉食、凉茶，自觉咽中异物感，咽干咽涩，喜食话梅，大便不成形，舌质淡红苔薄黄干，脉弦数。中医诊断：痞满，辨为肝郁脾虚、寒热错杂证。治法：滋阴疏肝，健脾温胃。处方予升脾方合降胃方加减，药用：沙参10g，麦冬10g，升麻5g，柴胡5g，茯苓10g，黄芪5g，党参10g，干姜5g，紫苏梗15g，防风 5 g，炒白术 5 g，白豆蔻 10 g，炙甘草 10 g。7 剂，日 1 剂，早晚餐后口服。建议患者听音乐，饭后散步。

2019 年 9 月 30 日二诊：胃胀较前改善，咽中异物感消失。原方继服 1 个月后，患者诉胃胀症状基本消失，随访半年后未复发。

按 语

"清气在下，则生飧泄；浊气在上，则生䐜胀。"患者中焦脾升胃降失疏，胃气壅滞故见胃痞，清阳不升反下降则便溏。予升脾方升清阳，降胃方降浊阴，降胃方酌加理气药疏理气机，升脾方酌加风药升提脾气，诸药共用以斡旋中焦气机，培养中土。气化通畅则津液输布正常，咽干亦得以缓解。杨师重审其证，辨证精严，药证合拍，故疗效显著。

五、讨论

在情志应激状态下，机体疏泄功能起关键调节作用，与神经内分泌网络的调节功能相类似。疏泄功能正常，脾升胃降，中宫气化敦厚。《临证指南医案》云："肝为起病之源，胃为传病之所。"肝脏对气机有主导作用，治肝可安胃。疏泄学说可为慢性胃炎的临床治疗提供参考：一方面，临证时不可孤立地治疗慢性胃炎的躯体症状，应综合考虑气机的升降平衡和形神的内外统一，燮理气机、调节情志是提高疗效的重要治法；另一方面，疏泄之法可在临床实践中进一步探索，辛开苦降、调和肝脾、脏腑同调、间者并行等法可为临证提供指导思路。杨叔禹师古而不泥古，既有方有守，又灵活变通，故能屡获良效。

（本文摘选自 2022 年在《中医药通报》发表的《杨叔禹从疏泄论治慢性胃炎经验撷菁》，作者蔡妙娜）

基于美国糖尿病学会指南"以患者为中心"与中医学"以人为本"对糖尿病综合诊疗的思考

美国糖尿病学会（American Diabetes Association，ADA）在历年更新的《糖尿病医学诊疗标准》中一直强调着"以患者为中心"理念的重要性，践行该理念有利于提高医疗服务效率和患者满意度、减少患者并发症发生、提升患者生命质量、降低患者医疗成本等。中医学素有"以人为本"的诊疗思想及丰富的个性化治疗手段，与ADA指南中"以患者为中心"的理念相契合。

随着居民经济水平的提升和人口老龄化进程加快，我国糖尿病的患病率每年也呈阶梯式上升。2021年国际糖尿病联盟（International Diabetes Federation，IDF）发布的数据显示，全世界成人糖尿病患者数量约5.37亿，而我国成人糖尿病患者占据其1/4，约1.41亿，目前跃居世界第一，显而易见，我国已成为一个糖尿病大国。糖尿病是一组以高血糖为首要特征的代谢性疾病，长期血糖、脂肪、蛋白质代谢紊乱可引起多系统损害，导致如眼、心、肾等器官损伤乃至衰竭，严重危害人们的生命安全。众所周知，糖尿病的治疗模式遵循"五驾马车"的原则，患者自我管理能力同样是影响糖尿病控制的关键因素之一，因此针对糖尿病的控制并不应该只是停留在传统意义上的治疗，而是需要一个全面且个体化的管理方式。

ADA发布的《糖尿病医学诊疗标准》（简称"ADA指南"）作为国际糖尿病管理的治疗方针，一直贯彻着"以患者为中心"的理念。在2022年最新发布的ADA指南中，"以患者为中心"的理念更是得到进一步的阐述与升华，同时设立专节讨论，在"以患者为中心"理念下开展的糖尿病管理模式正在不断发展、逐步成熟。因此，本文基于ADA指南"以患者为中心"的理念，结合我国糖尿病防治现状，探讨我国糖尿病综合诊疗的发展思路，以期为我国糖尿病综合诊疗的完善和推广提供参考和可借鉴的经验。

一、ADA 指南中"以患者为中心"的概述

"以患者为中心"的概念：ADA 指南中"以患者为中心"的理念是指尊重和响应患者个人偏好、需求和价值观，并确保患者价值观指导所有临床决策的一种理念。基于此理念下开展的糖尿病管理模式是将患者与专科医疗工作团队置于糖尿病管理中心位置，双方共同参与制订个体化糖尿病管理计划，充分发挥患者主观能动性，以期达到减少患者并发症的发生，改善患者生活质量的目的。

"以患者为中心"有以下 4 个显著特点：①多学科联合。由糖尿病照护专家、执业护士、药剂师、营养师、运动指导者、足病医师及精神病专家等人共同组成的医疗团队，相互配合，为患者提供全面且高质量的医疗保健服务。②共同参与。将患者及其家属置于糖尿病管理计划的核心位置，尽可能令患者个人意愿、喜好、需求等得以落实到管理计划中。③可及性。利用互联网与物联网技术，线上与线下相结合，尽可能缩短患者就医时间，提高糖尿病的诊疗效率，由此增加患者的可及性。④可协调性。指基层社区医院应一直与二甲医院、三甲医院等上级医院保持良好的可协调性，尤其是在患者需要双向转诊的时候提供配合。

"以患者为中心"的发展演变：ADA 指南于 1989 年发布，自 1994 年起每年更新，2007 年呼吁糖尿病管理改革，明确提出"以患者为中心"的糖尿病管理理念，自此，以患者为中心的治疗理念开始逐步影响糖尿病治疗路径的变革。2009 年 ADA 指南强调糖尿病自我管理教育（diabetes self-management education，DSME）模式转变，即应将患者置于糖尿病管理决策中心，确保患者个人意愿、喜好得以落实到位。2011 年 ADA 指南推出"以患者为中心"

的医疗之家（patient centered medical home，PCMH）模式。2012 年 ADA 指南采用"以患者为中心"的交流方式，意在运用关爱他人的语言来解决糖尿病管理中的障碍。2013 年 ADA 指南表明筛选降糖药物时应遵循"以患者为中心"的理念，即需要考虑患者个人偏好、出现低血糖风险、对患者体重产生的影响以及不同药物潜在的不良反应等。2019 年 ADA 指南则是创建"以患者为中心"的决策链，详细阐述在"以患者为中心"理念下实施的糖尿病管理措施。2022 年 ADA 指南更是从糖尿病诊断、预防、共病评估、治疗用药等多章节增添相应举措以不断强化"以患者为中心"这一理念。

每年不断更新的 ADA 指南一直在深化"以患者为中心"的理念，在该理念指导下产生的糖尿病管理模式，既整合了全面连续性照护、医患有效合作、基层医疗个体化等核心内容，同时还实现了"四大目标"：提高医疗服务效率和患者满意度、减少并发症发生、提升生命质量、降低医疗成本。如美国明尼苏达州的 Health Partners 是美国最大的"以患者为中心"医疗机构网络之一，通过对数据进行多次回顾性评估，发现践行该模式后既能有效改善糖尿病患者糖化血红蛋白等指标，又能够为患者节省医疗开支，从而不断提升患者满意度。

"以患者为中心"的创新之处：在 ADA 指南的不断更新中，"以患者为中心"的理念也随之不断升华，糖尿病管理模式也逐步健全。从患者的角度而言，该管理模式有利于促进患者参与临床个体化决策，发挥主观能动性，调动自身积极性，加强自我健康素养，充分了解自身病情，掌握疾病发展过程，为自身制定适宜的管理方案；从临床医师角度而言，该模式能够不断提升医师与患者之间的沟通能力，缓解紧张的医患矛盾，避免不良医闹纷争。

二、我国糖尿病管理模式现状

不同于国外糖尿病管理模式的迅速发展，我国糖尿病管理模式的发展尚且处于一种缓慢的状态。在国家政策的大力支持下，经过多年的摸索与尝试工作，我国也逐渐探索出一些临床上适用性较好的糖尿病管理模式，例如上海"医院-社区糖尿病管理一体化模式"、江苏南京"两防三筛模式"、天津"三一照护模式"及福建厦门"三师共管"糖尿病诊疗模式等，其中福建厦门"三师共管"糖尿病诊疗模式于 2012 年开始探索，其引入"以患者为中心"的理念，并将其贯彻在糖尿病全程管理中，历经数年临床实践，收效良好，成果颇多。

福建厦门"三师共管"糖尿病诊疗模式是指由糖尿病专科医师、社区全科医师（中医师）和健康管理师共同组成的多学科协作的团队诊疗新模式。其中糖尿病专科医师负责把握患者整体病情，制定患者个体化诊疗方案；社区全科医师（中医师）负责遵循专科医师已设计完备的诊疗方案，严格监督患者执行情况，同时根据患者不同伴随症状，运用中医药优势，调整体质，提高患者生活质量；健康管理师负责全程照护管理，运用信息化平台与患者开展连续性的互动。由此可见，"三师共管"糖尿病诊疗模式本着"以患者为中心"的原则，为糖尿病患者开展个性化且连续性的诊疗服务。该模式正体现了"以患者为中心"中多学科、可及性、可协调性的特点。

三、"以患者为中心"对中医糖尿病诊疗的思考

在 2017 年国务院办公厅发布的《中国防治慢性病中长期规划（2017—2025 年）》中，强调要发挥中医药在慢性病防治中的优势，促进居民全生命周期健康，提高居民健康期望寿命。而就目前国内糖尿病管理模式来看，中医师参与较少，根据"以患者为中心"的思想可知，中医师可以发挥重要作用。因此，笔者将从诊断、治疗、管理等三个方面，具体阐述"以患者为中心"的理念对我国中医糖尿病诊疗的思考。

（1）中医学中"辨证论治"的思想和 ADA 指南中"以患者为

中心"理念的一致性。ADA 指南倡导"以患者为中心",强调个体化治疗的重要性,而在中医学中,辨证论治作为诊治疾病的原则,正是个体化治疗的具体表现。我国早在几千年前对消渴病就有了较为完备的辨证论治体系,根据患者的症状与体征将消渴病分为不同证型,并以此确立不同的治法。"消渴"之名首见于《黄帝内经》,东汉张仲景在《金匮要略》中设专篇立论,提出消渴病的主要病机证要为胃热、肾虚,并最早提出消渴病主方如白虎加人参汤、肾气丸等;后随着历代医家们对消渴病不断深入研究,逐步奠定"三消辨证"的理论基础,宋代《太平圣惠方》首次提出"三消"之词,为"三消分治"之始;元代朱丹溪在《丹溪心法》将"三消"分为"上消、中消、下消",并提出其对应的病变脏腑;明代王肯堂在《证治准绳》中对"三消"的临床表现做了进一步的明确,即渴而多饮为上消(经谓膈消),消谷善饥为中消(经谓消中),渴而便数有膏为下消(经谓肾消)。发展至今,消渴的辨证论治体系正逐步完善且多样化,如祝谌予教授等以阴阳辨证为纲领,将消渴病分为七种证型(阴虚型、阴虚火旺型、气阴两虚型、气阴两虚火旺型、阴阳两虚型、阴阳两虚火旺型、血瘀型);林兰教授融合阴阳辨证与脏腑辨证的思想,创建"三型辨证论治"体系,以"阴虚热盛型、气阴两虚型、阴阳两虚型"为三型总纲,在各型下分设不同亚型进一步辨证,使得消渴病辨证论治体系更加明晰;吕仁和教授依据《黄帝内经》对消渴病的论述,遵循消渴病的发展进程,总结出消渴病"三期辨证",即一期为脾瘅期(糖尿病前期和代谢综合征),重在去除"脾热",二期为消渴期(糖尿病期),重在"治之以兰,除陈气也",三期为消瘅期(糖尿病并发症期),重在标本兼治;仝小林教授等继承前人理论基础,立足当代人的生活方式,提出消渴病"郁、热、虚、损"的四个病机演变阶段,为中医临床辨证消渴开辟新方向;杨叔禹教授以患者机能状态为经线,病位和病理产物为纬线,提出"经纬辨证",进一步启发了中医辨证消渴的新思路。纵观中医对消渴整个辨证论治理念的发展,可知其一直是着眼于患者的个体情况,根据患者个人饮食习惯、起居方式、心理状态等因素，不断深化和完善辨证论治体系，而这与"以患者为中心"的理念不谋而合。

（2）中医个性化治疗手段体现了"以患者为中心"。中医药积累了较为丰富的"以患者为中心"的自我保健手段，例如药膳、食疗、代茶饮、传统功法、情志疗法等。近年来，中医诊疗手段在糖尿病治疗中取得了一定进展，且相关循证医学证据也逐渐丰富。例如《中国糖尿病足防治指南（2019版）（Ⅴ）》纳入中药外敷、中药熏洗、穴位按摩、针灸、口服汤剂、口服中成药等中医疗法，其可有效减轻患者创面感染、渗出，缓解疼痛，改善局部组织营养和全身机能。在《中国2型糖尿病防治指南（2020年版）》中，首次提出"针刺、中药熏洗"等中医适宜技术对于糖尿病周围神经病变引起下肢疼痛、麻木、僵硬等症状有明显改善作用，不仅能提高神经传导速度，降低疼痛评分，还能提升患者生活质量水平。《中国糖尿病肾脏病防治指南（2021年版）》提到中药复方可改善早期糖尿病肾病（气阴两虚兼血瘀证）的临床症状、降低尿微量白蛋白。《糖尿病神经病变诊治专家共识（2021年版）》指出中药复方可改善糖尿病周围神经病变患者的临床症状并提高神经传导速度，且在治疗糖尿病周围神经病变方面与甲钴胺具有同等效果；而针对痛性糖尿病周围神经病变，针灸镇痛则是目前广为接受的中医治疗手段。《糖尿病相关眼病防治多学科中国专家共识（2021年版）》指出部分中药复方可作为非增生型糖尿病性视网膜病变治疗药物，其可改善糖尿病视网膜血液循环，减轻缺血损伤，延缓糖尿病视网膜病变的进展，此外，单用或联用中药复方对于糖尿病性眼干燥症治疗也颇有成效。在《国家基层糖尿病防治管理指南（2022）》中，其立足于基层群众"人口基数庞大、症状复杂多样、病情轻重不一、自身管理能力差"等问题，结合"基层设备相对落后、患者依从性差"等现实因素，更是着重纳入许多"简便廉验"的中医诊疗手段，如药膳、代茶饮、传统功法、耳穴压豆、中药熏洗、针灸、五音疗法等。

（3）中西结合，心身共治全面提升糖尿病自我管理教育和支持能力。糖尿病自我管理教育和支持（diabetes self-management education and support，DSMES）是"以患者为中心"的关键环节，在2022年，ADA和欧洲糖尿病研究协会（the European Association for the Study of Diabetes，EASD）的"以患者为中心"决策共识报告中特别指出，应当确保患者获取长期持续的DSMES。根据中国疾控中心的最新研究结果，截至2018年，中国糖尿病患者的自我监测率、血糖控制率有待进一步提高。

中医药作为中国特有的医疗资源，为形成和构建符合中国国情的DSMES提供了"中国方案"：即遵循"以人为本"的思想内核，"整体观念""辨证论治"及"治未病"思想等中医理论，采用多种临床实用有效、简便的中医特色干预手段，同时配合现代信息化平台与技术，对糖尿病进行全面、连续、及时管理，从而达到延缓糖尿病并发症发生，降低致残率，提高患者生活质量的目的。

"以人为本"的治疗思想引导医者关注的是得病的人，而非疾病本身；"辨证论治"意在指导我们因人施治，制定个体化的治疗方案；"整体观念"旨在关注人自身的整体状态，人与社会、人与环境之间的关系；"治未病"思想则强调防治结合的重要性，即未病先防、欲病救萌、既病防变等内容。中医学对于消渴病防治过程中关于饮食宜忌、生活起居、情志疗法、中医诊疗手段的记载古已有之。在饮食宜忌方面：唐代孙思邈在《备急千金要方》提到消渴病"所慎有三：一饮酒，二房室，三咸食及面"，强调忌食酒、米面等物。唐代王焘在《外台秘要方》中主张"先候腹实、积饥乃食"，反对患者无节制饮食，"食欲得少而数，不欲顿而多"，即应少食多餐。而在服药禁忌上多次提及应忌猪肉、酢物、海藻、菘菜、芜荑等物。在运动疗法方面，唐代王焘在《外台秘要方》主张应"人欲小劳，但莫久劳疲极也"，即消渴患者应适当进行体力劳动，不宜过于劳累；"不宜终日久坐""食毕即须行步"等。此外，相关研究显示，太极拳、八段锦、易筋经、心身桩等中医传统功法可改善患者代谢状态，提高患者生活质量。在情志疗法方面，如明代张景岳在《景岳全书》中提到"初觉燥渴，便当清心寡欲，薄滋味，减思虑，则治可瘳"。明代王肯堂《证治准绳》亦指出，"不减滋味，不戒嗜欲，不节喜怒，则病愈而可复作"，强调保持乐观的心态，喜怒有常，豁达开朗，方可延年益寿。五音疗法正是其中具有代表性的一种手段，有研究表明，针对脾瘅患者施加宫调式音乐，对其血糖控制、改善胰岛素抵抗有显著效果。在中医诊疗手段方面，中医治疗消渴病的措施颇多，主要分为内服和外治两大类，内服者，辨证施药，专病专方，佐以药膳及代茶饮等辅之，以达药效持久、序贯治疗；外治者，采用如针刺、艾灸、穴位贴敷、耳穴压豆、中药熏洗、中药热敷、穴位按摩、穴位埋线等中医适宜技术，这些技术具有取材方便、操作性强、易于接受的优点，对于糖尿病患者代谢指标的控制，改善其伴随症状，提升其生活质量均具有一定的效果。

ADA 指南的"以患者为中心"理念与中医药的"以人为本"思想相契合，杨叔禹教授在临床上论治糖尿病，本着"以患者为中心"的理念，不仅注重调节代谢指标，同时也关注患者心身伴随症状，从症状入手，解决所苦之处。故基于临床经验、糖尿病慢性病特点及患者需求，杨叔禹教授将多年研究的"心身疏泄"学说融入"三师共管"糖尿病诊疗模式——由糖尿病专科医师、中医师和健康管理师组成的多学科协作的团队诊疗模式，将"以患者为中心，调节代谢指标，提高生活质量"作为目的，充分发挥了中医药治疗特色，针对糖尿病及相关并发症开展个性化、全面化且连续性的诊疗服务，既改善患者代谢指标，又优化患者生活质量。

综上，ADA 指南在每次更新中都强调"以患者为中心"理念，不断完善糖尿病管理模式，重视患者自身感受，发挥患者自身作用，倡导其主动参与治疗过程。ADA 指南中提倡"以患者为中心"的理念与中医学所强调"以人为本"的思想不谋而合，同时注重针对性、个体化治疗的理念在本质上是相通的。结合"以患者为中心"的理念，中医学贯彻"以人为本"的核心思想、在"辨证论治""整体观念"及"治未病"思想等理论指导下，因人制宜，辅以多种"简便廉验"的中医诊疗手段如内服汤药、外用针刺、穴位贴敷、穴位按摩、耳穴压豆、中药熏洗等，对于糖尿病等慢性病可起到协同降糖，延缓疾病相关并发症的发生发展，提高患者健康期望寿命的作用。如何将"以患者为中心"的防治理念与中医学"以人为本"的治疗思想更好地融入中国糖尿病综合诊疗体系，是一个值得进一步思考和探索的课题。

（本文摘选自 2023 年在《中华糖尿病杂志》发表的《基于美国糖尿病学会指南"以患者为中心"与中医学"以人为本"对糖尿病综合诊疗的思考》，作者占娜）

后 记

次程少逸饯杨叔禹教授

宋·魏了翁

载酒时从执戟郎，雅知清望称鸳行。
肯来芹泮提英裁，要取芳编阅书香。
玉倚蒹葭方借润，珠移瞽社陡寒光。
临来莫恨车无角，疑睇云霄紫凤翔。